谢强盱江医派研究丛书

谢　强　总主编

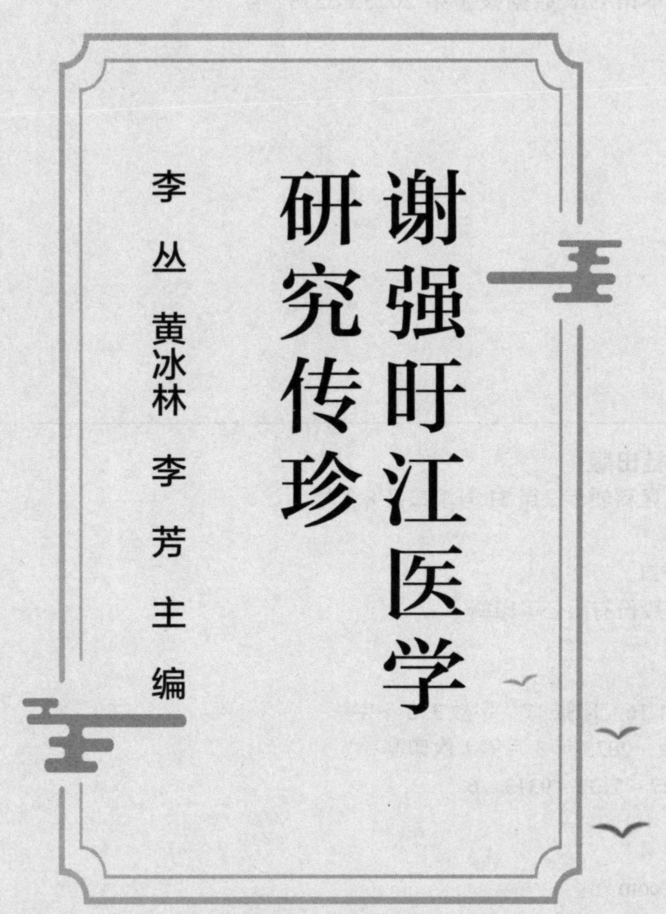

谢强盱江医学研究传珍

李丛　黄冰林　李芳　主编

全国百佳图书出版单位
中国中医药出版社
·北　京·

图书在版编目（CIP）数据

谢强盱江医学研究传珍 / 谢强总主编；李丛，黄冰林，李芳主编．-- 北京：中国中医药出版社，2025. 3.
（谢强盱江医派研究丛书）.
ISBN 978-7-5132-9313-6

Ⅰ. R-092

中国国家版本馆 CIP 数据核字第 2025VE3797 号

中国中医药出版社出版
北京经济技术开发区科创十三街 31 号院二区 8 号楼
邮政编码 100176
传真 010-64405721
北京联兴盛业印刷股份有限公司印刷
各地新华书店经销

开本 787×1092 1/16 印张 17 字数 332 千字
2025 年 3 月第 1 版 2025 年 3 月第 1 次印刷
书号 ISBN 978－7－5132－9313－6

定价 80.00 元
网址 www.cptcm.com

服务热线 010-64405510
购书热线 010-89535836
维权打假 010-64405753

微信服务号 zgzyycbs
微商城网址 https://kdt.im/LIdUGr
官方微博 http://e.weibo.com/cptcm
天猫旗舰店网址 https://zgzyycbs.tmall.com

如有印装质量问题请与本社出版部联系（010-64405510）

《谢强盱江医学研究传珍》
编 委 会

***

主　　编	李　丛　黄冰林　李　芳
副 主 编	张文静　张　雯　罗　侨
编　　委	袁莉蓉　周思平　胡启煜　孙思涵　彭睿芳 卢娜环　黄纪彬　李思宏　宋　济　曾冰沁 任伊梅　何兴伟　陶　波　杨文园　张衍茜 谢巧怡　欧阳胜

主编简介

李丛，女，盱江医派传人，博士，教授，硕士研究生导师，国家卫生健康委流动人口服务中心卫生健康技术推广专家；担任《中国中医药图书总目（2009—2022）》编委，中国中医药信息学会盱江医派研究分会常务副会长，中华中医药学会学术流派传承分会委员，世界中医药学会联合会中医药文献与流派研究专业委员会委员；荣获江西省“优秀期刊工作者”，江西中医药大学“优秀研究生指导老师”称号；承担各级各类科研课题 23 项，出版专著 15 部，发表论文 80 余篇。

黄冰林，女，盱江医派传人，博士，教授，博士生导师，副主任医师；担任《中华全科医学》编委，全国名老中医谢强传承工作室负责人，江西省国医名师谢强传承工作室主任，中国医师协会中西医结合医师分会眼科专业委员会委员，中国中医药研究促进会眼科分会委员，中华中医药学会学术流派传承分会委员，江西省研究型医院学会眼科学分会委员，江西省中医药学会中医眼科分会委员，江西省视光学学会委员；主持国家自然科学基金 1 项，江西省自然科学基金 1 项，主持及参与省厅课题 10 余项；出版著作 3 部，参编国家级规划教材 4 部，发表学术论文 90 余篇。

李芳，女，盱江医派传人，副教授，硕士生导师，主任中医师，第六批全国老中医药专家学术经验继承工作继承人，江西省中医药中青年骨干人才（第二批）；担任世界中医药学会联合会热敏灸专业委员会常务理事，中国针灸学会慢病管理专业委员会委员，中华中医药学会耳鼻喉科分会委员，江西省中医药学会耳鼻咽喉科分会副主任委员，江西省中医病案质控中心主任，江西省中医针灸医疗质量控制中心副主任，江西省中医药学会嗓音言语听力医学分会副主任委员等；主持及参与省厅级课题 21 项，主编、参编学术专著 13 部、教材 3 部，发表论文近 50 篇。

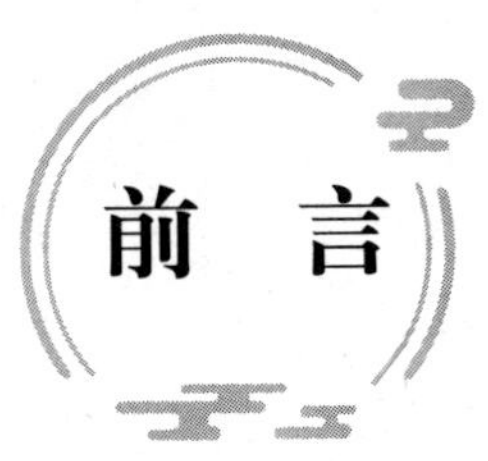

前 言

盱江医学是江西地方医学的一颗璀璨明珠，历经千年积淀与发展，形成了独树一帜的医学理论与临床体系。谢强是中国中医药信息学会盱江医派研究分会首任会长，江西中医药大学附属医院二级教授、主任医师，全国老中医药专家学术经验继承工作指导老师，“全国名老中医谢强传承工作室”导师，江西省国医名师；从事中医五官科、针灸科临床及盱江医学史研究工作51年，对盱江医学怀有满腔热忱，倾尽心力对盱江医学进行深度挖掘与开拓。

本书旨在全面总结谢强在盱江医学研究领域的工作，涵盖盱江医学研究范围拓展、地方志资料挖掘及盱江医学五官科临床经验总结等诸多方面。通过回顾谢强的研究历程与学术成就，可以更加深刻地理解盱江医学的独特魅力与价值。希望本书能够引起广大读者对盱江医学的关注与兴趣，共同推动江西地方中医药事业的蓬勃发展。

江西中医药大学教授
中国中医药信息学会盱江医派研究分会常务副会长
李 丛
2025年2月18日

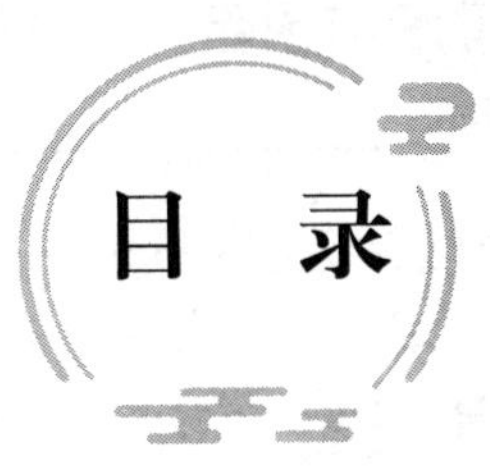

目录

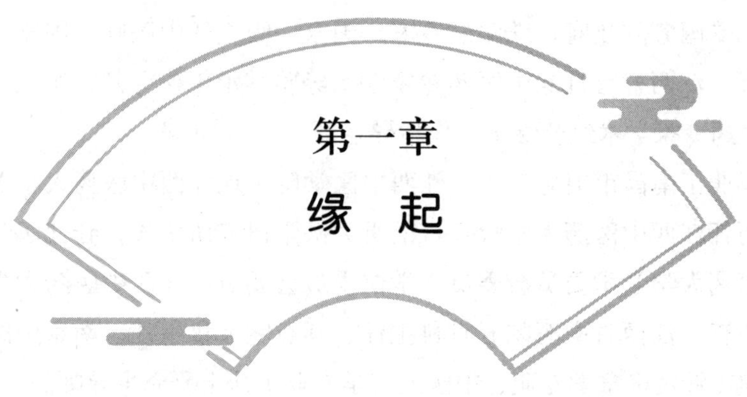

第一章 缘 起

谢强与盱江医学结缘，缘于20世纪医学史专家杨卓寅的一次叮嘱："你正年轻，又是盱江边出生长大的人，有责任把盱江流域的医学研究搞出来。"也正是因为这次嘱托，谢强开始了40余年的盱江医学史料搜集工作，他搜集了江西的省、市、县、乡、村等地方志、乡贤文集及医史文献1万余册，对盱江流域全境展开历史考证研究，迄今撰写发表了《盱江医派志略》等系列研究论文80余篇，系统研究盱江流域的自然、地理、文化等地域特点，整理和确定了盱江医学的八大地域医学特点，包括：①起源特点：道家传道施医。②传承特点：医道医药兼通相传。③学术特点：道家医学风格。④医学文化特点：杏林春暖，为医精诚。⑤药业特点：气候湿暖，药源丰富，炮制道地。⑥发病学特点：三面环山，温热难散，易发热病。⑦诊疗学特点：寒温统一，善治热病。⑧临证思维特点：倡导辨证论治。谢强认为，"盱江医学"具备和形成了鲜明的地域医学流派特征，因此他明确提出"盱江医学"属于"地域医学流派"群体，并撰写了《盱江医派志略》系列研究论文，将"盱江医学"命名为"盱江医派"，并且证实了从西汉至民国时期盱江流域有医药人物2027人、著作821部。2024年经国家有关部门批准，于同年11月成立了全国首个地域医学流派学术团体——中国中医药信息学会盱江医派研究分会，由谢强担任首届会长。

第一节 个人工作经历

一、生平简介

谢强，男，1953年10月17日生，江西省抚州市临川区人。他出身于医学世家，为盱江医学流派谢氏医学第八世传承人，盱江五官科（眼、喉科）流派第六世传承人，中共党员，享受国务院政府特殊津贴专家，国家一级主任中医师，国家二级教授，博士研究生导师，江西省首批老中医药专家学术经验继承工作导师，第三、四、五、六批全国老中医药专家学术经验继承工作指导老师。

他先后毕业于南昌市卫生学校、江西中医学院（现江西中医药大学）等学校，研究生学历；历任江西中医药大学嗓音言语听力医学研究所所长，盱江医学研究会副会长，江西中医药大学学术委员会委员、学位委员会委员，江西中医药大学中医五官科专业硕士点主任，江西省中医院五官科主任、耳鼻咽喉科主任，南京中医药大学及江西中医药大学（针灸推拿学专业、中医五官学专业）博士研究生导师。

2011 年国家中医药管理局批准建设“全国名老中医谢强传承工作室”（2015 年通过国家验收），2015 年国家中医药管理局批准设立“全国名老中医谢强传承工作室”，2015 年设立江西省中医院“全国名老中医谢强传承工作室”，2018 年设立北京中医医院“全国名老中医谢强传承工作室”，2019 年设立深圳市中医院“全国名老中医谢强传承工作室”，2022 年设立杭州市中医院“全国名老中医谢强传承工作室”。

（一）家学渊源

谢强出身于医学世家，传承家学及师（魏稼）学，是盱江医学流派谢氏医学第八世传承人，盱江谢氏五官科（眼、喉科）专科流派第六世传承人。

第一世：谢绮云（1761—1841），临川人，习儒尚道，通医药，尚葛玄、葛洪中药炮制术，亦贾亦医，售药行医，曾携子行贾江西（主要在临川、建昌）、黔省、京师诸地，后寄寓京师 20 余年，近花甲时返里，擅建昌中药制炒、内外诸科医术及针术。

第二世：谢国英（1798—1864），谢绮云之子，传承家学，习儒尚道，亦贾亦医，售药行医，曾随父行贾江西（主要在临川、建昌）及黔省、京师诸地，后寄寓京师 20 余年，中年随父归里，擅建昌中药制炒、内外诸科医术及针术。

第三世：谢怀翎（1821—1894），谢国英之子，习儒尚道，居心纯厚，喜集方术，施药济人，遇贫者常不收金钱予以诊治，拜同里席弘后裔席瑾习针术，私淑盱江南丰李梴，擅针灸及内、外科，善用李梴“上补下泻”针法治疗五官病证。

第四世（五官科第二世）：谢用章（1840—1907），谢怀翎之子，以儒通医，开医馆药店，亦商亦医，继承家风，每遇暑季及疫病流行常自制药散（藿佩祛暑散、藿黄解毒散）施济贫人，活人甚多；又随同里范叔清后裔范才习喉科，擅外、眼、喉科，撰《喉症十九种临证手录》《眼喉药方录》，善治喉科声病。他对声病进行分类辨识，有声喑、声涩、声怯、声弱、声塌、声散等 10 余种辨治方法；常用验方有观音茶、乌梅茶、南安子茶（又名爽喉噙药）、百草散等护嗓疗疾喉药，下传子及孙媳。其中，观音茶、南安子茶处方现由华润江中制药集团研制成复方草珊瑚含片和亮嗓胖大海清咽糖远销海内外，分别获江西省科技进步奖二等奖。

第五世（五官科第三世）：谢灵孙（1879—1940），谢用章之子，以儒通医，从政兼业医药，擅眼、喉科。

第六世（五官科第四世）：谢安浪（1908—1989），谢灵孙之子，以儒通医，毕业于黄埔军校分校，从军，未以医为业。杨满金（1911—1996），临川人，谢安浪之妻，传承家学，通医术，擅喉科，民国时期曾为医，中华人民共和国成立后大部分时间随子在南昌生活，未以医为业，但若有喉症患者求治，常施以针药解其痛楚。

第七世（五官科第五世）：谢日新（1931—2018），谢安浪之子，以儒通医，先从教后从政，未以医为业。李斯炅（1932— ），临川人，谢日新之妻，传承家学，以儒通医，中华人民共和国成立初期在家乡从事教育工作，居家时常随诊于婆婆（杨满金），后随夫调省府南昌工作，未以医为业。

第八世（五官科第六世）：谢强（1953— ），谢日新之子，传承家学及师承魏氏（魏稼）针学；历任江西中医药大学嗓音言语听力医学研究所所长，江西中医药大学中医五官科硕士点主任，二级教授，博士生导师，江西省中医院五官科主任，耳鼻咽喉科主任，一级主任医师，第三、四、五、六批全国老中医药专家学术经验继承工作指导老师。

第九世（五官科第七世）：谢萌（谢强之子，15 岁在谢强指导下学习针术，后改修信息管理，未以医为业）、黄冰林（谢萌之妻，中医五官科学博士）、杨淑荣、邓琤琤、何兴伟、廖为民、张勤修、王丽鸣、谢慧、胡启煜、陈丹、张波、李芳、李唯钢、李迎春、王启、陶波、曾建斌、彭清华、刘新娟、米扬、江娟娟、肖永涛、宋卫军、荆艳君、王芳、胡金秀、范新华、常向辉、刘佳、龚远清、欧阳玉璐、陶敏慧、周思平、何春盛、洪忠兴、赖锦州、余落、樊朗、黄珍妮、马伊琍、程俊耀、周珊玲、黄长军、何水勇、付勇、张伟、周兴玮、胥志斌、李铭东、孟萍、袁小芳、卢娜环、李思宏、黄纪彬、吕承德、童玲、李霞、刘艳、桑晓丽、彭凌艳、李丛、彭睿芳、宋济、袁莉蓉、王俊阁、刘元猷、张治成、黄毅勇、王晓琳、乐贵祥、邱咏薇、周蓝飞、黄闪闪、管咏梅、孙思涵、姚思琦、黄龙、刘登云、芦薇、陆晓虎、任尹梅、田真真、万志超、姚永忠、张艳艳、付勇、章海凤、陈秀峰、陈志凌、王灿坚、曾娟、罗玲英、彭媛、任培基、苏曦、王丹池、肖姝云、李清等 70 余人。其中，李唯钢、邓琤琤、杨淑荣、何兴伟、廖为民、周珊玲、黄长军、何水勇、付勇、张伟、陶波、陈丹、张波、曾建斌、彭睿芳、黄冰林、袁莉蓉、李芳、周蓝飞等现在江西中医药大学附属医院谢强传承工作室工作。

第十世（五官科第八世）：谢宸睿（谢萌之子，5 岁在祖父谢强指导下诵《医学三字经》而获医学启蒙）、曾小梅、任圆圆、郭超、刘佳、尹静、方晓颖、盛威、申梦辉、黄子栖、周金兰、周洪春、胡红芳、刘春燕、平江涛、丁亚楠、周蓝飞、陈璐璐、甘晨曦、陈祟祟、洪静、万志超、陈欢、李颖、王颖、陈小瑞、刘文娣、黄婷婷、亢婷婷、饶颖慧、郑东海、韩淑萍、官佳意、曾冰沁、黄嘉莉、吴慧、欧家霖、雷纯海、熊程遥等 40 余人。其中，洪静、雷纯海等现于江西中医药大学附属医院谢强传承工作室工作。

（二）医学生涯

谢强的医学生涯经历丰富，他不仅致力于不断探索与创新更有效的医疗手段，还致力于教书育人，传承中医药特色与精神。1953 年，谢强出生于盱江畔南昌。1954 年他 1 岁，从南昌回家乡临川由祖母抚养，至 5 岁返南昌上学，此后每年寒暑假均回家乡陪伴祖母，自幼受祖母在乡里施医济苦的熏陶。1962 年他 9 岁，由祖母和母亲敦促诵读清代陈修园《医学三字经》，由此开始了医学启蒙。1963 年他 10 岁，随父亲习李梴《医学入门》。1971 年始，他先后就读于南昌市卫生学校、江西中医学院（现江西中医药大学）、广州中医学院（现广州中医药大学）等，先后师从盱江名医，内、妇、儿、杂病专家聂文德和岭南广州名医耳鼻咽喉科专家王德鉴、王士贞，以及盱江国际名医针灸专家魏稼，传承盱江医学及岭南医学。

1974 年，他进入广州中医学院（现广州中医药大学）举办的“全国首届中医学院耳鼻咽喉口腔科师资班”学习，并在江西省中医院开设耳鼻咽喉科，开展耳鼻咽喉科医教研工作，填补了江西中医学耳鼻咽喉学科的空白。

1975 年，他开始涉足临床嗓音医学研究；1985 年，在江西省中医院开设了国内首家教师嗓音病专科门诊及教师嗓音医学研究室；2002 年，成立了江西中医学院（现江西中医药大学）嗓音言语听力医学研究所（国内首家），任所长；2004 年，成立了江西省中西医结合学会嗓音言语听力医学专业委员会（国内首家），任主任委员。

1987 年，谢强在人体中发现了治疗咽喉及声病（嗓音病）的两对新腧穴——开音 1 号、开音 2 号，同年 10 月 22 日，国家卫生部（现国家卫生健康委员会）主办的《健康报》以“江西开办教师嗓音病中医诊疗门诊”为题对谢强的教师嗓音病专科门诊进行了报道。

1989 年和 2005 年，谢强在江西庐山组织召开全国中医嗓音医学研讨会 2 次。

1990 年，谢强被国家卫生部（现国家卫生健康委员会）等三部一局批准为第一批全国老中医药专家学术经验继承工作继承人，他拜针灸名医魏稼为师，传承魏氏针学。

1999 年，谢强被江西省卫生厅（现江西省卫生健康委员会）批准为首批江西省名中医药专家学术经验继承工作指导老师，带教杨淑荣、邓琤琤两位继承人。

2002 年始，谢强相继被批准为第三、四、五、六批全国老中医药专家学术经验继承工作指导老师，带教杨淑荣、邓琤琤、何兴伟、廖为民、陈丹、张波、胡启煜、李芳等继承人。

2008 年始，谢强相继被聘为南京中医药大学和江西中医药大学针灸学及中医五官科学专业博士研究生导师；创研旴江“针刺为主治疗急性创伤性喉炎技术”“针刀刺营微创疗法治疗急性扁桃体炎技术”“针刀刺营微创疗法治疗鼾症技术”，以上技术被国家中医药管理局列为中医临床适宜技术向全国推广。

2009 年始，国家中医药管理局先后批准开设国家级继续教育项目“谢强耳鼻咽喉科特色针灸疗法学习班”等 3 次，培训来自全国医疗机构的医务工作者 500 余人。

2011 年，国家中医药管理局批准设立“全国名老中医谢强传承工作室建设项目”（2015 年通过验收），建设了一支学术团队，培养了一批高级中医人才。

2012 年始，谢强考察证实旴江（抚河）的干支流，认为其主要流经 16 个县市，界定了旴江流域的分布区域；证实旴江流域孕育了旴江医派、杏林文化、建昌帮，有医药家 963 人，医籍 684 种。

2018—2022 年，谢强主持抚州市卫生健康委员会（祝文渊、郑峥、姚文婧、黄冰林、罗时强、李小荣、李丛等）的“旴江医学及建昌药帮民国及民国前医药家调查”三个阶段实地调查，以及江西省中医院旴江医学研究团队（谢强、刘中勇、黄冰林、李芳、袁莉蓉、邓琤琤、杨淑荣、陶波、陈丹、周蓝飞、洪静、万志超等）的文献考证工作，证实旴江有医药家 2027 人（其中建昌帮 362 人）、医籍 821 种。

2018 年，北京中医医院设立“全国名老中医谢强传承工作室”。

2019 年，深圳市中医院设立“全国名老中医谢强传承工作室”。

2022 年，杭州市中医院设立“全国名老中医谢强传承工作室”。

2023 年，“旴派谢氏上补下泻转移兴奋灶针灸法”被列为江西省级继续教育项目。

2024 年，成立“中国中医药信息学会旴江医派研究分会”，谢强任会长。

二、医德医风

1975 年始，谢强观察到了教师教学任务繁重无法抽身诊疗的状况，开始星期天对教师进行义诊，赴学校现场举办讲座及疾病普查，免费为教师患者针灸及耳穴贴压治疗嗓音病，年节不休，风雨无阻，坚持义诊。他联合《中国教育报》《教师报》《江西教育》《江西卫生报》《家庭医生报社》等媒体及学会开展全国教师嗓音病咨询活动，长期深入江西的市、县、乡学校，义务为教师诊疗嗓音病及举办咽喉嗓音卫生保健讲座。甚至在他患淋巴瘤晚期时（2011 年 12 月 7 日），他还坚持赶赴南昌市广南学校为全校教师进行现场嗓音病普查和诊疗活动，直至 12 月 25 日赴上海治病才中断诊疗工作。

1990 年 3 月 23 日，《江西日报》以“嗓音患者的诤友，医德高尚的医师——谢强，为病人奉献二百个星期天”为题，报道谢强自开设“全国第一家教师嗓音病中医专科门诊”以来，多年“雷打不动”坚持奉献，不仅在医院诊疗，还接受全国教师的咨询，解决了众多患者的嗓音病痛苦，从全国四面八方飞到谢强手中的求医信和感谢信达 10 万封。

1994 年 9 月 5 日，国家中医药管理局主办的《中国中医药报》以“江西开设教师嗓音病专科门诊，10 年接待全国 13 万教师咨询诊疗”为题，报道谢强教师嗓音病专科门诊诊疗咨询 13 万人次，其中门诊接诊 10800 人次，显效率达 85%。

2006 年 9 月 6 日，江西省卫生厅主办的《江西卫生报》以“江西中医学院（现江西中医药大学）嗓音言语听力医学研究所 21 年教师嗓音医学研究取得丰硕成果”为题，报道“谢强所长领导的团队承担各级科研课题 16 项，开展教师嗓音病咨询 25 万人次，门诊诊治 5 万余人次，获江西省科学技术进步奖二等奖、江西省优秀新产品一等奖及南昌市科学技术进步奖二等奖各一项”。

2010 年 7 月 1 日至 7 月 13 日，谢强团队联合南昌大学人文学院志愿者组成“亮嗓行动——爱护老师声带活动”（“益暖中华”谷歌杯），赴甘肃省白银市会宁县的北关小学、教场小学、张庄小学、杨集乡小学、枝阳中学为 200 余名教师进行了嗓音病咨询、普查、诊疗，以及举办嗓音卫生讲座，受到社会的赞誉。

2013 年 12 月 31 日，中共江西省委主办的中国江西网健康频道以“江西省中医院‘亮嗓行动’为人民获省委二等奖”为题，报道谢强指导的医院门诊党支部开展教师嗓音病咨询、普查、诊疗义务服务，在江西省委教育工委“关于开展高校基层党支部活动创新案例征集评选活动”中，荣获二等奖。

三、学术思想

谢强临证 51 年，理验俱丰，对五官科有着独到的认识。谢强认为，五官属清窍，位于头面颈部，高居脏腑之上，用药与内外妇儿诸科有所不同，选药必须精专，必须切病对症。他精研经典，归纳诸家，总结形成了独特的五官科用药特色，即一个核心（养阴护阳），两个原则（补而不滞，攻而不过），三个方面（化瘀散结利窍，理气化痰利窍，善用药引达窍）。他在五官科临证施治、医嘱处方中处处都体现了五官科用药特色。

（一）一个核心：养阴护阳

养阴护阳就是滋养人体的阴液，保护人体的阳气。五官居高位，多黏膜，性娇嫩。经脉流畅，气血津液上奉滋养，才能使五官的功能充分发挥，而体内的阴液又需要阳气蒸腾的力量把阴液（营养精微物质）上承于五官部，使五官部得到源源不断的精微物质的营养。临床治疗须遵循养阴护阳的原则，切不可伤及阴阳。

（二）两个原则：补而不滞，攻而不过

1. 补而不滞

补而不滞是指在五官科疾病中用滋补药不宜壅滞。谢强善用五味子、山楂、乌梅、甘草治疗五官科疾病，这几味药的结合具有酸甘化阴之功效，体现了五官科用药特色，即滋而不腻、补而不滞的原则。山楂不仅生津，还具有行气止痛、活血化瘀之功效；五味子、乌梅不仅有化阴之功效，还可以收敛津液来滋养五官；甘草甘平，可补脾益气，调和诸药。谢强强调润利之药，不宜过于滋腻，以免腻碍气机，故谢强还善用西洋参、南沙参、北沙参、百合、党参、玄参生津养阴，而无滋腻之弊。西洋参、百合、南沙参、北沙参甘微寒，玄参苦甘微寒，具有养阴生津之效；党参甘平，具有益气生津养血之功效，以上诸药均适用于五官干燥症，滋而不腻。一般不选用生地黄、黄精，谢强认为二品微腻，温病医家其实多用鲜品，慎用熟地黄、龟甲、鳖甲等滋腻之品。

2. 攻而不过

攻而不过是指在五官科疾病中，使用的祛邪药不要药力太猛太过，太猛太过则伤人体的阴气和阳气。谢强强调五官科虽有火毒壅盛证，但不宜纯用寒凉，须防火毒壅盛未除，中寒复起，讲究中病即止，甚至服头煎药火势大去后，二煎即减量或撤去苦寒之品。在清热利窍时不用太过苦寒的药物，如黄芩、黄连、黄柏、射干、山豆根，虽然可以清热燥湿、泻火解毒，但过于苦寒，容易败胃，脾胃为后天之本，胃受到损伤则生成的精微物质就少，就会造成五官失于煦养。谢强特别强调，山豆根过量服用易引起呕吐、腹泻、胸闷、心悸等不良反应，临床宜少用这些药。谢强善用蒲公英、知母、玄参、肿节风、紫金牛、白花蛇舌草、金荞麦、金银花、鱼腥草这些微苦寒的药物来清热解毒。蒲公英味苦性甘寒，可以清热解毒、消肿散结、利尿通淋。知母清热泻火、滋阴润燥，既能清实火又能清虚火，与三黄（黄连、黄柏、黄芩）相比其苦寒甚微。玄参味苦甘咸性寒而质润，能清热凉血、养阴润燥、泻火解毒，本品既清热又养阴，甘寒而不损阳气，正如《本草正义》所说："玄参……味苦而甘，苦能清火，甘能滋阴。"肿节风的主要功效为清热凉血、活血消斑、祛风通络。紫金牛味苦性微

寒，具有止咳化痰、祛风除湿、凉血止血、解毒消肿、利水渗湿的功效。白花蛇舌草可以清热解毒、利湿通淋，内服外用皆可。金荞麦具有清热解毒、活血化瘀、祛风湿的功效。金银花具有清热解毒、疏散风热的功效，内服外用皆可。鱼腥草具有清热解毒、消痈排脓、利尿通淋的功效。以上诸药具有较强的清热解毒利窍作用，特别适宜五官清窍肿痛疾病，清热而不损阳。

（三）三个方面：化瘀散结利窍，理气化痰利窍，善用药引达窍

1. 化瘀散结利窍

化瘀散结利窍是指采用活血化瘀散结利窍的药物来治疗瘀血肿块郁结于五官清窍的疾病。谢强善用肿节风、紫金牛、郁金、桃仁、红花来活血化瘀，并通过引经药使活血化瘀之药力达五官清窍。谢强在散结利窍的同时善用海藻、昆布、生牡蛎，这三味药均具有消痰软坚的作用，有利于五官痰瘀的消散。

2. 理气化痰利窍

理气化痰利窍是指采用理气化痰的药物来治疗痰气交阻于五官清窍导致的目障、耳闭、鼻窒、咽肿、喉痹、口疮、舌下痰包等疾病。谢强认为五官之痰浊，总不外火热煎熬，温燥之药必须慎用，又不可一味寒凉，或用之过早反使痰凝聚而不化，致使病情缠绵难愈，故善用瓜蒌、竹茹化痰。瓜蒌，味甘微苦，性寒，具有清热化痰、宽胸散结、润肠通便之效；竹茹，味甘，性微寒，具有清热化痰、除烦止呕的作用，二者均能化痰且不辛燥，故化痰而不伤津耗气，是五官科的常用化痰之品。谢强慎用半夏、陈皮化痰，他认为半夏、陈皮虽化痰，但味辛燥，辛则耗气，燥易伤津，故一般不用或不多用。

3. 善用药引达窍

五官居高位，药力难达，临床应配轻清药引（又称药引子、引药），引诸药上达头面官窍，通过药引清轻之性，载药上行，使药力能够更集中于五官清窍，以便诸药发挥更好的疗效。譬如，荷叶梗、柴胡、石菖蒲、通草可治耳证；葱白、辛夷、麻黄、荷叶可治鼻证；淡竹叶、鲜橄榄、马勃、桑叶、丝瓜络可治咽证；灯心草、荷叶蒂、蝉蜕、梨皮可治喉证；蚕茧、荷叶蒂、莲须、鲜橄榄可治口腔证；竹叶、灯心草、菊花、桑叶可治眼证等。上述药引，舒而不伐，清芬轻扬，可使药力达上，调理气机，其功甚妙。

四、谢氏单方验方

1. 观音茶（谢用章经验方）

处方：肿节风、薄荷、甘草。

功效：清热解毒，消肿止痛。

主治：急喉痹、急喉喑、口疮、口糜。

操作：中药煎煮后，离火放桌上，患者首先张口正对药罐口上方，用毛巾围住患者口部与药罐口，使蒸汽吸入熏喉窍 15 分钟，然后患者口含药液漱口荡涤痰涎，最后服下药液。每日 2 次。

2. 热证刺营针方（谢怀翎经验方）

处方：十宣穴、三商穴（少商、中商、老商穴）。

功效：泻热解毒，清神开窍。

主治：各种急症出现的高热，急喉症出现的呼吸、吞咽、语言困难，突聋，青盲，中风。

操作：医者先用手捋患者一侧手臂，从肩部沿上臂往下直捋至十指，往返 20 余下，使患者拇指局部充盈血液，然后左手握患者手腕部，右手用 75% 酒精棉签消毒患者手指腧穴，持三棱针用点刺法快速刺十宣、三商穴，斜刺约 1mm，疾入疾出，随即出血，待 1 分钟后血自止，血未止者用棉签压迫即可止血；再同法刺患者另一拇指腧穴。每日 1 次。

3. 蚕茧明目洗眼方（谢绮云经验方）

处方：蚕茧、龙胆草、防风、杭菊花、五倍子、淡竹叶。

功效：清热散邪，消肿明目。

主治：目赤、目涩、目痒。

操作：煎水，用蚕茧蘸药水洗眼。每日 3 次。

4. 通鼻方（谢国英经验方）

处方：细辛、辛夷花、冰片。

功效：辛温散邪，宣鼻通窍。

主治：鼻窒、鼻渊、鼻息肉引起的鼻塞，风寒头疼，不明原因的头昏及头困重。

操作：中药煎煮后，离火放桌上，患者鼻子正对药罐口上方，用毛巾围住患者鼻部与药罐口，蒸汽吸入熏鼻 15 分钟。每日 2 次。

5. 清喉利音方（杨满金经验方）

处方：雪梨。

功效：清热生津，润喉开音。

主治：咽喉干痛，声音涩滞。

操作：雪梨大者一个，去皮核。切片，用凉开水浸泡半小时，徐徐含饮。每日 2 次。

五、专业特长

谢强医术精湛，擅长用针灸、中药、按摩、导引等传统特色疗法治疗五官疑难杂症，尤其在治疗鼾症、声病（嗓音病）、咽炎、扁桃体炎、喉源性咳嗽、鼻出血、过敏性鼻炎、鼻窦炎、口腔溃疡、口腔白斑、口腔扁平苔藓、牙龈炎、颞颌关节炎、面瘫、黄褐斑、痤疮、偏头痛、中耳炎、神经性耳鸣、突发性耳聋、眩晕、近视、青盲、眼底出血、视神经萎缩、痛经、月经不调、失眠、健忘、早衰、中风语謇、偏瘫、颈腰椎病、肿瘤放化疗后遗症及手术后遗症等方面有独到的经验。

谢强临床注重实行围手术期中医平衡康复疗法，如术前采取平衡针灸法以调整患者身心，加强患者对手术的适应性，使手术更加安全顺利，术后采取针灸康复法可加速手术创伤修复。他在五官刺营微创针刀法治疗急性和慢性扁桃体炎、咽炎、鼾症等方面有独到之处，可改善咽黏膜、扁桃体、淋巴滤泡的肥厚和肿大，既保留扁桃体等淋巴组织的免疫功能，又避免了并发心脏病、肾炎、风湿热等危险，无疼痛和不良反应。

六、学术成就

1. 开创我国中医嗓音医学研究新领域

2002 年，谢强创立了江西中医学院（现江西中医药大学）嗓音言语听力医学研究所（国内首家），任所长。他传承家学及古代盱江医学喉科流派对艺人声病（嗓音病）的诊治经验，发掘整理出声怯、声弱、声喑、声疲、声涩、声亢、声断、声窄、声塌、声散、声瓮、声破、声毛、声沙、声嘶、声哑 16 种功能性艺术声病的诊治方法，突破了声病（嗓音病）喉喑只有声嘶、声哑的辨治局限，倡导 16 种声病的精确分类辨识和分证辨治，开声病系统辨识之先河；开展嗓音病患者中医体质研究，曾指导学生撰写《关于 1000 例教师嗓音病的中医体质调查分析》《慢性喉炎声学检测参数与中医证型的关系》等论文发表于国际、国内著名杂志。1988 年 9 月 22 日，国家卫生部（现国家卫生健康委员会）主办的《健康报》以“胸有教师一千万——记教师嗓音病专家谢强”为题，报道谢强“成为我国第一位教师嗓音病专家，填补了我国在教师嗓音医学研究领域的空白”。

2. 在人体发现六对治疗咽喉嗓音病的新腧穴

1987 年 10 月 22 日，国家卫生部（现国家卫生健康委员会）主办的《健康报》以“江西开办教师嗓音病中医诊疗门诊”为题，报道谢强在人体发现治疗声病（嗓音病）的新腧穴——开音 1 号、开音 2 号，针刺这两对腧穴，可以对声音嘶哑有显著的改善。

之后，谢强又发现了开音3号、咽安1号、咽安2号、咽安3号四对新穴。这六对新腧穴，陆续被《中医临证必读》《实用中西医结合诊断治疗学》《中医耳鼻咽喉口腔科学》等十余部著作收载，广泛应用于医学领域。

3. 研究成果丰硕，获得极大的社会及经济效益

1987年以来，谢强主持“清喉开音气雾剂对急性喉炎的临床及实验研究”“针刺运动疗法治疗急性创伤性喉炎临床研究”“中医适宜技术治疗急性扁桃体炎的临床研究——综合针刀刺营微创疗法治疗急性扁桃体炎的临床疗效评价”“盱江谢氏针刀刺营微创疗法治疗痰瘀互结型肥厚性咽炎伴鼾症临床研究”等国家级、省部级科研课题27项。其中，中药研究方面有2项已获国家新药生产证书，1项获国家中药品种保护证书。如复方草珊瑚含片的国家首批保护中药品种临床研究，以及复方瓜子金含片及咽喉嗓音保健制剂“亮嗓胖大海清咽糖”“嗓宝冲剂”“金嗓茶冲剂”等研究分别获国家级、省级生产证书和国家药品保护证书，每年创利税超亿元。其中，根据谢氏家传验方“南安子茶”，由华润江中制药集团研制的“亮嗓胖大海清咽糖”荣获江西省优秀新产品一等奖、江西省科技进步奖二等奖、南昌市科技进步奖二等奖。

4. 学术上精益求精，受到国际学术界的关注

谢强倡导五官清阳清窍相关学说、脏腑官窍相关学说、五官整体美学、聪耳窍八法、通鼻窍八法、利咽喉八法、围手术期中医平衡康复疗法、上补下泻转移兴奋灶特色针灸八法（五官通经接气针灸法、五官运动针灸法、升阳祛霾针灸法、醍醐灌顶针灸法、五官刺营微创针刀法、无创痛针灸法、热证灸法、围手术期平衡康复针灸法）、谢氏龟式吐纳法等学术思想和临床经验，深受学术界的关注。

1989年及2005年，谢强在江西庐山组织召开全国中医嗓音医学研讨会2次，确立了江西中医嗓音（声病）医学研究在全国的领先学术地位。他多次应邀赴欧洲、东南亚等地讲学和进行医学指导，经常接待和指导国内外访问学者。

2020年10月27日，在由全美中医药学会、美国中医校友联合会主办，江西中医药大学等美国校友会参与协办的第六届美国中医药大会（网络视频）上，盱江医派谢氏五官科第六世传人、江西中医药大学教授谢强应大会邀请，就盱江医学研究成果——盱江谢氏“上补下泻转移兴奋灶针灸法”在五官科的应用，面向海内外专家学者进行主题演讲。在演讲中，谢强介绍了本人创研的五官科转移兴奋灶针灸法、通经接气针灸法、运动针灸法、刺营微创针灸法、升阳祛霾针灸法、醍醐灌顶针灸法、无创痛针灸法中体现“上补下泻转移兴奋灶针灸法”的新思路、临床应用和疗效，丰富了针灸及五官科治疗学的内容。

5. 开创盱派上补下泻转移兴奋灶针灸法和五官无创痛针灸法

上补下泻转移兴奋灶针灸法是谢强遵循明代盱派南丰李梴首创的“上补下泻”针法思想，根据祖母杨满金所授针灸家技和导师魏稼所传针学而创新的特色针灸疗法。上补下泻转移兴奋灶针灸法，根据临床上的不同需要共有两大类，分别是常规针灸法和特殊针灸法。特殊针灸法包括转移兴奋灶通经接气针刺法、转移兴奋灶运动针刺法、转移兴奋灶升阳祛霾针刺法、转移兴奋灶醍醐灌顶针刺法、转移兴奋灶刺营针刀法、转移兴奋灶无创痛针灸法、转移兴奋灶围手术期平衡康复针灸法等。

谢强传承魏稼针灸经验，将无创痛针灸法广泛应用于五官科临床，促进了针灸现代化和针灸走向世界，让更多的人愿意接受针灸疗法。1992 年，谢强协助魏稼、黄延龄编著了《无创痛针灸学》，在全国倡导五官无创痛针灸法。

2019 年，香港文汇网以“深圳引入国家喉科名中医，针灸‘开声’惠及大湾区居民”为题，报道了深圳市中医院耳鼻咽喉科医护团队依托全国名老中医谢强传承工作室，引入谢强总结形成的一套独具特色的针刺“治神”思想，并将其应用于耳鼻咽喉疑难杂病的临床治疗事迹，深圳中医院医护人员通过跟师学习、学术传承、医教研指导等，逐步提高专科诊疗水平，造福当地百姓。

6. 研创的临床诊疗技术在全国及南极推广

谢强创研了盱江“针刺为主治疗急性创伤性喉炎技术”“针刀刺营微创疗法治疗急性扁桃体炎技术”“针刀刺营微创疗法治疗鼾症技术”“盱派上补下泻转移兴奋灶针灸疗法”。

2008 年谢强研创的临床诊疗技术被国家中医药管理局列为中医临床适宜技术并向全国推广。

2009 年南昌大学第一附属医院主任医师朱亲耀应用谢强刺营微创法治疗中国南极中山站第 26 次科考队员的复发性口疮，证实谢强刺营微创法具有增强宣泄瘀毒、祛腐生新的功效，以及良好的抗炎止痛作用，疗效显著。

2009 年始，国家中医药管理局先后批准开设“谢强耳鼻咽喉科特色针灸疗法学习班”“谢强针刺为主治疗急性创伤性喉炎技术学习班”“谢强针刀刺营微创疗法治疗急性扁桃体炎技术学习班”，以上均被列为国家级继续教育项目，培训来自全国医疗机构的医务工作者 500 余人。

2023 年始“盱派上补下泻转移兴奋灶针灸疗法”被列为江西省级、市级（抚州市）继续教育项目，举办培训班 5 次，培训来自全国医疗机构的医务工作者 1000 余人。

7. 传承有序，传人众多

谢强自 1974 年至今，在江西省开设中医耳鼻喉科学大学课程，教授中医专业大学生 40 余届，相继开设耳鼻咽喉学科专业基础及临床课程等 5 门，其中 3 门无蓝本，均为自创教材；1998 年始，先后为江西增设了中医五官科学硕士专业及中医耳鼻喉科学硕士专业，教授硕士生课程 9 门，至今培养研究生 30 届 40 余人；2002 年始，被批准为第三、第四、第五、第六批全国老中医药专家学术经验继承工作指导老师，带教了 6 位继承人；2008 年始，相继被聘为南京中医药大学和江西中医药大学针灸学及中医五官科学专业博士研究生导师，培养博士研究生 3 人；2011 年，国家中医药管理局批准设立“全国名老中医谢强传承工作室建设项目”，建设了一支学术团队，培养了一批高级中医人才；现在，传人已有 100 余人，遍及欧洲、美洲及亚洲。

8. 教学成绩斐然

谢强在教学中积极引导学生参与临床科研，1989 年指导学生撰写研究论文并获得国内和国际学术界的重视。同年，在江西庐山中华中医药学会召开的“全国中医嗓音医学研讨会”上，由谢强指导，江西中医学院（现江西中医药大学）1985 级中外五官专业班（本科）学生集体撰写的《关于 1000 例教师嗓音病的中医体质调查分析》论文，受到与会专家的好评。1990 年，该文被国际著名医学杂志——日本东京医学社《耳鼻咽喉科 · 头颈部外科杂志》1990 年第 6 卷第 4 期刊登，将中医嗓音医学介绍给国际医学界。

2005 年，在江西省学位委员会全省硕士学位论文评审中，谢强指导的硕士研究生彭清华撰写的《针刺开音 2 号穴位为主治疗喉肌弱症的临床研究》毕业论文被评定为江西省优秀硕士学位论文，这是江西省中医学专业第一篇省级硕士学位优秀论文。

1998 年，江西省委教育工作委员会和江西省人事厅授予谢强“江西省优秀教师”称号。2006 年，江西省人民政府学位委员会授予谢强“十五”期间“江西省优秀研究生指导教师”称号。

谢强对于医学教育也有自己独特的思考，提出医学教育首先应重医德，医为仁术，德养兼修，方为大医；其次要严谨治学，夯实基础，医学学习就像一座金字塔，不仅要向书本学习，更要重视游学，向各地名医学习，并且向患者学习，练好基本功，只有地基打牢了，才能攀向顶峰；最后要注重床边教学，反复临床实践，做到“四步”“八勤”“四多”，即眼勤多看，口勤多问，手勤多记（写），腿勤多走。

9. 论著等身

1980 年至 2019 年，谢强发表论文 539 篇，发表医学科普文章 75 篇，主编及参编《魏稼针灸经验集》《盱江谢强五官针灸传珍》《盱派上补下泻经典针刺学》《盱派谢强转移兴奋灶针灸疗法》等著作 36 部，主编《中医耳鼻咽喉口腔科基础学》《中医耳鼻咽喉口腔科临床学》《中医耳鼻咽喉口腔科古典医籍选》大学校内教材 3 部，其中《盱江谢氏喉科传珍》获得了第31届华东地区科技出版社优秀科技图书一等奖。

七、社会影响

谢强历任第一、第二、第三届世界中医药学会联合会耳鼻喉口腔科专业委员会副会长，第一届中国中医药信息学会盱江医派研究分会会长，第二、第三、第四届中华中医药学会耳鼻咽喉科分会副主任委员，第一届中国针灸学会文献专业委员会委员，中国中西医结合学会耳鼻咽喉科分会委员，第一届江西中医药学会耳鼻咽喉科分会主任委员，第一届江西中医药学会嗓音言语听力医学专业委员会主任委员，第一届江西省中西医结合学会耳鼻咽喉科专业委员会主任委员，江西省中医药学会针刀医学专业委员会名誉主任委员，《中医耳鼻咽喉科学研究》杂志副主编。

他受聘为国家中医药管理局继续教育委员会学科组专家，国家发展和改革委员会药品价格评审专家，中华中医药学会中医药科学技术奖评审专家，国家市场监督管理总局非处方药品评审专家，国家基本医疗保险药品目录评审专家，教育部言语听觉科学重点实验室学术委员会委员；应邀参加国际级及国家级学术会议50余次，经常接待和指导国内外访问学者，受到学术界的广泛赞誉。

2018年设立北京中医医院“全国名老中医谢强传承工作室”，2019年设立深圳市中医院“全国名老中医谢强传承工作室”，2022年设立杭州市中医院“谢强全国名老中医传承工作室”。

谢强荣获中国中西医结合学会中西医结合贡献奖，以及中国百名杰出青年中医、江西省首批老中医药专家学术经验继承工作导师、江西省名中医、江西省优秀教师、江西省优秀研究生指导教师、江西省卫生科技先进工作者、南昌市第十二届政协“优秀政协委员”等称号。

第二节　与盱江医学结缘

与盱江医学结缘，是谢强生命中的一次偶然。1974年，刚刚进入江西中医学院（现江西中医药大学）工作的谢强时常能遇到学校著名医学史教授杨卓寅。晚年的杨卓寅潜心研究江西省地方医学史，在图书馆翻史料，发现了不少有关盱江流域的医史。杨卓寅叮嘱谢强：“你正年轻，又是盱江边出生成长的人，有责任把盱江流域的医学研究搞出来。”因这次嘱托，谢强开始了40余年的盱江医学史料搜集工作，搜集江西省、市、县、乡、村等地方志、乡贤文集及医史文献图书1万余册。他对盱江流域全境展开历史考证研究，迄今发表了70余篇有关盱江医学研究的论文。

20世纪70年代末的南昌，交通非常不便，但只要有线索，谢强就会不顾一切地试一试。“那年，我独自坐车去崇仁，快到县城时车坏了”，谢强聊起往事，感慨万千。当时是晚上八九点，趁着月光，谢强一路走一路问，坑洼的乡间小道让他摔了不少跤，艰难地抵达县城后，他却发现钱丢了。身处绝境的谢强不仅没钱买史料，连回家的路费也没了。好不容易搭上顺风车回到南昌的谢强，决定再回崇仁寻书，却得知书已被他人买走。“那本族谱里记载着多位当地中医师，之后我再也没找到相关的资料”，尽管已过去四十余年，谢强依旧心有不甘。

一路坎坷，一路前行，40年来，全省各县市的地摊、书店、图书馆都留下了谢强的足迹，也正是因为这股执着，谢强在大量民间文献中收集了关于盱江医学史的诸多信息，这些史料为他日后对盱江流域全境展开历史调查和考证研究奠定了坚实基础，也有助于他在发掘盱江医学中寻求新的发现和突破。谢强自1988年发表《喻氏“清燥救肺汤”在耳鼻喉科的应用》（有关清代盱江新建名医喻嘉言的学术思想论文）以来，迄今发表了70余篇有关盱江医学的研究论文，其中，《盱江医学史考》《盱江医派志略》《源远流长的盱江医学——盱江医学发展探寻》《盱江医学发展纪年》《盱江医学的区域属性及地域分布研究》《盱江流域及盱江医学地域分布今考》《盱江医家医籍及地域分布略考》《盱江支流清丰山溪考——兼论清江丰城的盱江医学地域属性》《我国最早的喉科医生——盱江医家范叔清、危亦林考》《盱江喉科流派对艺术声病的分类辨识和分证辨治》《盱江喉科流派传衍探析》等论文，调查和考证发现，江西盱江（抚河）流域的盱江医学流派，是全国诸多地方医学流派中起源最早的医学流派，医家及医籍在全国首屈一指；盱江医学起源于公元前的西汉；发源于樟树阁皂山下的清丰山溪属盱江的主支流，盱江（抚河）的干支流，主要流经16个县市，界定了盱江流域的分布区域；盱江流域有医药家2016人、医籍815种。2022年1月20日谢强的盱江医学研究又取得新突破，考证发现有医药人物2027人，医籍821种。由此，更新了20世纪认为盱江医学起源于宋代，以及盱江流域仅有200余位医药家和100余部医籍的认识，拓宽了盱江医学研究的时空，为盱江医学研究作出了突出的贡献。

除此之外，他证实了著名的樟树帮与建昌帮一样是属于盱江流域的药帮，经实地沿江考察，确定了樟树市与丰城市的清丰山河为盱江的一级支流，将樟树帮归属于盱江医学范畴；证实了盱江流域是我国中医喉科的最早发祥地，元代盱江流域已经出现了我国最早的喉科医家范叔清、危亦林，盱江喉科最早将声病从仅局限于“嘶”与“哑”的辨识，发展为声怯、声弱、声喑、声涩等16种声病的精确辨识，开声病系统辨识之先河。谢强传承明代盱江李梴“上补下泻”针法和家传“上补下泻”针法，研创了符合现代神经反射学说的“谢氏转移兴奋灶针灸法”，并将其用于治疗炎症、疼痛性疾病、组织异常增生、肿瘤、神经功能及内分泌功能紊乱等，该针灸法尤其适宜治疗内、外、妇、儿及五官等科疾病，疗效显著。

2018 年，谢强根据元代江西盱江名医危亦林《世医得效方》卷第十七中的“治上膈壅毒”的“升麻散”（升麻、赤芍、人参、桔梗、葛根、甘草、生姜，或加薄荷、黄芩）加减组成“宣肺抗霾解毒方”，该方能够扶正祛邪，是应对雾霾危害、利鼻喉、护心肺、解毒邪的有效方剂。

经过多年的研究，谢强从多个角度考证论述了盱江医学流派的历史地位和历史贡献，简述如下。

1. 盱江流域是中国医药的兴起地

中医学和道教医学有共同的理论基础。医道同源，如著名的中医经典《黄帝内经》《难经》《神农本草经》《伤寒论》《备急千金要方》等皆属道教医学范畴的书籍。又如，千百年来，中医医家遵循的“大医精诚”训诫，出自道教领袖、著名道医孙思邈的《备急千金要方》。

世界传统医学大多起源于巫。巫医以散在的形式存在，故难于发展，只有大群体才能得到发展和兴盛，所以各国的传统医学至今几乎消亡殆尽，只有中医学依然辉煌存在，这得益于中国本土宗教——道教群体的传播和推动。

道教起源于江西，中国最早的三大道教：正一道（五斗米道）、灵宝道、净明道的祖山祖庭皆在江西的盱江流域及周边（龙虎山、阁皂山、西山）。其道教领袖张道陵、葛玄、葛洪、许逊，既是道士又是医生，他们既布道传道，又采药、制药、炼丹、施医，以医传道，以医弘道，以医吸收道众，以发展壮大道教群体。

如灵宝道祖师葛洪，在盱江流域灵宝道的祖山阁皂山，以及麻姑山、西山等地施医布道，留下了许多宝贵的医疗经验，如屠呦呦的青蒿素得益于葛洪《肘后备急方》的提示，从而获诺贝尔生理学或医学奖。

2. 盱江流域是杏林文化大旗的孕育形成地

杏林文化是中医药的一面文化大旗，盱江流域的南昌为杏林医风的实践地、形成地，庐山下鄱阳湖畔是杏林医风的实践地。杏林文化与东汉著名道医董奉有关。董奉隐居江西 70 余年，其中年时在盱江（抚河）下游的豫章（南昌）城内施医治疫，孕育和形成拯疾济困、济世度人的杏林医风；晚年在盱江入鄱阳湖的周边庐山脚下施医种杏，开创庐山“杏林园”，培植树立起一面中医药杏林文化旗帜。两千年来，盱江医家践行董奉杏林医风精神，胸怀济世度人情怀，怜悯世人悲苦，拯疾救人，造福民众，体现了董奉“杏林医风”无私奉献的精神，流传下了许多杏林佳话，杏林文化成为我国中医药文化大旗，引领着中医药工作者遵循董奉医德医风，拯疾救危，济世度人。

3. 江西是中国最早的药材炮制中心和集散地

江西是中国最早的药材炮制中心和集散地，江西在西汉时期形成药墟，宋代形成药市，明代形成药码头，当代形成药都。

江西药材市场的繁荣促进了中药炮制技艺的传承和创新。盱江流域有两大药帮——建昌帮、樟树帮，外省称二者为“江西帮”，江西帮是全国中药三大药帮之一、十三大药帮（药市，贸易集散地）之一。

4. 江西是针灸的摇篮和传播地

宋代临川县席弘的席氏针灸医门，传承久远，传承至明代已有十二代，至今仍有传人，是我国有史料记载的传承最久远的针灸医门，对后世针灸学的发展影响深远。

5. 盱江流域在我国最早形成临床专科学科流派

我国最早的临床专科学科流派——医学十三科形成于盱江流域，元代南丰县危亦林的《世医得效方》是最早完善医学十三科内容的医籍，书中首创咽喉科、骨伤科。

6. 抗疫先驱出现在盱江流域

明代金溪县龚廷贤在开封抗疫，活人无数，曾获朝廷授予的“医林状元”牌匾，这是医学界第一位获得此殊荣者。清初喻嘉言在江南大开讲堂，会讲温病，广为传播温病辨治法，“大举温症，以建当世赤帜”，是我国救治温疫的先驱和旗手。当代万友生（毕业于江西中医药大学），在全国率先提出“寒温统一论”，编著我国第一部《热病学》专著，是当代辨治疫病的旗手。

7. 盱江流域学者首先提出“辨证论治”的临床诊疗观

“辨证论治”四个字，首见于清代临川县陈当务的《证治要义》，该书具有划时代的意义，完善了《伤寒论》的辨证思想。辨证论治沿用至今，成为中医的一大特色。

8. 我国妇科产科奠基之作《妇人大全良方》出现于盱江流域

宋代临川县陈自明苦于前代妇科、外科诸书过于简略，方论欠全，临床难以为据，故遍行东南寻访名医及文献，采众家之长，综合家传经验撰成我国历史上最早的妇产科和外科专著——《妇人大全良方》。

9. 盱江流域首先形成咽喉科学科

元代南丰县危亦林的《世医得效方》是首先提出并且系统论述咽喉科的医籍，表明了咽喉科这一学科的形成。该书记录了第一位咽喉科专科医生——范叔清。

10. 盱江流域首先形成骨伤科学科

元代南丰县危亦林的《世医得效方》是首先提出并且系统论述骨伤科的医籍，表明了骨伤科这一学科的形成。

11. 影响国际的医学教育家诞生于盱江流域

明代南丰县李梴的《医学入门》为国内及一些东南亚国家医家的入门必读医籍，如日本将此书列为医学后世派入门必读医籍。

12. 清代《本草求真》首创本草功效分类法

清代盱江宜黄县医药学家黄宫绣的《本草求真》首创本草功效属性分类法，弥补了《神农本草经》《本草纲目》本草自然属性分类之不足，被后世沿用至今，得到国际的认可和效仿。

2012 年 1 月，是谢强生命中的寒冬，他被确诊为淋巴瘤 4 期，对盱江医学研究的牵挂给了他极大的精神支撑，谢强以强大的意志力和积极乐观的心态熬过了一次又一次化疗。“当时我想，完了，我研究了这么多、这么久的盱江医学，它的成果都在我的脑子里面，还没有面世可怎么办，我不能就这样死了，留下那么多重要的史料没人整理。于是我把我搜集的资料放在电脑里，带着电脑和我的学生一起到上海去做化疗。”谢强回忆起那段经历，十分感慨，最终他迎来了人生的另一个春天。如今已经康复的他，对未来又重新充满了期待。

“平凡地过一生也可以，但我们现在是在做一件有意义的事！一种文化需要传承，需要挖掘，就要有定力，肯付出！”未来，谢强希望通过自己的努力，真正让盱江医学精神从文字走向实践，从历史走向未来，让更多中医学子对传统文化多一份温情与敬意，也让更多世人受惠于千百年来我国中医药的医术传承。因此谢强致力于将盱江医学融入教学工作中，并对未来的工作进行了展望。如大力宣传盱江医学，大力支持盱江医学研究，大力举行各类型有关盱江医学内容的活动，大力举办有关盱江医学的游学基地、体验基地、培训基地、学术论坛、学术会议等，号召江中人（江西中医药大学师生）宣传盱江医学，颂扬盱江医学。让每个江中人都以我是“盱江人”为荣，向外界介绍“我是盱江人”“我是江中人”，每个师生都以“我是盱江医学传人”而自豪。具体活动包括：①盱江医学进校园（幼儿园、小学、中学）、机关、社区等。②盱江药圃（设在江西中医药大学神农园内）。③盱江医学论坛。④盱医经典班（针对博士生）。⑤盱江中草药识别培训（游学）基地。⑥盱江中草药种植培训（游学）基地。⑦建昌帮、樟树帮中药炮制培训（游学）基地。⑧盱江针派培训（游学）基地。⑨盱江灸派（热敏灸）培训（游学）基地。⑩盱江医派外国政要医学体验馆。⑪盱江临床专科（内、外、妇、儿、五官、骨伤、针灸等科）流派特色诊疗技术游学（培训）基地。⑫设立一条“盱江路”。⑬以盱江医学人物之名命名一幢教学楼。⑭申报有关盱江医派的省级、国家级非遗项目（如江西中医药大学医家传承的特色诊疗技术）。⑮每季度举办一次校级盱江医学论坛。⑯举办有关盱江医学研究的学术会议，每年举办一届校级学术会议，每两年举办一届全国性学术会议，每四年举办一届国际学术会议。⑰设立“盱江医学奖学金”。⑱江西中医药大学学术刊物免费刊登本校学生撰写的有关盱江医学的学术论文。⑲在《江西中医药》（省级期刊）、《江西中医药大学学报》（国家级期刊）开设“盱江医学”专栏，增加不同需求学者的投稿积极性，充分调动学者的研究热情，促进盱江医学研究的深入开展。

2018 年，谢强怀着对盱江医学的热爱之情，创作了《盱江医学颂》长诗。该诗两千余字，反映了从西汉至今两千多年来盱江医学，尤其是建昌帮、樟树帮的萌芽和兴起，评点了这段时间出现的众多医家名人，以及他们各自取得的历史功绩。该诗如同一部盱江医学简史，既凝练精当又朗朗上口。

该诗原文如下：

盱江流域，医药之乡，文明元化，源远流长。
山水清奇，幽僻一隅，高士云集，隐居遐苍。
麻姑阁皂，西山逍遥，洞天福地，修真道场。
道教圣地，炼丹修习，与医抱合，医药滥觞。
盱江医派，建樟药帮，杏林风骚，千古流芳。
西汉肇始，道宗初起，文化方兴，盱医始扬。
昭帝时期，浮丘三士，姑山炼丹，寻药岚漳。
嘉言先祖，兆徵仁笃，祖孙三代，施医南昌。
东汉张陵，阁皂修行，西峰筑坛，觅药云嶂。
建安时期，葛玄登极，东峰立灶，悬壶淦樟。
汉末董奉，治疫豫章，庐山种杏，千古炀炀。
晋代许逊，施药救困，万寿宫伟，寰宇瞻仰。
葛洪灵宝，麻合修醮，绞蒿治疟，诺奖之炔。
南朝弘景，曾隐盱江，私淑葛洪，整理道藏。
唐代盱江，禅宗温床，佛医抱合，岐黄日暲。
高僧道一，投药治疫，大弘禅风，功德无量。
蔺道仙授，宜春理伤，游历南城，煨附留芗。
高道思邈，曾隐阁皂，寻方辨药，业界魁昂。
西山慧超，奉诏炼药，武帝赞谕，净明渐昉。
合山道士，智谅谒圣，赐观阁皂，灵宝名烧。
姑山道士，思瓘面圣，赐观麻姑，仙都德襄。
宋元盱江，儒学之邦，儒医辈出，医学尊上。

士儒重医，忠君孝亲，儒医之称，洪迈首创。
安石改革，十三分科，医药进步，功属丞相。
傅常教授，妇科高手，产乳备要，闻名澧阳。
宗师九渊，熟谙岐黄，朝议论策，遵四君汤。
居士民寿，佛海一鸥，简易方论，问难明訣。
临川自明，妇科定鼎，家传三世，外科殊常。
崇仁李駉，难经深究，义不容辞，注解圭璋。
乐安起潜，吴澄有赞，十全之医，吾界楷梿。
建昌明可，业中嵬峨，调剂专设，麓泉药堂。
樟树逢丙，药肆创新，炮制遵法，后人诣访。
席弘针门，十二世承，从宋迄明，久传薪爙。
元代清碧，辨舌施治，舌图金镜，天下无俩。
喉科叔清，国内先引，亦林薪传，后代慕昉。
教授亦林，得效钦定，首辟专科，咽喉骨伤。
教授寿逸，神巧之艺，投手辄效，盱门顶梁。
建昌太守，竹堂密授，八珍夜光，潋亮幽篁。
西山宜真，净明传承，得道仙授，外科秘缃。
南城宜仲，理验并重，脉诊指要，议论涵畅。
明清盱江，理学之邦，大医代出，万千气象。
大师显祖，嗜尚岐黄，道地药材，牡丹新唱。
益王祐槟，药局亲临，推崇炮制，药业兴旺。
御医赵瑄，患者盈满，断症疗疾，起手身康。
太医福兴，儿科福音，医正樊胡，诊脉称棒。
医官刘瑾，神应针经，平补平泻，席门珍琅。
世传雷氏，代出御医，时震应远，父子技强。
世传董氏，代代沿袭，君和师汝，亲疗君王。
东乡率正，性情纯真，医学正科，廉洁贤俍。
崇仁景先，壶中新传，伤寒生意，杏林牂牂。
朝凤旅昌，针愈楚王，国中神手，厚授嘉赏。
徐凤游昌，席术传扬，针灸大全，席弘赋彰。
饶鹏渊宏，医林正宗，思兰医案，辨治昭烺。
丰城育玹，援手辄缓，名列太医，一帖标榜。

临江陈恩，筹计献方，云南平乱，赐冠辞攘。
清江汉仪，正误析疑，善治热疾，病邪落荒。
新建应善，集补医贯，备药济众，安堂储放。
太医显达，外科称霸，十八代传，膏贴名臧。
医圣万全，豫章家传，妇儿秘籍，康熙嘉尚。
药圣时珍，识药盱江，编撰本草，不惧湿瘴。
李梴重教，入门探奥，上补下泻，光大岐黄。
龚信重传，古今医鉴，远播日韩，后世坤罡。
御医廷贤，医林状元，万病回春，东医渐旸。
太医居中，痰火匿踪，活人定法，痨邪落荒。
太医涂绅，医宗秘珍，文炳密传，军门奇珦。
医圣三锡，肯堂赞赏，编纂六要，辨析溪盎。
文谟济世，碎金拯疾，云龙援溺，应手疠攘。
尚恒奇述，痘科独树，活幼心法，首屈无嗙。
道源术工，尊生馨荣，珉府良医，留名武冈。
遂辰术奇，探丸起死，巷誉卿子，享名钱塘。
建昌景七，安阳救急，赐官太医，膏泽外疆。
清江杏园，咽喉专卷，历史新现，点拨溟茫。
曼公博识，三教归一，通晓黄老，本草炮庄。
清初嘉言，倡导三纲，尚论法律，珍藏青囊。
南昌熊笏，中风论著，清江邓苑，擅治目盲。
纯嘏传密，天花防治，内宫种痘，皇恩隆享。
雯华祖奇，权庸精技，皆授御医，昭恩浩荡。
广昌国仪，深谙病机，集验高论，当仁无让。
资溪天阶，辨治效捷，保幼汇纂，远近服降。
宜黄大麟，辨证慎谨，孕妇入殓，力挽膏肓。
南丰明生，喉科精深，新安薪传，技播远乡。
进贤驰远，喻昌再传，六经定法，火神效仿。
宜黄绿圃，求真正误，功效分类，本草首倡。
曾鼎少时，钦慕喻昌，精究经旨，脉理滉瀁。
当务首提，辨证论治，证治要义，论述浩瀁。
钜源判案，尸检神验，宋慈第二，洗冤表详。

家骥治痢，川东名驰，诊籍流传，苦海慈航。
星焕医案，传承百年，赞育琅嬛，阅犹燕飧。
李铎医案，断证灵变，机圆法活，出自山房。
小儿秘要，吴霖工巧，善辨疑难，起手邪亡。
外科真诠，出自东山，独门秘治，怪疾疠疡。
黎川铁佣，著述颇丰，旴客医谭，清谈渊旷。
临川圃孙，覆杯效迅，药到病除，赣东名昶。
怀翎恬淡，私淑李梃，下泻上补，针法豁朗。
汤翁故里，戏曲之乡，好吟喜咏，邃晓喉恙。
用章喉科，擅治声病，喑分十六，飞针音喨。
石屏金针，以气御针，辄试辄效，名动西方。
民国旴江，四大金刚，闵怜百姓，一尊佛祥。
佩玉佛慈，镜清佩宜，文江国美，名享金刚。
心源佩宜，兄弟名医，助办大学，弟任堂长。
镜清源自，御医门第，少从鸣玉，学识汪洸。
南丰文江，嘉禾勋章，医教功卓，一生诚谠。
南城佩玉，礼佛缊豫，拯疾育人，助学办庠。
请了稚山，死亦心甘，民众钦其，识病精当。
找了双湖，死亦心服，民众佩其，辨证精良。
有请国美，死亦不悔，民众誉其，善察五脏。
患病不惊，去请元馨，民众赞其，举手邪戕。
寿仁大贤，开办医庠，奖掖后学，学养汪漾。
九余喉科，吹药祛疴，十世密传，力透颃颡。
建帮制药，八种刀刨，十三炮制，其法无双。
饮片制炒，味厚气香，取法烹饪，斜薄大亮。
衡畴头刀，春荣制胶，谦福丸散，建帮声暀。
文卿炮制，远离乡梓，坐贾大马，四世药行。
樟帮制药，自古有韬，遵循九法，恪守三纲。
饮片炒制，形色味气，保持俱全，回溢药香。
寿祥用刀，财瑞熬胶，祥可洒丸，樟帮声爣。
金槐离樟，远设药行，黄庆仁栈，洪都名响。
当代旴江，名师洋洋，学术璀璨，成果皇皇。

公铁名高，筹建医校，再希博学，获国金奖。
凌云治肝，如里理伤，良蒲疗妇，皆授银章。
友生倡议，寒温统一，海峰脾胃，名动扶桑。
荷生尚论，伤寒藏象，奇蔚胃系，誉满赣江。
儿科书玉，外科定扬，少廷神针，去疾消疮。
盱江医学，卓寅首倡，志一善治，血吸虫殃。
振敏若虚，楷荣存勋，文德拯危，声名辉张。
安之波涵，瑞麟佛岩，茂梧技精，同仁偶像。
繁煜伯涵，玉荣少岩，淑清德高，后学榜样。
学志专修，宫颈癌瘤，获国甲奖，三品一枪。
雪梅解奥，国际新药，槐定碱出，愈癌有望。
福圃药物，扶国脏腑，瑞春六经，江中舟樯。
国医大师，炳彩金匮，广祥持衡，肺肾安康。
全国名医，五位豪英，小萍晓晖，调脾逾常。
日新热敏，艾灸新枷，崔生千锋，炮药金掌。
岐黄学者，红宁育人，杨明制药，学界璜璜。
之俊睿智，世针主席，创建中院，中华炫煶。
魏稼睿岳，激励后学，转移兴奋，针灸无创。
五官飞针，花开京城，喉科翘楚，珊瑚亮嗓。
微创针灸，世界潮流，热敏艾灸，广播五洋。
盱江医派，医药兴旺，西汉以降，二千华光。
始于两汉，兴于晋唐，宋元明清，迄今辉煌。
名医迭出，著作宏富，二千名家，八百典藏。
天下药都，樟树药帮，万贾云集，南北川广。
四海制炒，建昌药帮，千工技巧，远传外邦。
今日中医，还看江西，中医强省，大放光芒。
先贤伟绩，永铭心上，吾侪奋起，继承弘飏。

2022年以来，谢强持续更新《听闻远方有你，千里将盱江医史探寻》系列文章200篇，该系列文章受到了业界同行的关注，并获得了高度评价。其中，北京中医药大学刘大新读后表示受益匪浅，深有启发，并作诗以贺：

盱江医学渊源长，
师古不泥续岐黄。

幸得后人多努力，
继往开来有谢强。

北京同安骨科医院陈林柯大夫亦作《谢师恩·中医传承》以赞：

岐黄奇术恩师授，德厚医精惠世长。
草药银针藏奥理，仁心箴训暖寒房。
感恩传道恩情重，铭记敦言意未央。
愿奉师恩同皓日，中医伟业永流芳。

此外，美国中医学院院长巩昌镇读谢强系列文章后，亦赋诗赠谢强以达敬佩之情，全诗如下：

赣鄱大地儒释道，盱江医派源流浩。
岐黄风骚建昌帮，二千名士杏林昭。
七十春秋立南昌，千年传统声誉高。
抚今思贤无限慕，医道传承闪辉耀。
栉风沐雨薪火照，名医迭出疗法妙。
精诚厚德仁术奇，硕果辉煌世共瞭。

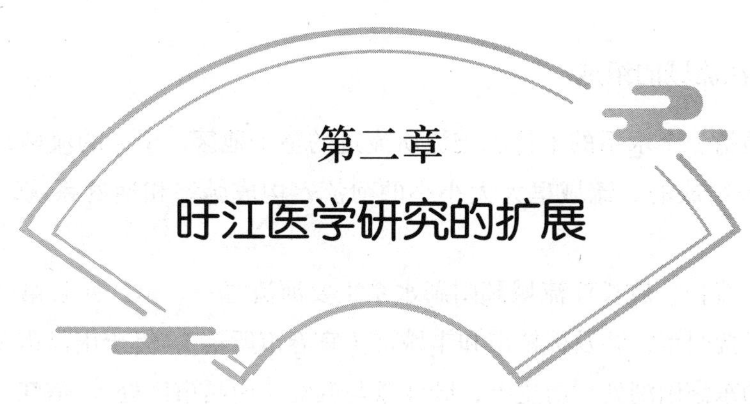

第二章
旴江医学研究的扩展

第一节　旴江流域范围的扩展

“旴江医学”的概念由著名医史学家杨卓寅于1988年提出，谢强有感于杨卓寅对旴江医学研究的责任与嘱托，开始旴江医学方向的研究。尽管旴江医学的整理研究颇为兴盛，截至2012年发表相关论文（或论著）200余篇（部），但大多是对旴江医家的学术思想及临床经验的研究，而对旴江流域及旴江医学地域分布进行系统研究者阙如。为此，谢强于2012年开始以《中国历史地名辞典》《江西省自然地理志》《中国历史地图集》《江西省水利志》《江西省地图册》《江西杏林人物》等文献为基础，对旴江流域、旴江医学地域分布及旴江医学地域属性作进一步考证。

一、旴江流域考证

（一）旴江古今名

《中国历史地名辞典》载：“旴江，又名汝水、旴水、武阳水、建昌水、临川江、抚河。”《江西省自然地理志》载：“旴江古名汝水，隋开皇九年（589年）置抚州后遂称抚河。”旴江，本名旴水，后为旴水，明代称江，但常旴、旴混用，或因地而异，广昌县作旴江，南丰县和南城县作旴江。明正德年间的《建昌府志》载：“城外东南与黎水合为大江，清明可见，故名旴江。旴，大也，江面自南丰后逐渐宽阔，故名（旴江）。”清同治年间的《广昌府志》载：“广昌，旴水发源之处也……《说文》曰：日始出为旴。旦气清明之意也。”可见，广昌称旴水是取水气清明之义；南丰和南城称旴江是取江水宽阔之义，都有道理。

（二）盱江流域的组成

流域，是指一个水系的干流和支流所流过的整个地区。干流的流域，是由所属各级支流的流域组成的。流域里大大小小的河流，构成脉络相通的系统，称为河系或水系。

盱江源远流长，属长江流域鄱阳湖水系主要河流之一，是江西省第二大河流，水系丰富，始于抚州市，涉及樟树市和丰城市（宜春市所辖），终于南昌市及余干县（上饶市所辖）的东鄱阳湖处。历史上，盱江常与赣江（南昌市区处）、信江（上饶市余干县处）的支流沟通。一般认为，盱江广昌县至南城县之间为上游，抚河为中、下游。盱江流域水系，河长 30 千米以上的干、支流有 30 余条，30 千米以下的支流无数；干流总长 349 千米，流域面积 17186 平方千米。

1. 源头

盱江干流，发源于武夷山脉西麓，江西省抚州市广昌县驿前镇血木岭灵华峰东侧的里木庄山谷，此地位于广昌县和赣州市石城县、宁都县之三县交界处，自南向北流，汇集五条小支流，过驿前镇姚西村之后，形成龙井河，成为盱江的源头。盱江是赣抚平原的重要水源地。

2. 上游

盱江，自广昌县至南城县之间为上游，河长 158 千米，河宽 200 ～ 400 米，干、支流遍及广昌县、南丰县、南城县、黎川县、资溪县、福建省光泽县等。在广昌县名盱江，南丰县和南城县名盱江。

盱江源头龙井河，从血木岭流经驿前镇称驿前港，经赤水镇与塘坊河汇合，始称盱江。

盱江干流，过广昌县，至巴口纳尖峰港（源出广昌县打鼓寨）；至棋盘潭，纳头陂港（源出广昌县秀岭）；至中坊桥，纳长桥水（源出武夷山西侧广昌县凉伞崇）；至长生桥，纳洽港水（源出广昌县翠雷山）；过甘竹，纳洽村水（源出南丰县军峰山南侧），遂进入南丰县。盱江进入南丰县境内后称盱江。

盱江干流，进入南丰县至白舍纳密港水（源出南丰县军峰山南侧）；至章坑，纳石咀水（源出南丰县溪岭）；至石壁头，纳九剧水（源出南丰县罕坛）；过南丰县，至杨家港洽湾，纳沧浪水；至田螺石，纳上唐水（源出南丰县千头峰），进入南城县。

盱江干流，进入南城县境内纳黎滩河。黎滩河，源出黎川县黄土关，于下游纳茶亭水、桐埠水、竺油水、龙安河、下村水。茶亭水，源出福建省光泽县南山西麓，经暖水入江西省境，过黎川县入黎滩河。桐埠水，源出资溪县演坪，至黎川县入黎滩河。

竺油水，源出南城县桃木坞。龙安河，源出闽赣边境黎川县牛寨北坡上堡，至宋家洲纳下村水。下村水，源出黎川县张家岭村。

盱江干流，过南城县至万年桥，即进入中游，名抚河。

3. 中游

抚河，自南城县万年桥至抚州市城区为中游，河长 77 千米，河谷渐宽，河宽 400 ～ 600 米，干、支流遍及资溪县、金溪县、乐安县、宜黄县、崇仁县、临川区、抚州市、东乡区等。

抚河干流，自南城县流经金溪县里詹，纳入汝水（源出资溪县大旭山北麓石峡河）；至金溪县，纳金溪水（源出金溪县东清华庵）；至临川区，纳梦港水（源出临川区雷公岭南坑）；出抚州市城区以下 7 千米许，于临水口纳临水。

临水，亦名临川，源出乐安县大盆山，由崇仁水与宜黄水二源流汇合而成。崇仁水，源出乐安县，由相水与西宁水于崇仁县以上汇合形成。西宁水，源出乐安县大盆山，流经崇仁县。相水，源出乐安县鸭公嶂东麓，经崇仁县与西宁水相会，过崇仁县纳孤岭水。孤岭水，源出崇仁县南大坑岭北侧，至西廨渡与宜黄水相合。宜黄水，源出宜黄县西华山，由宜水与黄水于宜黄县汇合后称宜黄水。黄水，源出宜黄县西华山，至鱼山纳黄陂水。黄陂水，源出宜黄县大龙山，于二都纳兰水。兰水，源出宜黄县洪岭，至宜黄县纳宜水。宜水，源出宜黄县西华山。宜黄水，于卢家纳黎溪。黎溪，源出宜黄县芙蓉山；至上顿渡后与崇仁水汇合，汇合后称临水，于临水口注入抚河。抚河干流，过抚州市临水口后为下游。

4. 下游

抚河，过抚州市临水口后至赣江及东鄱阳湖为下游。河长 114 千米，河宽增大，最宽可达 900 米，干、支流遍及进贤县、丰城市、樟树市、南昌县、南昌市、余干县等。

抚河干流，过抚州市临水口，于云山纳云山河（源出金溪县秀谷镇附近的金窟山，过临川区入东乡区纳东乡水，再流入临川区注入抚河）；至云山寺西，纳东乡水（源出金溪县金钱岭，至东乡区，纳北港水；北港水，源出东乡区雄岚峰）；进入进贤县及丰城市，在丰城市王家洲以下，分支甚多，沿丰城市、南昌县边界西流，于丰城市境内纳清丰山溪。

清丰山溪流域，属于赣抚平原范围，因位于樟树市（又名清江）和丰城市范围内，故称清丰山溪。它主要由发源于樟树市境内的玉华山芗水形成源河。芗水（又名芗溪、芗溪河），向北穿越樟树市东部到丰城市的黄墓圩后形成清丰山溪，流经南昌县汇入抚河支流，注入抚河。历史上，抚河下游分支较多，过丰城市王家洲后，一部分水西行，沿丰城市、南昌县边界与丰城市境内的清丰山溪水流串通，经南昌市新建区桃花村、抚河桥下、滕王阁畔，注入赣江，汇入东鄱阳湖。

抚河干流，过丰城市王家洲后，分汊甚多，主要有东、西两支。

东支，沿进贤县与南昌县的县界向北，至进贤县架桥西边之后，再向北折回南昌县，注入鄱阳湖南部的卫星湖——青岚湖，汇入东鄱阳湖。东鄱阳湖滨临的县有新建区、南昌县、进贤县、永修县、余干县、都昌县、鄱阳县。鄱阳湖湖体，通常以都昌县与永修县吴城之间的松门山为界，分为南北（或东西）两湖。松门山西北为北湖，或称西鄱阳湖；松门山东南为南湖，或称东鄱阳湖。

西支，是抚河下游的主支，经进贤县温家圳和南昌县的武阳、泾口、新联，经金溪湖入余干县，汇入东鄱阳湖。历史上抚河自北宋时期就流经余干县，曾多次与余干县的河道相通，如曾与北宋时期的余干水、南宋时期的余干溪、清代的锦江、当代的信江的分支相通。余干水、余干溪、锦江为信江的古名或支流名。

此外，西支在南昌县三江镇和向塘镇又分出两小支，北流经南昌县和南昌市，分别经南昌市新建区桃花村、抚河桥下、滕王阁畔和东北部的塘山汇入赣江、东鄱阳湖。1958 年赣抚平原综合开发水利工程动工时，在丰城市王家洲箭江口建闸控制进入南昌市的支流，并将抚河主支改道，缩短抚河水道 50 千米。

流域是文化遗产和历史传承的重要载体，孕育了中华文明，对流域范围的明确有助于保护和弘扬流域文化下蕴含的哲学思想、人文精神和历史价值。对于盱江医学的研究来说，明确流域界限可以为盱江医学研究中空间范围的确立和医学群体的考证提供依据和方向，由此可见，谢强的盱江流域考证工作极具价值。

二、盱江医学地域分布考证

地域，通常是指一定的地域空间，也叫区域。其内涵包括：①地域具有一定的界限；②地域内部表现出明显的相似性和连续性，地域之间则具有明显的差异性；③地域具有一定的优势、特色和功能；④地域之间是相互联系的，一个地域的变化会影响到周边地区。盱江医学地域，在空间分布上属盱江流域范畴。

（一）盱江医学地域分布范围研究进展

2012 年至 2013 年，谢强、周思平、黄冰林对盱江流域进行考证，厘清了盱江医学的分布范围，在《盱江医家医籍及地域分布略考》中报告：“盱江的干、支流，主要涉及广昌、南丰、南城、黎川、资溪、金溪、乐安、宜黄、崇仁、抚州（今临川）、东乡、丰城、清江（今樟树）、进贤、南昌、新建 16 个县市（区）。所以，这 16 个县市

（区）就是盱江医学分布之地域。”

（二）盱江流域涉及的县市医学史研究进展

1988 年，杨卓寅在《地灵人杰的“盱江医学”》中记载：“盱江流域包括广昌、黎川、南丰、南城、宜黄、崇仁、临川、进贤等几个县、市……仅宋、元、明、清四代，盱江流域各县，有传略可考的医学家有两百余人，医学著作一百余种。”文中，只列举了 8 个县，其中分布在盱江干流的有广昌、南丰、南城、临川、进贤等县，分布在盱江支流的有黎川、宜黄、崇仁等县。

1989 年，杨卓寅在《地灵人杰的盱江医学（人物简介）》中记载：“盱江流域……11 个县，自宋至今（限于逝世的）有医家 193 人，医学著作 158 种（现存 75 种）。”文中，调查考证资料增加了分布于盱江干流的金溪县及分布于盱江支流的资溪县、乐安县等。

1992 年，杨卓寅在《盱江名医考（960—1991 年）》中记载：“盱江流域包括广昌、黎川、南丰、南城、金溪、资溪、宜黄、崇仁、乐安、抚州市、临川、进贤等十几个县市。”文中，调查考证资料增加了分布于盱江干流的抚州市，共有医家 247 人。1993—2011 年，由于杨卓寅年事已高及之后逝世（1998 年），该时期盱江医学的研究进展不大，尤其是有关盱江干、支流涉及的各县市之“地理医学区域”医学史研究，仍然停滞在对 12 个县市的研究上。正如江西中医药大学盱江医学研究会《盱江医学研究论文集（第一集）》指出：“杨老之后，对盱江医学的研究逐渐冷淡，虽有一些学者单枪匹马开展研究，但未有大的研究进展和成果，与兄弟省如新安医学、孟河医学、岭南医学地方流派研究相比，存在较大的差距。”

2012 年 12 月，谢强、周思平、黄冰林遵循杨卓寅“盱江流域的地理医学区域”概念，对盱江流域全境进行了考证，在《盱江流域及盱江医学地域分布今考》中报告了盱江医学的地域分布。2013 年 3 月，谢强、周思平又在《盱江医家医籍及地域分布略考》中报告：“自汉代迄民国，盱江流域 16 个县市有医家 963 人、医籍 684 种；其中，抚州市区域有医家 399 人、医籍 271 种，宜春市区域有医家 246 人、医籍 96 种，南昌市区域有医家 324 人、医籍 340 种（3 地重复计算医家 6 人、医籍 23 种）。江西古代十大名医中有 8 人出自盱江流域。可见，历史上，盱江医学兴起和繁盛于抚州市区域，发展于南昌市区域。”文中，较之前增加了分布于盱江干流的丰城、新建、南昌，以及分布于支流的东乡、樟树等 5 个县市的医史研究。

2013 年 10 月，中华中医药学会《全国第五次中医学术流派交流会论文集》中收载了徐春娟、李丛、谢强、何晓晖、陈荣、黄冰林等撰写的《试论盱江医学的文化特色和内涵》《盱江医家龚廷贤酒方初探》《盱江医学大事年表》等论文，文中亦增加了分布于盱江干流的丰城、新建、南昌，以及分布于支流的东乡、樟树等5个县市之医史研究。

2013年11月，江西中医药大学成立“江西中医药大学盱江医学研究会”，并且编撰了《盱江医学研究论文集（第一辑）》。文集收载了何晓晖、蒋力生、徐春娟、谢强、曾昭君、张文雪、马越兴、赖小东、黄利兴、左铮云、陈荣、裴丽、艾瑛、黄冰林、周思平、余书琦、潘兆兰、张金莲、叶耀辉、孔越、徐国良、朱卫丰等撰写的《盱江医学学术特色初探》《盱江医学研究意义略论》《试析盱江医学的国际影响》《盱江医学发展纪年》《盱江文化、盱江医学与江西十大名医》等16篇论文，文中亦增加了分布于盱江干流的丰城、新建、南昌，以及分布于支流的东乡、樟树等5个县市之医史研究。

2014年2月，由谢强、周思平、黄冰林撰写的《盱江医学的区域属性及地域分布研究》总结：盱江医学，源远流长，分布于盱江流域的16个县市，属“地理医学区域”。自西汉至民国时期，盱江流域内有医家963人、医籍684种。其中，抚州市区域（11县市）有医家399人、医籍271种，宜春市区域（2县）有医家246人、医籍96种，南昌市区域（3县）有医家324人、医籍3340种（3地重复计算医家6人、医籍23）。江西古代十大名医中有8人出自盱江流域。可见，盱江医学伴随着盱江流域，兴起和繁盛于抚州市区域，发展至南昌市区域及周边的宜春市区域。

三、盱江医学的区域属性

地域医学有着明显的区域性，区域亦称地域，通常是指一定的地域空间。中医学的产生与发展离不开中国传统文化土壤，对于文化区域的划分，大致可分为“行政文化区域”和“地理文化区域”。“行政文化区域”，是指以行政区域划分为单位的各文化单元；“地理文化区域”，是指以自然地理划分为单位的各文化单元。地域医学的区域划分亦是如此。所以，地域医学的划分应该有“行政医学区域”和“地理医学区域”之别。我国的地域医学都有着明显的区域属性，譬如新安医学、岭南医学、孟河医学、吴门医学等。

（一）盱江医学概念及命名

1. 有关“盱江医学”概念的提出

1988年，杨卓寅在《地灵人杰的盱江医学》中论述：“盱江，古称盱水，现名抚河。滔滔不尽的盱江水……哺育了数以百计闻名于世的杰出医学家，在江西境内形成一枝独秀的‘盱江医学’。”1989年，杨卓寅在《地灵人杰的盱江医学（人物简介）》

中论述："所以我将这一地带的医学群体，命之曰'盱江医学'。"可见，他所说的"盱江医学"是位于江西盱江流域的"医学群体"。

2. 有关"盱江医学"研究的缘起

1989年，杨卓寅在《地灵人杰的盱江医学（人物简介）》中指出："近几年来，我在研究江西省地方医学史和编写《江西杏林人物》的过程中，发现我省抚河（盱江）流域为历代名医集中之地。如陈自明、危亦林、龚廷贤、李梴、龚居中、黄宫绣等，均诞生于抚河（盱江）流域各县。其人数之多，著作之富，堪与安徽省之新安、江苏省之'孟河'、广东省之'岭南'相互媲美。"可见，他是在江西的地方医学史研究中，发现盱江流域为名医集中之地，从而引发了对盱江医学研究的激情。

3. 以地理属性命名"盱江医学"

尽管杨卓寅指出"盱江，古称盱水，现名抚河"，抚河是盱江的今名，但他未以"抚河"命名该流域地方医学为"抚河医学"，而是以源头名"盱江"来命名。盱江，其干流在流途中，沿江直下，各个江段有着不同的名称，但主要名称有三：自古至今，在源头广昌称盱江，流经南丰、南城称盱江，出南城至江尾的南昌为中下游，称抚河。可见，杨卓寅以江的源头之名"盱江"来命名"盱江医学"，其意包含整条江水，只有江河首尾相连，才能"滔滔不尽"，飞流而下三百余千米直奔南昌，汇入赣江和鄱阳湖；只有江河首尾相顾，才能体现盱江流域的自然地理全貌。如果以某个江段划定，哪还有盱江飞流直下的"滔滔不尽"之势？哪还有由上中下游组成的"盱江流域"全境？哪能"哺育了数以百计闻名于世的杰出医学家"？如果以"抚河"命名，哪有盱江源头广昌的著名医家魏国仪，中游临川的著名医家陈自明，下游进贤的著名医家舒诏？如果以"抚河"命名，哪有上游广昌的著名医家王应试，南丰的著名医家危亦林和南城的著名医家谢星焕？

此外，盱江的干流，流经了数个历史行政区划重地，如建昌府（南城）、抚州府（临川）、南昌府（豫章、洪都），历史上各府的辖区曾经几乎覆盖整个盱江流域，但杨卓寅未将该流域地方医学命名为"建昌医学""抚州医学""南昌医学"，而是以"盱江医学"来命名。显然，这告诉我们，他的命名不是以"行政医学区域"属性为准则的，因为行政区划在历史进程中经常有很大的变更，而流域的变化却很小。一方水土养一方人，自然地理赋予盱江流域颇具特色的人文环境，因此养育出颇具特色的杰出人才。可知，杨卓寅是以"盱江流域"这一特定的自然地理环境来划分盱江医学地域的。

（二）盱江医学之"地理医学区域"研究进展

杨卓寅于1988年提出"盱江医学"，当时我国的史志文献散失严重，他虽努力搜集但掌握的文献有限，如他在《地灵人杰的盱江医学（人物简介）》中所说："仅能根据手头现有文献，重点对盱江上、中游流域当时归抚州所辖的大部分县（古时盱江上游长时期归建昌所辖），以及下游南昌所辖的进贤县（古时主要归南昌及短时期归丰城、宜春、抚州所辖）进行考证。"而对盱江流域及盱江医学分布在盱江流域全境的地域考证，因当时文献匮乏的限制未能完善。

随着我国改革开放步伐的加速和国家对传统文化的重视，以及数字化的飞速发展，我国史志文献的发掘、整理及公开工作有了空前进展，改变了杨卓寅当初文献资料匮缺的研究窘境。江西中医药大学顺势而上，组织了大批学者开始对盱江医学进行研究攻关。学者遵循杨卓寅"盱江流域"的"地理医学区域"概念，对这一发生在盱江流域的医学群体进行探讨和研究。近期，研究已经深入到盱江流域全境的各县市，不仅以盱江干流涉及的地域研究为主，而且逐渐深入研究至支流涉及的所有地域，在盱江干支流涉及县市的"地理医学区域"医学史研究方面有了突出的进展，促进了盱江全流域医家、医籍、遗迹等方面的发掘整理研究，使"盱江医学"的概念和内涵渐趋丰富和完善。

四、盱江医学区域地域内部的典型例证——清丰山溪

清丰山溪，属盱江（抚河）下游的支流，起源于樟树市阁皂山下之芗溪，经丰城市进南昌县汇入盱江。千百年来，清丰山溪协助盱江浇灌广袤的赣抚平原，促进了盱江上下游建昌帮和樟树帮药业及医学的繁盛。对清丰山溪及樟树、丰城的盱江医学地域属性的探析，有助于进一步开展对盱江各支流地域医学史的研究，以便学者深入到盱江流域全境的各县市探寻其医学史，此外，可促进盱江全流域的医家、医籍、医技、遗迹，以及各家学说、各科流派等诸方面的发掘、整理、开发工作，从而有助于盱江医学的全面传承和振兴。

（一）清丰山溪考

1. 清丰山溪名释

清丰山溪，因为发源于樟树市境内，流经丰城市注入其主流丰水，形成清丰山溪主河道，沿途汇纳众多山岭的溪水，故名之。

2. 清丰山溪源头考

清丰山溪，发源于樟树市的芗溪。芗溪，又名芗水，全长 51 千米，流域面积 375.9 平方千米，位于县境西部，起源于樟树镇阁皂山下，由阁皂山周围的店下水和洞塘水在山下汇合而成。芗溪河道自西南向东北流经观上镇入丰城市的丽城，至张家埠

与牛湾水汇合，经由相坊至黄墓桥注入清丰山溪主流丰水，形成清丰山溪主河道。

3. 清丰山溪水系

清丰山溪水系，分布于赣抚平原东部，由芗水、丰水、富水、秀水、槎水、白水、槠水 7 条河流汇流而成，流经樟树、丰城、南昌。樟树市至丰城市桥头李家为上游，桥头李家经故县、瓜埂、沙郭村背、肖公庙，至南昌县上洲李家、岗前、棠墅港为下游，从此处入盱江（抚河）下游汇鄱阳湖。清丰山溪，共长 3745 千米，流域面积 23095 平方千米，总集水面积 2300 平方千米。此外，清丰山溪主河道在丰城市境内分出了东西两支：东支主流从中州至杨坊，一直前行，出丰城市境，至南昌县入盱江（抚河）下游的支流，通象湖，进南昌市汇赣江。西支，又分两支，一支在丰城市境内之小港口（闸）入赣江；另一支下行至杨坊与东支主流汇合。清丰山溪汇入盱江后，盱江抚河河道水流丰富，逢雨季时常形成洪水灾害，经赣抚平原综合开发水利工程（始于 1958 年）治理，清丰山溪已经成为盱江（抚河）的泄洪通道，使赣抚平原之丰城平原及象湖平原大部分渍水顺利导入抚河支流（清丰山溪）而排入鄱阳湖。可知，清丰山溪由樟树市经丰城市进南昌县分别汇入盱江（抚河）下游，成为盱江下游的主要支流。

（二）樟树、丰城的盱江医学地域属性

盱江医学分布“盱江流域”属地理医学区域盱江医学之地域，分布于盱江流域，呈现自然形成的流域地理分布状态。

1. 符合“地域内部表现出明显的连续性”特征

樟树和丰城，是盱江支流清丰山溪的起源地和形成地。清丰山溪，经樟树市、丰城市进南昌县汇入盱江，是盱江在“南昌县东南，下流分数派”的“数派”分支，随盱江分别西入赣江，北入鄱阳湖。此外，盱江从进贤县和丰城市边界穿过，在南昌市汇入了来自樟树市和丰城市的盱江支流清丰山溪水。历史上，樟树和丰城政区常独立设置，或划归盱江中下游郡府所辖。如丰城曾为中游抚州所辖，亦有部分地域划归下游进贤、南昌所辖，樟树和丰城又曾为下游南昌所辖。杨卓寅在《地灵人杰的盱江医学（人物简介）》中指出：“《中国古今地名大辞典》载：‘盱江古称盱水……亦名抚河。出江西广昌之血木岭，东北流经广昌……又西北流至……南昌县东南，下流分数派，西入赣江，北入鄱阳湖。’据此，我将这一地带的医学群体，命之曰‘盱江医学’。”可知，樟树和丰城，在空间分布上属“盱江流域”，符合“地域内部表现出明显的连续性”的地理特征，因此在地域属性划分上应归属于盱江医学之“地理医学区域”。

2. 符合“地域内部表现出明显的相似性”特征

樟树和丰城位于盱江的下游，却与位于盱江上游的建昌、南丰在文化和医药方面极为相似，相似处包括：①两地均为江西和盱江流域的道教、医学及药帮的发源圣地；②两地皆有一座道教、医药圣山，分别是阁皂山、麻姑山，两地文化和医药互为影响、相互促进；③两地皆创有一个著名药帮，分别是樟树帮、建昌帮；④两地的道教、医学及药帮的起源皆与著名道医葛氏一家有关——葛玄、葛洪。葛玄和葛洪曾来往于两地布道传医、制药治病。由此可见，樟树、丰城与盱江流域在文化和医药方面关系密切，为一整体，符合“地域内部表现出明显的相似性”的文化、医学特征，因此在地域属性划分上应归属于盱江医学之“地理医学区域”。

3. 符合“地域具有一定的优势、特色和功能”特征

樟树和丰城，是我国著名药帮——樟树帮的起源地、形成地。樟树阁皂山又是我国道教和医药名山，为盱江流域道教、医学及药帮的发源圣地，为著名道教灵宝派阁皂宗的本山和祖庭。东汉时期，道教天师张陵隐居阁皂山修行炼丹、制药治病。东汉末年，道教天师葛玄与其侄孙葛洪（晋代）亦在阁皂山创建道教灵宝派阁皂宗，布道传医，制药治病；受之影响，业医药者纷起，由此盱江医学兴起，开樟树制药先河，为樟树药业之始祖，后世发展为“樟树帮”。可知，樟树和丰城，既有道教和医药名山，又是盱江流域道教、医学及药帮的发源圣地，具有显著的传统文化和医药的优势、特色和功能，符合“地域具有一定的优势、特色和功能”的特征，因此在地域属性划分上应归属于盱江医学之“地理医学区域”。

（三）清丰山溪对盱江流域的影响

1. 对赣抚平原的影响

清丰山溪水系丰富，是赣抚平原灌区的重要组成部分。赣抚平原灌区，地跨抚州、南昌、宜春共2000多平方千米，灌溉面积约120万亩。清丰山溪流域内，有众多的大中型水库，如丰水河的紫云山和黄金水库，秀水河的潘桥水库，槎水河的金桥、芦围及梅林水库，富水河的攸洛、三门坑及枫溪水库等，总库容4亿余立方米，180余条干、支，渠长300余千米，灌溉赣抚平原农田面积约50万亩。清丰山溪流域有着星罗棋布的堤防、闸口、河渠，如鸦丰联圩、石滩联圩、陈埠圩、白土圩、箭江分洪闸、岗前大渡槽等，承担着赣抚平原防洪、排涝、航运、发电等重任。据记载，为减少洪涝灾害，清丰山溪流域早在1413年（明永乐十一年）就筑有“清丰山溪内河堤”，1958年后又兴建了“清丰山溪排洪道”等赣抚平原水利工程。南昌县生态环境局在《南昌县“十二五”环境保护规划》中指出：“清丰山溪……是赣抚平原水利工程的最大排渍道，将丰城平原及象湖平原大部分渍水导入抚河支流（清丰山溪），使之顺畅地排入鄱阳湖。”

2. 对航运的影响

清丰山溪有主河一条，支流 7 条，共长 3745 千米，流经樟树、丰城、南昌，沟通盱江、赣江。清丰山溪主要与盱江沟通，现在仍是盱江下游的主要支流。如今，盱江（抚河）沿支流清丰山溪经南昌县上洲李家、岗前、棠墅港，过八字脑注入鄱阳湖。历史上，清丰山溪一直与盱江通航，丰沛的清丰山溪水使赣抚平原和盱江流域的航运顺畅，促进了盱江流域地域文化、经济、医药的发展，尤其促进了盱江流域医学的交流和繁盛。

江西三面环山，盱江位于赣抚平原之东，赣江位于赣抚平原之西。据《江西省医药志》记载，古时闻名全国的樟树帮和建昌帮的药材大多通过赣江、盱江水路运到福建、浙江、安徽、湖北等地。樟树帮的腹地，主要位于赣抚平原东部的盱江支流清丰山溪流域，人们进出赣抚平原既可选择陆路亦可选择水路，但要深入樟树帮腹地的乡镇还是水路更方便，因为樟树帮腹地的清丰山溪流域，山岭连绵，古时陆路维艰，水路顺畅，此处人出门多赖水路，可由清丰山溪进盱江、赣江，或上岸走官道。若由清丰山溪进盱江，从盱江而下可经南昌入鄱阳湖达长江，溯盱江而上可经抚州府、建昌府入福建，渡海达东南亚。据《樟树中医药发展简史》记载，樟树帮以本土为中心向周边及全国辐射分布，广布据点。如清光绪年间樟树帮陈椿年在紧邻盱江流域的福建开设同春堂药店数十年，经营道地樟帮药材。民国初期樟树人杨腈甫精医药，携子杨庆年在盱江流域周边的余干县创瑞洪太兴堂、太元堂药店，坐诊售药，享誉一方，专营樟帮道地药材。据《江西省医药志》记载，著名樟树帮黄庆仁栈老板黄金怀，经常往返于盱江中下游之间，向抚州、南昌等地销售自采自制的中草药。据《南昌县志》《南昌县卫生志》《樟树中医药发展简史》记载，南昌县的闵三杰在南昌县和樟树市各开了一家保和堂药店，有 400 余年历史，传承十代，其生产的螺壳八宝光明眼药水远销国内及东南亚，所用药材皆采自樟树帮。此外，樟树帮不仅药材外销，亦吸引外地道地药材来域内经销和炮制加工。据《樟树中医药发展简史》记载，福建“泽泻客”专营福建道地中药泽泻，长期在樟树加工销售。抗日战争时期清丰山溪的交通发挥了重要作用，据《樟树中医药发展简史》记载，江西与云南、贵州、四川、湖南、浙江形成了一条数百万米长的物资流通运输线，云南、贵州、四川的物资从陆路经湖南湘潭进江西萍乡芦溪县袁河，改木船顺流而下，入赣江进樟树，经丰城小港口，从小港口越过赣江大堤进清丰山溪入盱江（抚河），溯盱江而上至中游金溪浒湾镇，再改陆路经余干邓家埠由火车运至浙江兰溪，由此进入华东、华北各省。这些都得益于盱江及其支流清丰山溪的航运交通，可见清丰山溪航运对盱江流域医药及贸易发展影响深远。

（四）对盱江医学的影响

1. 促进樟树帮的形成与发展

据《清江县志》《宜春地区卫生志》记载，著名的樟树帮，古时最初形成于樟树市樟树镇阁皂山下的芗溪周边乡镇，如店下、观上、大桥、洋湖等。由于阁皂山位于樟树市与丰城市交界处，而芗溪为清丰山溪之源头，这几个乡镇紧依丰城市边缘，因此樟树帮自然地沿着芗溪向清丰山溪流域发展至丰城市，久而久之，这里就成为樟树帮的腹地。如樟树帮最著名的药行号有店下人甘为诏等的大源行和金开继等的金义生行，以及黄金怀的黄庆仁栈，丰城人朱学堃等的义新美广浙号和徐晴生的咸宁批发号等。之后，樟树帮沿着阁皂山周边向其所辖的临江府发展。樟树、丰城之樟树帮，全盛时有行、号、店、庄200余家，樟树帮以其精湛的中药炮制技艺和优质的中药咀片、成药饮誉大江南北。《樟树中医药发展简史》云："湖北《通城县志》记载：'本县制作膏丹丸散有悠久的历史，制作技术源于江西清江、丰城两县。'"可见，樟树帮的形成有着明显的区域性，其地域范围为古时的临江府和丰城市。此外，历史上樟树曾归临江、南昌所辖，丰城亦曾归南昌所辖，所以，樟树帮亦称为"临丰帮"和"南临帮"。樟树帮，地处赣江和盱江之畔，不仅通过赣江沟通域外，更凭借清丰山溪沟通域内全境及盱江流域全境，且可顺盱江下行经鄱阳湖入长江于国内发展，上行经福建入海于东南亚发展。所以，樟树帮凭借盱江支流清丰山溪和赣江的交通之便而迅速发展，交通的便利有利于本帮药商外出及八方药商汇聚。樟树帮药业鼎盛，清代已经成为国内有重大影响力的三大药帮之一，与北之"京帮"和西之"川帮"争雄鼎立。

2. 促进盱江流域全境及域外医药交流与发展

清丰山溪汇入盱江，上溯达抚州府、建昌府，下行达南昌府，交通盱江流域。盱江沿途多山岭，上游的建昌麻姑山、中游的抚州金溪及下游的樟树阁皂山皆为我国著名文化、医药圣地。山不转水转，医家和药商通过清丰山溪的交通往来圣地，便利的交通极大地促进了盱江医学的交流及药业的发展。据《清江县志》《南城县志》《盱江医学发展纪年》记载，汉晋时期，我国著名道医张陵、葛玄、葛洪等长期往来于盱江流域，在其上游的建昌麻姑山、中游的金溪龙虎山及下游的樟树阁皂山立坛创教、采药制药、治病传医，由此促进了盱江医学及建昌帮和樟树帮的兴起。据《樟树中医药发展简史》记载，元代，我国著名理学大师樟树人杜本，号清碧，以儒通医，几度辞官隐居家乡及紧邻盱江流域的福建武夷山。本着"不为良相便为良医"之志，他在往来家乡及武夷山的隐居中撰写了我国现存最早的舌诊专著《敖氏伤寒金镜录》，以及

《四经表义》《清江碧嶂集》等，传播理学及医学，前往求学者甚众，他的《题武夷》诗云："十年往来追寻遍，似与山灵有夙期。"他终老于武夷，归葬于樟树原籍。据《南城县志》载，明末清初，建昌（南城）医家聂某往来于旴江上下游，曾向临江樟树医家传中药饮片炮制术。据《抚州地区卫生志》记载，民国时期，樟树人傅思义来旴江中游抚州临川定居，行医传医，撰有《思义斋医案医话集》。据《南昌县志》《南昌县卫生志》记载，南昌县医药鼎盛，明代中医多诊病兼售中药，民国时期已有中医近 500 人，开设店铺 300 余家。药店内大多数药材均从南昌、樟树两地的药栈购进，仅有少数药材从当地采购。而南昌的中药材亦大多数来自樟树帮，据《清江县志》记载："清末民初，南昌市有近四十家药店，樟树帮开设的约占四分之三。"其中，樟树帮黄金怀在南昌府学前街开设黄庆仁栈药店，1903 年黄庆仁栈药店的营业达到鼎盛时期，其营业额约占南昌药业总数的 1/4，是全省最有影响的大药店之一。可见，清丰山溪的交通方便了域内外医药人士的往来，增进了旴江流域医药的学术及贸易的交流和发展。

3. 小结

以考证清丰山溪为例，可看出我国地域医学的研究不应该局限于本土的研究，而是要扩展到在历史进程中自然渗透影响的周边地域。如岭南医学研究倡导者国医大师邓铁涛，早在 1999 年就撰文《岭南医学》明确指出："岭南……其所辖范围约当今之广东、海南及广西大部和越南北部。"岭南医学研究者遵循邓铁涛的倡导，对岭南医学作了深入研究。2007 年王云飞、吴焕林在《邓铁涛教授与岭南医学》中报告，邓铁涛对岭南医学的这些观点引起了学术界的关注和认可。而今对岭南医学的研究也更深入更专业，初步实现了邓铁涛的设想。又如新安医学研究学者李佛基，于 2005 年提出"泛新安医学"思考，2008 年他撰文《泛新安医学初探》，提出："新安医学在地域上向徽州周边地区和更远地域扩展，在学术上向周边地区和更远范围辐射，以致形成以新安为中心的泛新安医学学术圈。"可见，上述研究者的地域空间视觉已经有了新的突破，岭南医学不局限于广东辖区的某一小区域，而是包括广东、海南、广西大部及越南北部地区，因为岭南医学是以自然地理划分的，是一个由自然地理形成的广泛大区域，属"地理医学区域"范畴。旴江医学的研究也应如此，把握地理属性，进一步深入至旴江流域全境的各县市探寻其医学史，可促进旴江全流域的医家、医籍、医技、遗迹，以及各家学说、各科流派等诸方面的发掘、整理、开发工作，有助于旴江医学的全面传承和振兴。此外，在旴江医学的研究中，亦应汲取岭南医学和新安医学研究学者的新观点、新思维，有助于更加科学和全面深入地发掘、整理、传承、开发旴江医学，使旴江医学研究跟上时代的步伐，迈向新的里程。

第二节　盱江医家涵盖范围的扩展

在划定盱江医学地域范围的同时，谢强通过参考《中国分省医籍考》《中医人名辞典》《大清一统志》《江西通史》《江西省科学技术志》《江西省卫生志》《江西杏林人物》《江西省当代中医名人志》《赣东名医》，以及部分府县志和有关学术论文等文献，访问部分史志办公室、医家后裔和传人等，对东汉至民国时期盱江干、支流所涉及县市的医家、医籍及地域分布状况做了考证。

一、盱江医学分布地域范围

盱江医学地域，应分布于盱江流域主要涉及的区域。通过文献考证，盱江发源于抚州市广昌县驿前镇血木岭灵华峰东侧的里木庄山谷，干流总长 349 千米，流域面积 17186 平方千米。盱江，出广昌县，沿途汇纳各级支流而形成浩荡干流。如沿途纳南丰县的密港水、南城县的竺油水、黎川县的黎滩河、资溪县的桐埠水，金溪县的金溪水、乐安县的西宁水、宜黄县的宜黄水、崇仁县的崇仁水、抚州市（临川区）的临水、东乡区的东乡水、樟树市和丰城市的清丰山溪，经进贤县的青岚湖、南昌县的金溪湖，以及南昌市新建区的赣江，汇入东鄱阳湖。盱江历史上有时也经南昌县的金溪湖进余干县，汇入东鄱阳湖。因为进南昌入赣江和东鄱阳湖，所以盱江与南昌市所辖的安义及滨临东鄱阳湖区域的余干、永修、都昌、鄱阳等县有密切联系。由此可见，盱江流域与 22 个县市有关，其干、支流涉及 18 个县市。在 18 个县市中，盱江仅有时涉及余干县，而古代南昌府治所在南昌县，二者实为一地，因此，盱江的干、支流，主要涉及广昌、南丰、南城、黎川、资溪、金溪、乐安、宜黄、崇仁、抚州、东乡、丰城、樟树、进贤、南昌、新建 16 个县市，这 16 个县市就是盱江医学分布之地域。

此外，盱江属鄱阳湖水系，最终经南昌汇入赣江及东鄱阳湖区域，所以南昌市所辖的安义及滨临东鄱阳湖区域的余干、永修、都昌、鄱阳 5 个县与盱江紧密相系，交通贯联，在政治、经济、文化、医药等方面息息相关。根据地域内部表现出明显的相似性和连续性之内涵，这 5 个县应属“泛盱江”区域，亦可属于盱江医学地域分布范畴。

二、盱江医家医籍分布状况

以下是 2012—2013 年考证的盱江医家医籍地域分布状况，见表 2-1。

表 2-1　旴江医家医籍地域分布状况表

	朝代																		总计	
	汉		三国		晋代		唐代		宋代		元代		明代		清代		民国时期			
地域	医家	医籍	医家	医籍	医家	医籍	医家	医籍	医家	医籍	医家	医籍	医家	医籍	医家	医籍	医家	医籍	医家	医籍
1. 广昌县															16	2	7	2	23	4
2. 南丰县									1		5	1	5	7	44	25	5	5	60	38
3. 南城县	2	3			2	10	2		2	6	6	4	10	8	29	21	13	11	66	63
4. 黎川县											1		16	5	16	15	3	1	36	21
5. 资溪县													1		4	5	1		6	5
6. 金溪县									1	1	2	2	25	37	23	12	7	6	58	58
7. 乐安县											3				15	7	10		28	7
8. 宜黄县															8	14	7		15	14
9. 崇仁县									1	1	5	4			27	5			33	10
10. 抚州市（临川区）									10	16	9	6	12	6	17	8	23	10	71	46
11. 东乡区															1		2	5	3	5
12. 丰城市					1				1	1	1	1	6	7	39	17	9	5	57	31
13. 樟树市	2	4			2	10	1		4	1	3	1	7	17	147	25	23	7	189	65
14. 进贤县													11		13	9	16	1	40	10
15. 南昌（县、市）					1	1	3	5	3	2	3		21	40	96	98	115	152	242	298
16. 新建区					3	10	4	5					4	1	15	16	16		42	32
17. 安义县													1	1	22	9	6		29	10
18. 余干县																	4	2	4	2
19. 永修县					1				1	3					10	2	4	1	16	6
20. 都昌县													1		7	1	20	3	28	4
21. 鄱阳县			1				1		3	2	1		10	1	9	7	20	1	45	11
总计	4	7	1		10	31	11	10	27	33	39	19	130	130	558	298	311	212	1091	740

注：南城县和樟树市有3位医家、13种医籍，南城县、樟树市和新建区有2位医家、10种医籍，丰城市和新建区有1位医家重复计算，应该减除医家6人、医籍23种。因此，21县市实际有医家、医籍总数分别为1085人、717种。

三、盱江医学流派简介

盱江医学流派，源远流长，起源于西汉，分布于江西盱江流域16个县市，兴于建昌，盛于抚樟（抚州市和樟树市），发展于南昌。盱江医学流派医药繁盛，名医辈出，学说纷呈，从西汉至民国时期有医药家2027人、医籍821种，江西古代十大名医中有8人出自盱江流域，孕育了杏林一旗（杏林文化），药帮双秀（建昌帮、樟树帮），传承至今，方兴未艾。盱江医派在我国地域医学流派中一枝独秀，与江苏的孟河医派、安徽的新安医派、广东的岭南医派交相辉映，在中国医学史上占有重要地位，对中医学的发展影响深远。

（一）盱江流域文化与自然地理形成的医药学特点

江西省及盱江流域，山水清奇，四季分明，地沃田丰，开发在先，文明早现。境内三面环山（东、南、西三面），江河众多，湖泊星布，构成半封闭的特定自然地理环境，天然山岭环峙，促成了区域文化的相对独立性，流域内文化自成体系，而江河的流动性又给区域文化带来了活力和发展空间，深刻影响本区域的文化起源、资源分布、经济类型、人文风格，形成了独具特色的文化传统、技艺传统特征和风格。

盱江流域，素有“文化之邦”“宗教之域”“道教之乡”“人才之乡”“医学之乡”“药材之乡”之称。盱江流域下游的南昌境内曾出土过五万年前的旧石器，原始先民在此繁衍生息，创造了远古文明，此地逐渐成为中国宗教文化的一大中心，是儒释道文化的兴盛地，是道教和道教医学及杏林医学文化的诞生地。秦统一以后，江西已是中国“一口通商”的通衢要地，成为“物华天宝，人杰地灵”的形胜之域，一直是中央王朝或南方王朝的重要政区，成为中国经济人文地理中最重要的区域之一。由于江西远离政治中心，平安富足，人多向往，因此迁入人口逐朝激增，大量北方人口因躲避战乱迁入江西，江西逐渐成为中国经济的重心所在，为全国经济、文化、医学最为发达的省份之一。

赣鄱文化，脱胎于上古时期的百越文化、吴楚文化，不断地融合南下的中原移民带来的华夏文明，以农业文明为核心，因此江西农业非常发达，江西万年县仙人洞文化见证了世界最早的栽培稻遗存历史。江西人秉持“耕读传家”的传统理念，形成了江西书院教育兴盛、科举文化强势的局面，江西历代有进士一万两千多名，占全国所有进士总数的十分之一，居全国之首。随着人口的繁盛，呈现出“万点青山万户烟”的江南富足景致，从而形成了独特于世的江西本土文化。盱江流域的“临川文化”“豫章文化”尤为辉耀，孕育了道教的诞生，促进了儒释道的兴盛，成为培育“盱江医学流派”的温床，孕育出众多杰出的儒释道及医学大师，在中国历史上有重要的地位。中国最早、最大的道教组织“正一道”就发祥于江西，我国汉晋南北朝时期的五大道教中，张陵（张道陵）的正一道，葛玄、葛洪的灵宝道，许逊的净明道三大教派皆诞生于盱江流域。明代江西龙虎山正一道奉诏长期统领天下道教事务。佛教的中国化、民间化亦在江西完成，有“马祖建丛林，百丈立清规”的历史传说。我国唐宋时期的佛教禅宗五宗七派均起源于江西，其中的法仰、临济二宗和黄龙、杨岐两派皆源出盱江流域。儒学中的理学、心学亦发源于江西，定型于江西，中国儒家思想的哲学化、体系化在江西得以完成，例如盱江流域王安石的新学、李觏的理学、陆九渊的心学。在我国“唐宋散文八大家”中，盱江流域就有王安石、李觏两家。同样，在明末清初的医学领域中，盱江流域孕育了喻嘉言这一医学巨擘。这些大家不仅在儒释道领域造诣深厚，在医学领域亦有卓越贡献。

（二）盱江医派的起源特点是道教传道施医

盱江流域，既是“文化之邦”又是“道教之乡”“医学之乡”，是道教的诞生地与传播地。由于盱江流域幽僻一隅，安定富足而少战乱，且具有特有的山水形胜，因此吸引了众多道教大家来此隐居修真创教。中国最早的正一道、灵宝道、净明道三大教派均诞生于盱江流域，因此孕育了众多杰出的道医，推动了盱江医派的兴起与进步。可见，盱江医派深受道教医学的影响，从而形成了独特的医学流派特色。

医道同源，中医以道学为体，其兴起与发展，得益于中国本土宗教——道教的广泛传播。著名思想家鲁迅1918年8月20日在《致许寿裳》中说：“前曾言中国根底全在道教，此说近颇广行，以此读史，有多种问题可以迎刃而解。”深刻揭示了道教和中国传统文化之间的血肉关系，也揭示了道教与中国传统医学的血肉关系。正如著名宗教研究学者卿希泰所说：“道教医家对中国传统医学发展曾作出过巨大贡献。”

自古以来，世界传统医学大多起源于巫。由于巫医以散在的形式存在，故难以发展。因此，现今多数国家的传统医学几近消亡，只有中医学依然辉煌存在，这主要得益于中国道教群体的传播和推动。中国最早的道教群体就诞生于江西，张陵正一道、葛玄灵宝道、许逊净明道的道门和医门的祖山、祖庭就设立在盱江流域及其周边，江西的道教群体对中医学的进步产生了积极的推动作用。

道教自创立之初就重视研习医药方术，形成了崇尚医药的传统，“以治病祛祸为务”“以医传教”“以医弘道”，将医术作为济世纳徒、扩大教势的一个有力工具。正如葛洪《抱朴子内篇·卷十五·杂应》所云：“古之初为道者，莫不兼修医术。”古代名医扁鹊、华佗、张仲景、葛玄、葛洪、董奉、陶弘景、杨上善、王冰、孙思邈、王怀隐、崔嘉彦、刘完素、赵宜真等就是著名的道教人物。中医四大经典《黄帝内经》《难经》《神农本草》《伤寒论》皆属于道教医学的范畴，蕴含着极为丰富的道教医学思想。盱江流域，道风兴盛，道教十大洞天、三十六小洞天及七十二福地，江西占十分之一。盱江流域被认为是最适合神仙的栖真之地，因此也是修道人的麇集之所。由于正一道、灵宝道、净明道诞生在盱江流域，所以盱江医学流派的道教医学特色最为浓厚。汉晋时期盱江流域便已发展成为我国道教的重要发源地。诸如张陵、葛玄、葛洪、许逊等杰出的道教领袖，他们不仅修习道法，亦精通医术。这些先贤长期在盱江流域修行，采药炼丹，传教行医，促进了盱江医派兴起。千百年来，盱江流域大师层出，著书立说，学说纷呈，虽儒释道兼通但无一不体现出浓郁的道教医学底蕴，形成了诸多各具特色的学术及临床流派。

1. 本草学流派

盱江医派自古至今在本草领域多有著作，如汉代张陵的《神仙得道灵药经》，葛玄的《葛氏杂方》；晋代葛洪的《肘后备急方》；唐代沈长庚注释的《神农本草经》；宋代揭伯徽的《喝药说》；元代萨谦斋的《瑞竹堂经验方》；明代王文洁的《太乙仙制本草药性大全》，龚廷贤的《本草炮制药性赋定衡》，吴文炳的《食物本草》，聂尚恒的《本草总括分类》，鲍山的《野菜博录》；清代郑昭的《姜附赞》，黄宫绣的《本草求真》，陈鉴的《医方本草考辨》，孙祖望的《六经本草问答》，何本立的《务中药性》；民国时期黄善卿的《中药学讲义》，谢佩玉的《药性分类》，廖幼民的《草药标本》，罗瓒的《伤寒药性录》；当代熊梦的《实用中药学》《有效民间药方》，龚鹤鸣的《江西民间草药验方》，唐福圃的《中国药用植物栽培学》《中药材》《植物生理学》《江西省植物志》，丁景和的《药用植物学》等。这些医家及学说形成了盱江本草学流派。道医葛洪和崇尚道医方术的王文洁、龚廷贤、黄宫绣为该流派首要人物，吴文炳、姜璜、陈鉴、何本立、唐福圃、丁景和为该流派代表人物，尤其是黄宫绣的《本草求真》，开创了我国本草功效纲目分类法先河，贴近临床，沿用至今，得到国际的认可和效仿，成为现代中药分类方法的鼻祖。唐福圃、丁景和对药用植物栽培学、植物生理学、中药材等的教学和研究工作，丰富了本草学内容，培养了大批药学高级人才，多次受到国家及江西省政府有关部门的表彰。

2. 炮制学流派

汉代葛玄的《葛氏杂方》；晋代葛洪的《肘后备急方》；唐代沈长庚注释的《神农本草经》；宋代揭伯徽的《喝药说》；元代萨谦斋《瑞竹堂经验方》，黄大明的《集验良方》；明代王文洁的《太乙仙制本草药性大全》，龚廷贤的《本草炮制药性赋定衡》，吴文炳的《食物本草》，聂尚恒的《本草总括分类》；清代姜璜的《本草经注》，黄宫绣的

《本草求真》，陈鉴的《医方本草考辨》，何本立的《务中药性》；当代范崔生的《江西中药炮制规范》《江西中药炮制学》《樟树药帮中药传统炮制法经验集成及饮片图鉴》，龚千锋的《樟树中药炮制全书》《中药炮制学》，梅开丰、张祯祥、上官贤的《建昌帮中药传统炮制法》，邓福明、余寿祥、张海云的《樟树中药传统炮制法》，上官贤的《建昌帮中药炮制全书》等，这些医家及学说形成了盱江炮制学流派。道医葛玄、葛洪，以及崇尚道医方术的萨谦斋、龚廷贤、黄宫绣为该流派首要人物，吴文炳、何立本、范崔生、龚千锋、邓福明、余寿祥、张海石、梅开丰、张祯祥、上官贤为该流派代表人物。《樟树药帮中药传统炮制法经验集成及饮片图鉴》《樟树中药炮制全书》《建昌帮中药传统炮制法》《建昌帮中药炮制全书》四书总结了盱江医学的传统特色中药炮制经验，分别是建昌帮炮制“十三法”和樟树帮炮制“三纲九法”。两帮工艺精巧，饮片风格鲜明，临床应用效佳，得到了国内药界的认可。江西药帮在清代已经成为国内以炮制闻名的三大药帮之一，炮制技术远传东南亚，樟树帮所在地樟树市已经发展成为闻名全国的“药都”。

3. 养生学流派

汉代张陵的《神仙得道灵药经》；晋代葛洪的《抱朴子内篇》，许逊的《炼丹图》；唐代崔隐士的《入药镜》，施肩吾的《华阳真人秘诀》；宋代黄彦远的《运气要览》；明代余绍宁的《金丹秘旨》，龚廷贤的《寿世保元》，龚居中的《福寿丹书》，聂尚恒的《导引》，万全的《养生四要》，朱权的《寿域神方》；清代傅金铃的《炉火心笺》，姚学瑛的《奇效丹书》、游方震的《养生丹诀》，徐文弼的《寿世传真》，万潜斋的《南北合参法要》；民国时期许寿仁的《长寿新编》；当代蒋力生的《中医养生学》《中医生命学》《养生各家学说》《中医养生保健研究》《江西省养生文献通考》《医道寿养精编》《中医养生文献学》，蔡金波的《幼科糜粥谱》，许秀平的《简明四时保健》等，这些医家及学说形成了盱江养生学流派。道医葛洪、施肩吾，以及崇尚道医方术的朱权、龚廷贤、龚居中、蒋力生为该流派首要人物，万全、傅金世、游方震、万潜斋、徐文弼、许寿仁、蔡金波为该流派代表人物。龚廷贤倡导养元益寿，独创药食结合，寓药疗于食疗中的养生原则；万全倡导“寡欲”“慎动”“法时”“却疾”四要，法于阴阳，祛疾慎于医药的养生观，可见两位医家对养生寿养有着独到的见解，其思想及经验为今人所推崇。蒋力生主持国家“973”计划科研项目“中医养生理论体系框架研究”，提出了中医养生“五大类十四小类”分类法，这种科学系统的分类方法，有助于中医养生学的整理和发展。

4. 寒温统一热病学流派

晋代葛洪的《肘后备急方》；唐代沈应的《善医贯集补》；宋代李浩的《伤寒铃

法》；元代黄大明的《伤寒总要》，杜本增补的《敖氏伤寒金镜录》，危亦林的《世医得效方·卷第二·时疫》；明代龚廷贤的《痘疹辨疑全幼录》，王宣的《张长沙伤寒论注》，傅白岑的《善读伤寒论》，张遂辰的《张卿子伤寒论》；清代喻嘉言的《尚论篇》《尚论后篇》，曾秉豫的《伤寒辑要》，王岐山的《伤寒表格》，杨希闵的《伤寒论百十三方解略》，邹大麟的《伤寒汇集》，杨鉴尘的《伤寒六经定律》，戴旭斋的《伤寒正解》，谢养源的《伤寒三字诀》，关耀南的《伤寒补注》，毛博斋的《伤寒赋》，舒诏的《伤寒六经定法》，彭子惠的《伤寒论辨》，包钧台的《新编时病指南》，万潜斋的《辑补温热诸方》；民国时期吴琢之的《伤寒论方论》，谢佩玉的《伤寒摘要》，姚稚山的《伤寒论补正》，廖幼民的《伤寒论新诠》，谢双湖的《伤寒论批注》，刘宏璧的《伤寒论注》，许寿仁的《时病论歌括》，谢建明的《伤寒与针灸》，赵惕蒙的《伤寒论浅注》，罗瓒的《伤寒六经表解》；当代杨志一的《四季传染病》，姚荷生的《伤寒论难解条文》《伤寒论疾病分类总目》《伤寒论有关疾病分类纲目》，万友生的《热病学》《寒温统一论》《温病讲义》，陈瑞春的《陈瑞春论伤寒》《伤寒实践论》，杨扶国的《经方临证精华》等，这些医家及学说形成了盱江寒温统一热病学流派。道医葛洪，以及崇尚道医方术的李浩、危亦林、杜本、龚廷贤、喻嘉言（少时曾遇异人习道教方术，晚年避祸入庙转习佛）为该流派首要人物，张遂辰、舒诏、谢双湖、姚稚山、廖幼民、杨志一、姚荷生、万友生、陈瑞春为该流派代表人物。尤其是喻嘉言、万友生，他们弥补了《伤寒论》治外感热病详伤寒略温病之不足，倡导用六经辨证、三焦辨证及卫气营血辨证治外感热病，既承袭了《伤寒论》又对其进行了创新和发展。他们完善了《伤寒论》在治疗外感热病方面的辨证论治体系，改变了伤寒与温病两大学派长期的对立，将外感热病和内伤热病统一了起来。万友生所著的《热病学》，建立了热病学科体系，形成了寒温统一学说，为中医药治疗外感热病带来了新的发展。

5. 脉学流派

宋代崔嘉彦的《崔真人脉诀》《注广成先生玉函经》《紫虚真人四原论》，严三点的《脉法撮要》，黎民寿的《决脉精要》，李駉的《脉髓》《脉歌》；元代黄大明的《脉法》；明代赵瑄的《脉症约解》，王文洁的《太素张神仙脉诀玄微纲领统宗》《王氏秘传叔和图注释义脉诀评林》《合并脉诀难经太素评林》；清代刘锴的《脉论》，杨士恒的《脉经汇贯》，黄宫绣的《脉理求真》，舒诏的《辨脉篇》，赵亦藩的《脉象辨症解读》，周芳筠的《脉证通治》，张希周的《脉诀》，邹大麟的《男妇脉诀》，彭子惠的《叔和脉经解》，熊笏的《扁鹊脉书》；民国时期徐瀛芳的《脉理指南》，谢佩玉的《方脉述治》，廖幼民的《脉学》，萧熙的《脉诊在临床运用上之经验》《脉诊学的宝藏》，姚荷生的《脉学中的一般问题》，姚梅龄的《临证脉学十六讲》等，这些医家及学说形成了盱江脉学流派。道医崔嘉彦，以及崇尚道医方术的严三点、王文洁、李駉、黄宫绣为该流派首要人物，黎民寿、黄大明、赵瑄、廖幼民、萧熙、姚荷生、姚梅龄为该流派代表人物。其中，严三点精于脉诊，《古今图书集成·医部全录》赞曰："江西有善医，号严三点者，以三点指间知六脉之受病，世以为奇，以此得名。"崔嘉彦的《崔真人脉诀》将复杂深奥的脉学知识以简明晓畅的形式进行了概括和表述，使之便于习诵、理解，易于推广，明朝李时珍的《濒湖脉学》和清朝李延昰的《脉学辨析》皆推崇该书，李时珍还将《崔真人脉诀》几乎全部附入《濒湖脉学》中，《崔真人脉诀》成为后世学习和传授脉法的重要蓝本。

6. 大方脉（内科学）流派

晋代葛洪的《肘后备急方》，唐代沈应善的《医贯集补》，宋代黎民寿的《断病提纲》，吴曾的《医学方书》，陈自明的《新编备急管见大全良方》，晏传正的《明效方》，徐梦莘的《集医录》；元代危亦林的《世医得效方·卷第一·大方脉杂医科》，萨谦斋的《瑞竹堂经验方》；明代李梴的《医学入门》，王文谟的《碎金方》，张三锡的《医学六要》，龚信的《古今医鉴》，龚廷贤的《万病回春》《济世全书》《鲁府禁方》，龚居中的《经验百效内科全书》《红炉点雪》，徐绅的《百代医宗》，聂尚恒的《奇效医述》《医学汇函》；清代刘式宋的《内外症治医案》，谢星焕的《谢映庐医案》，黄宫绣的《脉理求真主治》《太史医案初编》，熊笏的《中风论》；民国时期徐瀛芳的《舒萼医案》《中医看护学》《内科规范》，章景辉的《中医内科临床治验》，姚国美的《姚国美医学讲义合编》；当代江公铁的《江公铁医案选》，李元馨的《李元馨医案选》，沈波涵的《中医内科学》，傅再希的《阻塞性黄疸》《水肿治疗经验谈》，高凌云的《高凌云医案选》，姚荷生的《中医内科学评讲》，张海峰的《脾胃学说临证心得》，姚奇蔚的《脾胃病常用治法和方药》，杨卓寅的《中医内科讲义》，陈崑山的《实用肝炎学》，洪广祥的《中国现代百名中医临床家丛书·洪广祥》，伍炳彩的《伍炳彩教授从湿论治内伤杂病的学术经验和临床研究》，皮持衡的《皮持衡肾病学术思想与临证经验》，张小萍的《张小萍脾胃气化学说与临证经验》，何晓晖的《何晓晖论治脾胃病》《脾胃病临证新探新识新方》等，这些医家及学说形成了盱江大方脉（内科）流派。其中，道医葛洪，以及崇尚道医方术的危亦林、王文谟、龚廷贤、龚居中为该流派首要人物，黎民寿、谢星焕、熊笏、姚国美、江公铁、李元馨、傅再希、高凌云、姚荷生、张海峰、姚奇蔚、杨卓寅、陈崑山、洪广祥、伍炳彩、皮持衡、张小萍、何晓晖为该流派代表人物。其中龚居中善以脉验证，因证立治，由证定方，临床功底深厚，治疗痨瘵经验独到，薛博瑜赞誉道："《经验百效内科全书》对临床内科疾病的诊治具有重要的参考作用。”谢星焕善治内科疑难奇险和误治失治之症，他善于脉诊，善用成方，治病多应手即愈，为后世所尊崇。熊笏擅治中风，所著《中风论》中记载：“中风一症，热病居多，故南人中风较多于北人。而生平疗疾，每以凉药奏效，其源皆从此悟出。”这一独特观点，为后世所推崇。姚荷生临证擅从三焦论治，治愈了大量疑难杂病，完成了三焦实质、焦膜病证分类，焦膜病证治则方药等研究，填补了脏腑辨证中无“三焦腑证候”的空白。张海峰诊疗内科病证善从脾胃论治，他的“脾胃学说”受到国内外学者的推崇，其所著《脾胃学说临证心得》已译成日文在日本出版发行。

7. 外科流派

晋代葛洪的《肘后备急方》；唐代喻义的《疗痈疽要诀》；宋代陈自明的《外科精要》；元代赵宜真的《仙传外科秘方》，危亦林的《世医得效方·卷第十·九疮肿科》；明代王文谟的《碎金方》，龚廷贤的《复明眼方外科神验全书》，龚居中的《外科活人定本》《外科百效全书》，聂杏园的《疗疮论》，万全的《万氏秘传外科心法》；清代刘式宋的《内外症治医案》，邹岳的《外科真诠》；民国时期黄六峰的《仙授秘传瘰疬全书》，何烯奎的《外科急救学》，谢佩玉的《疮毒门》，曾鼎的《外科宗旨》；当代周定扬的《中医外科临床选辑》，龚鹤鸣的《消法治疗外科阳证疾病》，金之刚的《中医外科学》《实用中国男性学》，喻文球的《现代中医皮肤性病学》，杨建葆的《性病证治》等，这些医家及学说形成了盱江外科流派。道医葛洪、赵宜真，以及崇尚道医方术的危亦林、陈自明、王文谟、龚廷贤、龚居中为该流派首要人物，万全、邹岳、曾鼎、周定扬、龚鹤鸣、金之刚、喻文球、杨建葆为该流派代表人物。其中陈自明的《外科精要》，为国内第一部以“外科”命名的外科专著。

8. 妇科流派

晋代葛洪的《肘后备急方》；唐代沈应善的《医贯集补》；宋代陈自明的《妇人大全良方》，傅常的《产乳备要》；元代危亦林的《世医得效方·卷第十五·产科兼妇人杂病科》；明代龚廷贤的《万病回春·妇人科》，龚定国的《内府秘传经验女科》，龚居中的《女科百效全书》，李舒芳的《治胎须知》，万全的《万氏家传女科》《广嗣纪要》《妇科摘录》；清代刘式宋的《妇科生化新编》，郭梅峰的《论产后发热》，黄石安的《妇科临证心得》，宋桂的《女科真传》，邹大麟的《男妇脉诀》，舒诏的《女科要诀》，刘文江的《妇科学讲义》，裘琅的《万氏妇人科》，曾鼎的《妇科宗旨》《妇科指归》；民国时期饶席珍的《妇儿辩论》，章景辉的《章景辉妇科治疗经验》；当代赖良蒲的《蒲园医案》，沈波涵的《中医妇科学》，潘佛岩的《崩漏论》，傅淑清的《中医妇科学》，李衡友的《李衡友论治妇科病》，朱金凤的《临床妇科手册》，周士源的《中医妇科方剂学》《周士源治疗子宫内膜异位症性不孕症学术思想研究》，黄荣昌的《五代妇科临证心悟》等，这些医家及学说形成了盱江妇科流派。道医葛洪，以及崇尚道医方术的陈自明、危亦林、龚廷贤、龚定国、龚居中为该流派首要人物，万全、刘式宋、邹大麟、赖良蒲、沈波涵、潘佛岩、傅淑清、李衡友、朱金凤、周士源为该流派代表人物。其中陈自明的《妇人大全良方》，是我国现存最早的妇科与产科综合专著，该书系统性地阐述了妇产科疾病的病因、病机及辨证论治，对后世妇产科学的发展产生了深远的影响。明代王肯堂所著的《女科准绳》以及武之望所著的《济阴纲目》均受其影响。

9. 小方脉（儿科）流派

晋代葛洪的《肘后备急方》；唐代沈应善的《医贯集补》；宋代黄大明的《保婴玉鉴》；元代危亦林的《世医得效方·卷第十一·小方科》；明代龚廷贤的《小儿推拿秘旨》《痘疹辨疑全幼录》《痘疹金镜录》，龚居中的《小儿痘疹医镜》，聂尚恒的《痘科慈航》《活幼心法》《痘疹活幼心法附说》《痘疹惊悸合刻》，万全的《育婴家秘》《育婴秘诀》《片玉心书》《痘疹心法》《痘疹启微》《痘疹世医心法》《幼科发挥》《片玉痘疹》《万氏家传幼科指南心法》；清代刘式宋的《儿科急慢辨》《痘疹会通》，吴霖的《小儿秘要》，黄六峰的《幼科解难》，邓天阶的《保幼汇纂》，蔡益三的《痘科三字经》《痘证七言诀》，陈瀚琇的《小儿扣拿点穴》，陈世凯重订熊氏的《小儿推拿广义》，舒诏的《痘疹真诠》，曾鼎的《痘疹会能》《幼科宗旨》《幼科指归》，孙馥堂的《痘疹讲义录》；民国时期谢佩玉的《儿科选用方》《看痘辑要》，严振声的《儿科急症经验选萃》，章景辉的《章景辉儿科治疗经验》；当代衷诚伟的《中医儿科学》，朱锦善的《中医育儿》《现代中医儿科学》等，这些医家及学说形成了盱江小方脉（儿科）流派。道医葛洪，以及崇尚道医方术的危亦林、龚廷贤、龚居中、聂尚恒为该流派首要人物，万全、黄大明、曾鼎、刘式宋、舒诏、吴霖、谢佩玉、孙馥堂、衷诚伟、朱锦善为该流派代表人物。其中万全完善了小儿的生理与病理理论，提出“三有余、四不足”新说，进一步充实了小儿“易虚易实，易寒易热”的病理特征。在治疗方面，万全特别重视脾胃的调理，处方用药精练而轻巧，对后世儿科临床诊断和治疗具有深远的指导意义。由于万全医术卓越，被后人尊称为“医圣”。

10. 喉科流派

晋代葛洪的《肘后备急方》；宋代陈自明的《外科精要》；元代危亦林的《世医得效方·卷十六·口齿兼咽喉科》；明代龚居中的《红炉点雪》，聂杏园的《咽喉说》；清代黄明生的《喉风三十六种》，刘式宋的《白喉治法要言》，包钧台的《红白喉症要诀录》，张尘生的《论喉科三十六种》，吴志卿的《牙疳疔疮咽喉秘传》，隋志先的《白喉丹皆述要》，谢用章的《喉症十九种临证手录》，范云溪的《咽喉要诀》；民国时期严振声的《喉科验案验方》，当代谢强的《中医耳鼻咽喉口腔科学基础》《中医耳鼻咽喉口腔科医籍选》《盱江谢氏喉科传珍》等，这些医家及学说形成了盱江喉科流派。道医葛洪，以及崇尚道医方术的危亦林、龚居中、聂杏园、黄明生为该流派首要人物，张尘生、吴志卿、谢用章、严振声、谢强为该流派代表人物，尤其是危亦林，他首次提出“喉风十八症”新说。受危氏喉风分类的影响，后世喉科咽喉病证分类辨识渐趋增多，危氏喉风分类辨识观引领了喉科疾病诊断分类的发展，危亦林创导的咽喉口腔患部针刺（喉针）、吹药（喉药）、小竹管吹药（喉枪）相结合的综合治疗法，形成了针药结合、内外兼治的独特临证风格。危亦林的《世医得效方·卷十六·口齿兼咽喉科》是首次列出“咽喉科”专科的医籍。龚居中善治咽喉病，在《红炉点雪》中首先提出咽喉结核的诊治方法，为后世所遵循。黄明生博采众长、将自己的经验传于世人，曾于盱江流域收新安喉科名医郑梅涧的父亲郑于丰和叔父郑于蕃为徒，由此新安郑氏以喉科名世数百年。当代谢强倡导“喉针”“喉药”及喉科声病十六症辨治，促进了中医喉科声病学的发展，目前盱江谢氏喉科在国内南北开花，北京中医医院、深圳市中医院开设了“盱江谢氏喉科传承工作室”，谢氏“喉针”技术被国家中医药管理局列为中医药适宜技术，并在全国推广应用。

11. 眼科流派

晋代葛洪的《肘后备急方》；元代危亦林的《世医得效方·卷十七·眼科》，明代龚廷贤的《复明眼方外科神验全书》《秘授眼科百效全书》；清代张尘生的《眼科》，邓学礼的《目科正宗》，谢用章的《眼喉药方录》，邓苑的《一草亭目科全书》；当代殷伯伦的《中医眼科基础学》《中医眼科医籍选》，谢强的《盱江谢强五官针灸传珍》等，这些医家及学说形成了盱江眼科流派。道医葛洪，以及崇尚道医方术的危亦林、龚廷贤、邓苑为该流派首要人物，张尘生、邓学礼、殷伯伦为该流派代表人物。危亦林的《世医得效方·卷十七·眼科》，首次系统整理了眼科五轮八廓学说，首创“八廓图”，完善了眼科五轮八廓学说，促进了眼科学的发展。邓苑的《一草亭目科全书》认为眼病“有七十二症之名，总不越内外二障而已”，书云：“故立论列方，内损外因，分剖详悉，奇偶制度，精专明备。且其所传，又迥出寻常万万者，是以用其方药，辄试辄验。”书中内容丰富，切于实用，为后世所遵循。

12. 骨伤科流派

晋代葛洪的《肘后备急方》；唐代蔺道人的《仙授理伤续断秘方》，喻义的《疗肿论》；宋代陈自明的《外科精要》；元代赵宜真的《仙传外科秘方》，危亦林的《世医得效方·卷十八·正骨兼金镞科》；明代王文谟的《济世碎金方》，龚信的《古今医鉴》，龚廷贤的《万病回春》《寿世保元》，龚居中的《外科活人定本》《外科百效全书》；清代陈瀚琇的《十二时辰血脉歌》《医方封血止痛秘诀》，杨巨源的《洗冤录表》；当代刘孔芝的《骨科诊疗手册》，汤邦杰的《中医伤科学》，徐应昌的《内伤证治》，许鸿照的《中医正骨学》，彭太平的《中医骨伤科学》《老年骨伤用药指南》，邓运明的《邓运明骨伤经验荟萃》等，这些医家及学说形成了盱江骨伤科流派。道医葛洪、赵宜真，以及崇尚道佛的蔺道人、王文谟、危亦林、龚信、龚廷贤、龚居中为该流派首要人物，陈瀚琇、杨巨源、汤邦杰、徐应昌、许鸿照、彭太平、邓运明为该流派代表人物。其中蔺道人的《仙授理伤续断秘方》对后世影响较大，蔺道人以气血学说为立论依据，规定了骨折脱臼等损伤的治疗规范，详细阐述了独特的正骨手法、步骤、方法和方药。他主张对一般性骨折采用杉木皮作为衬垫并结合夹板固定的方法，这在伤科外固定技术领域是一项重要的革新，为后世小夹板固定技术的发展奠定了基础。危亦林的《世医得效方》对各种骨折和脱臼整复方法及处理原则有详细的记述，其整复脊椎骨折“悬吊复位”法比英国达维斯 1927 年提出的悬吊法早 600 多年，用麻醉药物草乌散进行全身麻醉的记录比日本人华冈青州早 450 年，是国内第一部以“正骨科”命名的骨伤科专著。

13. 针灸科流派

晋代葛洪的《肘后备急方》；唐代沈应善的《医贯集补》；宋代席弘的《席横家针灸书》《席弘赋》，陈自明的《外科精要》；元代危亦林的《世医得效方》；明代陈会的《广爱书》，刘瑾的《神应经》，朱权的《寿域神方》《乾坤生意》，王文谟的《神医秘诀尊经奥旨针灸大成》，徐凤的《针灸大全》，李梴的《医学入门・卷之一・针灸》，龚信的《古今医鉴》，龚廷贤的《寿世保元》《济世全书》《云林神彀》，龚居中的《红炉点雪》；清代彭子岁的《针灸图记》，黄石屏的《针灸铨述》《黄氏金针》；民国时期黄岁松的《黄氏家传针灸》，谢建明的《针灸学讲义》《伤寒与针灸》《中国铜人针灸穴位歌》；当代鲁之俊的《新编针灸学》，徐少廷的《中医针灸学》《徐少廷针灸经验》，徐克明的《简明针灸讲义》，单乐贤的《针灸基本知识》《“六合穴”的临床应用》，魏稼的《各家针灸学说》《针灸流派概论》《无创痛穴疗学》《热证可灸论》，魏稼、黄延龄的《无创痛针灸学》，邵水金、谢强的《魏稼针灸经验集》，张安莉的《子午流注开穴指南》，谢强的《盱江谢氏五官针灸传珍》《盱派上补下泻经典针刺学》《盱派谢强转移兴奋灶针灸疗法》，陈日新的《热敏灸实用读本》等，这些医家及学说形成了盱江针灸流派。道医葛洪，以及崇尚道医方术的席弘、陈自明、危亦林、陈会、刘瑾、李梴为该流派首要人物，龚信、龚廷贤、龚居中、王文谟、徐凤、黄石屏、鲁之俊、谢建明、魏稼、黄延龄、谢强、陈日新为该流派代表人物。由于道教重针灸术的影响，盱江流域千百年来流行针灸术，尤其重视灸术，代代相传，如葛洪（晋代）、陈自明（宋代）、危亦林（元代）、龚信（明代）、龚廷贤（明代）、龚居中（明代）、李梴（明代）、喻嘉言（清代）、黄石屏（民国时期）、魏稼（当代）、陈日新（当代）等，传承有序。盱江地区传承最为悠久的针灸医学流派当属席氏医门，其历史可追溯至宋代，历经十二代传承，清代仍有席谨作为后继者将其发扬光大。席氏医门所著之《席横家针灸书》《席弘赋》中提出了"平补平泻"针法，该针法通过捻转补泻的方式治疗急重症和疑难杂病，展现出显著的疗效。古代医家对席氏针灸赞誉有加，称"学者潜心宜熟读，席弘治病最名高"，席氏针灸对后世针灸学的发展产生了深远的影响。谢强倡导的"上补下泻转移兴奋灶针灸疗法"及五官科针灸疗法揭示了针灸起效的奥秘。他发掘推广了盱江失传已久的传统特色"喉针"，该技术由国家中医药管理局向全国推广，改变了长期以来喉科弃针不用、专事药治的状况。鲁之俊创建了中国中医科学院及世界针灸学会联合会，为我国中医药及针灸走向现代化、国际化作出了巨大贡献。世界针灸学会联合会终身名誉主席魏稼开创了无创无痛针灸新领域，创立了各家针灸学说与针灸流派新学科，并提出了热证可灸的新学说，这些成就使针灸疗法更易被人们接受。陈日新开创热敏灸新疗法，使江西呈现"北看天津针，南看江西灸"的新局面。魏稼与陈日新在针灸领域的创新，使针灸快速走向世界，促进了针灸现代化、国际化。

四、盱江医派发展的地理环境

（一）气候湿暖

1. 盱江流域药用资源繁茂

盱江流域地处中亚热带湿润季风气候区，该区域气候湿润，降雨量丰富，阳光充足，光热资源充沛，具有较长的生长期。流域东、西、南三面被山脉环绕，地势呈现南高北低的格局，逐渐向鄱阳湖平原倾斜。丘陵和河谷平原交错分布，中下游渐入赣抚平原，下游入赣江汇鄱阳湖，水网稠密，河湾港汊交织，湖泊星罗棋布，水陆交通便利。盱江流域生物和矿物资源丰富，植被以常绿阔叶林为主，是典型的亚热带森林植物群落，有种子植物 3000 余种，蕨类植物 400 余种，苔藓类植物 100 余种，低等植物中的大型真菌可达 500 余种。植物系统演化中各个阶段的代表植物均有分布，同时，众多具有原始特征的古老植物亦被发现，例如大型银杏、红豆杉群等。约有 100 种珍稀、濒危树种为中国特有，其中超过 60 种是中国亚热带地区的特有物种。淡水鱼类 120 余种，贝类 50 余种，虾类 10 余种。矿物 160 余种，其中已探明资源储量的有 130 余种，有 60 余种矿物资源储量居全国前 10 位，其中麦饭石等 8 种矿物资源储量居全国首位，滑石等 13 种矿物资源储量居全国第 2 位。此外，植物药资源 2000 余种，动物药资源 100 余种，矿物药资源 10 余种。

2. 盱江流域药业繁盛、药材道地

盱江制药，追求药材产地道地，药材炮制道地。盱江流域有着得天独厚繁茂的中药资源及便利的交通，远古时代盱江流域的先民就有原始医药活动，识药、采药、制药、行医，逐渐形成享名全国的建昌帮、樟树帮，促进了盱江医学流派的发展。

盱江医药业源远流长，汉代有浮丘公、谕兆徵、谕钟祥、谕周桢、张陵、葛玄等在盱江流域修行、识药、采药、制药、行医。三国时期，盱江流域已出现摆摊售药的现象。到了唐代，此地开辟了专门的药墟。宋代，该地药市已具雏形。明代，该地区发展了具有特色的药码头。清代，该地成为川广药材总汇地，逐渐形成闻名国内的江西药帮——建昌帮、樟树帮。建昌帮、樟树帮独特的饮片炮制技术享誉全国，其炮制加工技术自成体系，各具特色，炮制工具、辅料、工艺独具风格。樟树帮饮片讲究“行色气味，保持俱全”，建昌帮饮片讲究“气香味厚，斜薄大亮”，饮片毒性低、形质美、疗效高，其中最具代表性的中药饮片超过 300 种，深受医药界的青睐。药界至今还有“樟树个（的）路道，建昌个（的）制炒”“药不到樟树不灵（齐），药不过建昌不行”之赞。在清代，江西药帮已跻身全国中药饮片加工炮制技术三大流派（江西帮、川帮和京帮）之列，并成为全国十三大药市、十七大药市之一。

建昌帮地处赣闽水陆交通要冲，樟树帮地处“八省通衢之要”，水运网络进赣江入鄱阳湖，达长江通东海，入长江流域，明清时期建昌帮、樟树帮药业已经涉及福建、广东、湖南、湖北、天津、重庆、香港、台湾、澳门等地区，甚至远涉马来西亚、新加坡等国家。盱江药业，药材道地，炮制地道，工艺精湛，药市兴盛，客商云集，各地的药材源源不断运来此地加工和交易，此地出产的草药及特色加工饮片枳壳、枳实、陈皮、苏叶、香薷、荆三棱、黄栀子、前胡、白前、白芍、玄参、苦参、车前子、槟榔、粉葛根、煨附片、阴附片、阳附片、淡附片、姜半夏、明天麻、茯苓、山药片、泡南星、醋郁金、炒鸡内金、酒白芍等大批量外销。各地药材大量运进此地，待加工炮制后又销往全国。如广东、广西出产的藿香、桂枝、桂子、肉桂、山柰、八角、茴香等，四川、湖北出产的附子、川萼、党参、茯苓等，湖南出产的朱砂、雄黄等，安徽出产的枣皮、瓜蒌等，河南出产的黄芷、生地黄、柴胡、防风等。很多外国“舶来药”，如豆蔻、砂仁、乳香、没药、西洋参等都须经过盱江药帮的加工，方能成为特色饮片。

在各类药材收获之际，各地药商迅速采购药材并将其运送至建昌与樟树进行炮制与销售，形成络绎不绝的景象，全年无休。例如，四川的附片商、河南的地黄商、湖北的茯苓商、安徽的枣皮商、浙江的白术商、湖南的雄黄商、福建的泽泻商及广东的陈皮商，药材的集散规模宏大，令人叹为观止。有诗赞曰“市肆繁密，邑屋华好”“帆樯栉比皆药物”“人参鹿茸用船装”。樟树与建昌的码头常年帆影重重，茶楼酒馆亦是终日座无虚席。据记载，清乾隆年间，建昌帮在建昌城区的药业用房有800多处；道光初年，樟树帮在樟树镇有药材行、栈、号、店200余家。可见清代两帮已经成为“百工技艺”“商贾云集”“南北川广药材总汇”的大药都。当代，樟树帮发展更为空前，药帮所在地樟树市已经成为全国著名的“药都”。

3. 易发热病是盱江流域的发病学特点

人类活动无不受地理环境的影响，所谓“一方水土养一方人”，各地居民均带有其地的地域特征。地理差异导致不同群体在生活方式、风俗习惯、行为方式及发病因素等方面展现出不同的倾向性，因此各地居民的发病学特征各具特色，呈现出鲜明的地域性。例如，地理环境影响人类的容貌肤色，光照强烈的低纬度地区使人黑色素积淀多，故当地人为黑色人种；光线微弱的高纬度地区使人黑色素积淀得少，故当地人为白色人种；中温带介于二者之间，故当地人为黄色人种。

（1）盱江流域三面环山，温热难散

江西及其环抱的盱江流域，地理位置独特，位居东南，处于中亚热带湿润季风气候区，又地处粤闽高、中温热水带边缘，因此热量丰富，雨水充沛，光照充足，地热充足。由于江西三面环山，仅北面有一个缺口，夏日之时，南风难以直穿群山肆意深入，中央盆地湖泊星罗棋布，邻近大湖（鄱阳湖），众多湖泊反射光热，热辐射高，光热充足，高温高压，湿热氤氲，植被繁茂，昆虫、寄生虫、病毒及细菌滋生肆虐，酷热难散，故盱江下游的南昌有中国“四大火炉”之一的称号。冬日之时，北风因为三面环山的阻碍而失去狂猛的势头，故江西在寒冬季节也很少出现冰冻现象，这同样归因于其地热难以消散的地理特性。

（2）盱江流域高温高压，易发热病

盱江流域特殊的高温潮湿和高压闷热的自然地理环境，使人容易产生体内伏热，若外受邪热，则容易罹患诸多热病。热病，是指具有发热症状的所有外感、内伤疾病。如中医之春温、暑温、湿温、秋燥、冬温、温疫，以及痘疮、中风、暑痫、伏温、温毒、温瘴、大头瘟、蛤蟆肿、烂喉、白喉等；或西医之流行性出血热、血吸虫病、疟疾、脑出血、脑梗死、夏季热、百日咳、风湿热、丝虫病、绦虫病、中暑、流行性乙型脑炎、麻疹、结核病、白喉、肠伤寒、痢疾、肠炎、恙虫病、水痘、带状疱疹、流行性腮腺炎、红斑狼疮、钩端螺旋体病、肝炎、类风湿关节炎、流行性感冒、肺炎、脑膜炎、霍乱、脊髓灰质炎等。江西被认定为血吸虫病和流行性出血热的重点分布省份，特别是在盱江流域，这些疾病的发病率较高。由于盱江流域特有的温暖湿润气候条件，以及当地人体内潜在的热性体质，这些疾病可能起始是寒性症状，但在病程发展过程中往往会出现热性症状。长期以来，旴江医家认识到地暖气热及人体伏热会导致热性疾病的频发，因此，他们在诊断和治疗热性疾病方面积累了丰富的经验，认为这类疾病通常由外界的热邪侵袭或体内潜伏的热邪引发。

（二）旴江医家的热病思想

1. 喻嘉言认为旴江东南之地温热多湿，邪伏体内易发热病

明末旴江名医喻嘉言对疾病与自然气候、地理环境之间的联系给予了极大的关注。他深刻理解旴江流域的疾病特征，认为江西旴江流域地处东南，地势低下，温热多湿，雾露蒙蔽，温邪易聚难散，邪伏于内，蕴生内热，易发温病、痘疹、疮毒等热病（热证）。喻嘉言的《尚论篇》云："是以东南冬月患正伤寒者少，患冬温及痘疮者最多；西北则秋冬春皆患正伤寒，殊无温疫痘疮之患矣……东南土地卑湿，为雾露之区，蛇龙之窟，其温热之气，得风以播之，尚可耐；设旦暮无风……蒸汽中，原杂诸秽，益以病气、死气，无分老少，触之即同一病状矣。"喻嘉言的《尚论后篇·卷一·尚论春三月温症大意》曰："而况触冒寒邪之病少，感发温气之病多。寒病之伤人十之三，温病之伤人十之七……凡伤寒之种种危候，温症皆得有之。"喻嘉言研究伏气春温病证，指出："温病之伤人十之七，古今典缺（原作"佚"），莫大于此。"他提出温病三纲学说，认为春夏秋三时之病皆起于冬，而秋冬二时之病皆起于夏，云："至于热症，尤为十中八九，缘真阴为热邪久耗，无以制亢阳，而燎原不熄也。以故病温之人，邪退而阴气犹存一线者，方可得生。"他为后世温热学派奠定了多种理论基础，并促进了温热病理论、治疗方法及药物应用的发展。

2. 陈恩熟谙旴江本土热病

明代旴江名医陈恩，祖居东南，他认识到旴江流域温热多湿、人体内有伏热，易受温邪的状况，对温疫瘴毒等热病（热证）颇有研究，擅治热病，留下了"诊疾辄效""每岁活人无算"的美名。云南督帅闻陈恩之名，将其招之入府，恩不就，献疗瘴毒药方，为朝廷赴古南平乱大军防病治病备用，对"山箐竹峒，炎荒疗毒"用之效，未几寇平，朝廷诏赐冠服及钞帛。

3. 熊笏认为旴江南地温暖易蕴内热

清代旴江名医熊笏久居南地，认为旴江流域多热病（热证），其《中风论下篇·论治法》云："南方地土温暖，其人腠理常开，而卫气疏，易为邪侵而为病。"他认为人之为病，"乃八方之风"为患，"凡风之人，必乘卫气之隙，其隙多起于内热"。他以"偏枯中风"为例，《中风论·下篇·论风脉》云："八方之风，分为温、热、燥、寒、湿，五等之中，温、热、燥，居其三，皆热症也，寒则仅居其一，湿则有从寒从热之

不同。可知中风一症，热病居多，故南人中风较多于北人。而生平疗疾，每以凉药奏效，其源皆从此悟出。”熊笏的《中风论》中又附录治疗本土“中风”病的6个病案，“以明中风多热病，乃确有所见，非从纸上空谈，且可知一切俗书不足信也”。

4. 万友生认为盱江本土多热病

现代盱江地区的杰出医学家万友生对盱江流域频发的热性病证进行了深入研究，并擅长于辨识和治疗地方性的热病（热证）。他提出，南方地区，特别是江西省，热病较为常见。万友生指出，江西省是流行性出血热的重点疫区之一，强调在江西的某些地区流行性出血热与湿热性温病多见；不论四季寒暑皆可发热病，热病有春温、风温、暑温、暑痫、湿温、伏暑、秋燥、冬温、温疟、温毒（大头瘟、蛤蟆肿、烂喉痧、白喉、麻疹）、温疫。万友生擅治热病，在热病领域建树颇多，国家曾指定其领衔国家“七五”科技攻关中医急症项目“应用寒温统一热病理论治疗急症（高热、厥脱）的临床研究”，他选择流行性出血热为研究目标，取得显著成果，获江西省科技进步奖二等奖、国家中医药管理局科技进步奖三等奖。在他的行医生涯中，无数次地参加本地大范围的传染性疾病、感染性疾病及寄生虫疾病的救治工作，他从热证病机入手，谨慎辨治，疗效卓著，活人无数。万友生基于对本土疾病的认识和医疗实践，总结出系列治疗热病的经验，并将其推广于全国。他根据在本土治疗热病的亲身经验及古代经典对热病的认识，系统地提出“热病论”和“寒温统一论”，认为热病是指一般具有发热症状的所有外感、内伤疾病。这个概念包含着伤寒与温病的统一及外感与内伤热病的统一。此外他还撰写了《万氏热病学》《寒温统一论》等系列热病学医著，建立了完善的热病学科体系。以上情况，皆很好地印证了盱江流域本土多发热病的发病学特点。

5. 杨志一认为盱江本土多热病

当代盱江名医杨志一认为江西地暖，人体伏热，易感温邪，疾病以热证为多。他专志研究热病，长期投身于江西血吸虫病、肠伤寒、传染性肝炎、疟疾、大叶性肺炎等高发病的救治工作，认为血吸虫病、肠伤寒、传染性肝炎、疟疾、大叶性肺炎等病的发病学特点是热邪或湿热之邪为患，而且慢性期常表现为热证。如辨治血吸虫病，《杨志一医论医案集》云：因为本土温热，血吸虫病虽为“太阴受病”，但多有热证，多见“湿遏热伏”“水热互结”“干血内结”“瘀热互结”等热证。他指出：血吸虫病……病情变化，错综复杂，绝非一般杂病所能比拟，更不是一方一药所能通治，关键在于寻找出它的发病、传变规律。他总结道：急性血吸虫病多有发热，多为湿遏热伏，虽为太阴受病但或兼阳明或兼少阳或纯为太阴虚热。慢性血吸虫病，亦常见有瘀热在厥阴，或肝肾阴虚，水不涵木，多从热化等热证。杨志一辨治慢性黄疸型肝炎，根据江西的地理环境特点，不局限于常规的该病慢性属阴的看法，认为该病可见阳证，有热存在。《杨志一医论医案集》指出："慢性肝炎病例中，又见有阳证湿证存在，过去所谓急性属阳，慢性属阴的看法，不尽符合临床实际。"可见，在江西，尤其是盱江流域地温气热的特殊环境中，慢性黄疸型肝炎常有热证，杨志一从热论治血吸虫病及慢性肝炎常获佳效。这些很好地印证了江西，尤其是盱江流域在疾病慢性期易出现热证的病机特点。

（三）寒温统一辨治热病是盱江医派的诊疗学特点

盱江流域高温潮湿、高压闷热的气候环境，使人易体内伏热而发热病，盱江医家在千百年的医疗实践中，逐渐形成了一套成熟的理论体系和有效的临床治疗经验，用以辨识和治疗热病。他们不仅继承了张仲景《伤寒论》中关于治疗热病的方法，还对其进行了创新和发展，弥补了《伤寒论》在治疗温病方面的不足。盱江医家运用六经辨证、三焦辨证、卫气营血辨证、八纲辨证等方法治疗热病，在继承《伤寒论》的基础上，进一步完善了治疗外感热病的辨证论治体系。喻嘉言、万友生是盱江医派的代表人物。喻嘉言在治疗温病方面有独到的见解，他针对《伤寒论》详于伤寒而略于温病的不足，提出了温病三纲学说、温疫三焦治则、三气交病论、内伤杂病发热虚实论及秋燥论等理论。他主张在治疗温病时应采用辛凉之法，并强调保护阴液的重要性，即"存津液"。这些辨证施治的思想不仅被后世学者所继承，而且得到了进一步的发展。特别是他关于温热病解表治疗由辛温转向辛凉的理论，对温病学的发展产生了深远的影响。万友生提出"寒温统一论""万氏热病学"，倡导以八纲统一寒温辨治热病，建立起完善的热病学科辨治体系。他们改变了清代以来伤寒与温病两大学派长期对立的状况，将外感热病和内伤热病统一起来。因此，形成了盱江医派寒温统一辨治热病的诊疗学特点。

1. 喻嘉言阐发温病学说，以伤寒方统治温病

喻嘉言阐发温病学说，创导温病三纲、温疫三焦治则、三气交病论、内伤杂病发热虚实论、秋燥论、温病治以辛凉、重视保阴"存津液"等，提出以伤寒方统治温病，弥补了《伤寒论》详伤寒略温病之不足。

（1）温病三纲学说

喻嘉言认为，伏气春温以发热为主，皆因内热久耗所致。他将春温病分为三类，以此为辨证纲领。一是冬伤于寒，春必病温；二是冬不藏精，春必病温；三是冬伤于寒又兼冬不藏精，春月同时发病。

冬伤于寒的春温病，喻嘉言认为病机为阳明胃经有郁热，发于外，达于太阳，表现为"有略恶寒而即发热者，有大热而全不恶寒者，有表未除而里已先实者，有邪久

住太阳一经者，有从阳明而外达于太阳者，有从太阳复传阳明不传他经者，有自三阴转入胃腑者，有从太阳循经偏转三阴，如冬月伤寒之例者”（《尚论后篇·卷一·温症上篇》）。病位主要在阳明、太阳二经，以治里为主，兼以解肌，选方多用《伤寒论》阳明经诸方。喻嘉言治疗冬伤于寒热之春温，解肌法多选升麻葛根汤、葛根柴胡汤、葛根黄连黄芩汤等；清热法多选白虎汤、白虎加人参汤、玄参升麻汤、竹叶石膏汤等；和解法多选小柴胡汤、小柴胡加桂枝汤、小柴胡去半夏加人参瓜蒌汤等；解毒法多选黄连解毒汤、黄连汤、黄连泻心汤等；养血生津法多选酸枣仁汤、芍药甘草汤、炙甘草汤等；凉血滋阴法多选犀角地黄汤。

冬不藏精的春温病，喻嘉言认为病机为肾脏先虚，寒邪内侵，乃至春月，地气上升，肝木用事，吸引肾邪内动。治疗“始先用药，深入肾中，领邪外出，则重者轻，而轻者即愈矣”（《尚论后篇·卷一·温症中篇》），切不可汗之、下之、火之，以恐劫阴。喻嘉言治疗冬不藏精之春温，清解法多选四逆汤；清咽法多选甘草汤、桔梗汤、半夏汤、苦酒汤等；分利法多选猪苓汤；和阴法多选黄连阿胶汤；急下存阴法多选大承气汤。

冬伤于寒又兼冬不藏精的春温病，喻嘉言认为病机是两感温邪同发，“冬伤于寒者，阳分受邪，太阳膀胱经主之；冬不藏精者，阴分受邪，少阴肾经主之”（《尚论后篇·卷一·温症下篇》），此为太阳与少阴互为标本的病变，多在太阳、少阴二经，不传他经。他认为治疗“表里不可预测，惟先其偏重处”，有先里后表和先表后里的区别。喻嘉言治疗冬伤于寒又兼冬不藏精之春温，清表温中法多选桂枝加人参汤；清阳泻火法多选桂枝加大黄汤；汗后胃中干实而恶寒多选调胃承气汤。

（2）温疫三焦治则

喻嘉言在其著作《尚论篇·详论温疫以破大惑》中阐述了温疫的病理机制，明确指出：“温疫之邪，则直行中道，流布三焦”“然从鼻口所入之邪必先注于中焦，以次传布上下”“疫邪在三焦，散漫不收，下之复合”。基于此理论，他创立了温疫的三焦治则，分期实施。他认为，温疫流行时以预防为先，服芳香正气药以避秽防疫，对已病者，治疗上重视逐秽解毒，给邪气以出路，提出“上焦如雾，升而逐之，兼以解毒；中焦如沤，疏而逐之，兼以解毒；下焦如渎，决而逐之，兼以解毒。营卫既通，乘势追拔，以遣散余邪”的治疗法则，为后世诊疗温热病给予了重要启示，如吴鞠通的外感热病三焦论治就借鉴了喻嘉言的温病三纲学说，促进了温病学的完善和发展。

（3）三气交病论

喻嘉言认为，东南之地，春夏时天地间形成热、湿、暑三气交蒸，闷热潮湿，无处可避，素体阴虚、热毒内蕴、湿热内伏之人易感三邪，伤及皮肤和肠胃，出现体倦神困，肤生痱子、痤疮及疖肿，甚至发生痈疽、消渴、吐泻、疟痢、黄疸、肿满、痉病、痿厥等病证。《医门法律·卷四·热湿暑三气门》记载："是故天本热也，而益以日之暑；日本烈也，而载以地之湿。"喻嘉言辨治暑热，认为暑热病机是热、湿、暑三气交合致病，他在《尚论后篇·卷二·尚论四时》中提出："热者，天时之气也；暑者，日之毒也；湿者，地之气也。夏月天时本热，加以地湿上腾，是以庶类莫不繁茂。然而三气相合，感病之人为独多，百计避之不免。"关于暑热辨治，喻嘉言在著作中亦有记述，《医门法律·卷四·热湿暑三气门》曰："故会三气交病之义，以审脉辨证用方，其于湿热之孰多孰少，治疗之从上从下，补救之先阴先阳，纤悉毕贯矣。"他认为，若热重于湿，清热之中须兼顾祛湿，云："凡治中暑病，不兼治其湿者医之过也。热蒸其湿是谓暑。"若湿重于热，则应先驱其湿后治热，云："中暑必至多汗，反无汗者，非因水湿所持，即为风寒所闭，此宜先散外邪，得汗已，方清其内。若不先从外解，则清之不胜清，终成疟痢等患，贻害无穷。"若湿热并重，则宜"但当分解热湿之邪，而息其焰"。喻嘉言强调，暑病不仅伤阴亦伤阳，临证切勿懈怠。治疗中暑湿热证，他主张清热、祛湿、益气、生津，多以白虎加人参汤清热祛暑，以瓜蒂汤导湿消暑。正如喻嘉言所云："见无形之热伤其肺金，则用白虎加人参汤救之。有形之湿，伤其肺金，则用瓜蒂汤救之，各有所主也。"（《医门法律·卷四·热湿暑三气门》）

（4）内伤杂病发热虚实论

喻嘉言在《医门法律·卷四·热湿暑三气门》中指出："杂病发热者，乃阴虚于下也。"又云："《内经》病机十九条，叙热病独多。谓诸病喘呕吐酸，暴注下迫，转筋，小便浑浊，腹胀大，鼓之有声如鼓，痈疽疡疹，瘤气结核，吐下霍乱，瞀郁肿胀，鼻塞鼽衄，血溢血泄，淋闷，身热恶寒，战栗惊惑，悲笑谵妄，衄蔑血污，皆属于热。"

关于杂病热证引发的发热，喻嘉言主张在临床上明确区分虚实之别，并总结出七条发热病机：一是五脏实热，表现为能食而热、口舌干燥、大便难；可泻有余之火，多用苦寒之味，根据不同的脏腑选择相应的药物。二是阴虚发热，表现为烦热恶热；可用咸寒之剂，养阴清热，壮水之主以制阳光。三是血虚发热，表现为发热恶热、大渴不止、烦躁肌热、不欲近衣、脉洪大按之无力，或目痛鼻干；可用甘寒补血之剂，以当归补血汤为代表方。四是气虚发热，表现为不能食而热、自汗气短；可用李东垣甘温除热法。五是湿热相搏，表现为烦躁闷乱、四肢发热，或身体沉重、走注疼痛；可用木香、木通、葶苈子等药。六是火郁发热，表现为脾胃虚弱，又过食冷物，阳气抑遏于脾土之中，出现火郁之病；可用李东垣升阳散火之法。七是阳虚发热，多为命门火衰，真阳脱出，出现上热下寒之证，属真寒假热；可用附子、干姜等温热之剂，回阳固脱。而对于六腑实热证，表现为腹胀不通、口舌生疮者，可用生姜泻心汤。肥人之热，当泻其有余；瘦人之热，当滋阴降火。此外，喻嘉言在三气门方中列举了多首热病备选方剂，如治实热代表方有人参泻肺汤、天门冬散、半夏汤、赤茯苓汤、利膈散、消毒犀角饮、牛黄膏；治虚热代表方有龙脑鸡苏丸、地黄煎、四物二连汤，四顺清凉饮子、杨氏秦艽扶羸汤、《局方》当归补血汤等。

此外，杂病热证之恶寒，喻嘉言认为："杂病恶寒者，乃热甚于内也。《经》曰：恶寒战栗者皆属于热。《原病式》曰：病热甚而反觉其寒，此为病热，实非寒者是也。"他认为临床宜辨明外感与内伤，外感恶寒邪在表，阻遏卫气，肌表失于温煦；内伤杂病恶寒，主因内热过盛，壅闭气机，是阴阳割据的真热假寒证。正如《黄帝内经》病机十九条所载："诸紧鼓栗，如丧神守，皆属于火。"

（5）秋燥论

喻嘉言辨治秋燥，认为："奈何《内经》病机一十九条，独遗燥气。他凡秋伤于燥，皆谓秋伤于湿。历代诸贤，随文作解，弗察其讹，昌特正之。"喻嘉言根据六气配四时的五行学说，提出"秋伤于燥"之说，纠正了《黄帝内经》"秋伤于湿"之讹误。他在《医门法律·卷四·秋燥论》中指出："大意谓春伤于风，夏伤于暑，长夏伤于湿，秋伤于燥，冬伤于寒，觉六气配四时之旨，与五运不相背离，而千古之大疑，始一决也。"这一更改，更符合自然界气候变化的客观规律。可见，喻嘉言在燥病的病因、证候及治疗方面有着突出贡献，充实了六淫致病的内容，丰富和发展了中医学的病因学说，对后世产生了深远的影响。治疗秋燥，喻嘉言提出燥在里宜治里，忌用辛香行气之燥药，创制了清燥救肺汤，主治肺燥，方中以甘柔滋润之品清燥救肺，肺气得润，则清肃气行，治节有权，胃气也得以通降下行而喘平呕止，药效颇佳，该方沿用至今，促进了甘寒润燥、清肃肺气学说的发展。

2. 万友生倡导寒温统一，以八纲辨治热病

由于盱江流域高温潮湿、高压闷热的气候环境，使人易体内伏热而发热病，所以盱江医家善治热病。当代盱江名医万友生对热病的辨治见解独到、体会深刻，著有《寒温统一论》《伤寒知要》《万氏热病学》等，倡导寒温统一，以八纲辨治热病，建立了系统而完善的热病学科体系。

万友生指出：外感六淫、内伤七情、饮食、劳倦等都能引起发热，而凡具有发热的外感、内伤疾病都可称之为热病……这个概念包含着伤寒与温病的统一及外感热病与内伤热病的统一。万友生认为，八纲，是伤寒六经、温病三焦和卫气营血、杂病脏腑辨证论治的总纲。

针对中医寒温分论，热病局限于外感病而排斥在内伤病之外，且临床上大量的热病由西医接诊的状况，万友生立足于寒、温、内、外统一这个新的起点，倡导八纲统六经、三焦、卫气营血和脏腑的辨证论治，以适应现代热病临床的需要，提高临床疗效，让中医在现代热病临床中发挥主力军作用。万友生带领研究团队，提出并设计了“应用寒温统一热病理论指导治疗急症的临床研究”课题，开展了深入研究。该题后来列入了国家科学技术委员会“七五”攻关项目，以寒温内外统一的热病理论为指导，对多种发热性疾病进行了前瞻性研究。研究结果证明，以八纲统六经、三焦、卫气营血和脏腑的辨证论治体系，能适应当前热病临床实践的需要，能启迪临床思路，提高疗效。

（1）倡导寒温统一

万友生在《寒温统一论》中指出：“伤寒学派和温病学派的论争，由来甚久，至今未息。其实，从伤寒和温病学说的历史发展过程来看，它们本来就是由合而分，又由分而合的。”春秋战国至东汉时期，《黄帝内经》《难经》《伤寒论》都是寒温合论的。如《黄帝内经》认为热病皆伤寒，凡病伤寒而成温者，夏至日前为温病，夏至日后为暑病；《难经》论述的五种伤寒中就包括温病、热病、湿温；《伤寒论》不仅论及伤寒，还论及温病、风温、风湿和痉湿暍病等。这一寒温合论的局面，由东汉延伸到晋、隋、唐、宋、元时期。

明代，温病学说逐渐兴起，并从伤寒学说中分化出来，独立发展。吴又可首先著成《温疫论》，由此寒温分论。清代，叶天士、薛生白、王孟英、吴鞠通等著《温热论》《湿热条辨》《温热经纬》《温病条辨》，形成了三焦和卫气营血辨证论治体系。然而，鉴于伤寒理论是温病理论的基础，而温病理论又是伤寒理论的进一步发展，因此，寒温理论的分野最终走向了融合的道路，如喻嘉言著《尚论篇》、杨玉衡著《寒温条辨》等。

20世纪以来，主张寒温合论者渐多。中华人民共和国成立以来，寒温统一的趋势，已日渐成为中医学界的主要动向之一。不少中医学者认为，伤寒六经体系和温病三焦、卫气营血体系虽然各有其特点，但都属于外感病辨证论治的范畴，应该熔于一炉，融为一体。对此，万友生提出自己的见解：“伤寒学说比较详于表里虚实的寒证治法而重在救阳，温病学说比较详于表里虚实的热证治法而重在救阴，分之各有缺陷，合之便成完璧。”他在《寒温统一论》中指出：“寒温是应该重新合论，使之归于一统的。当然，今天的寒温合论并非历史的重复，而是对过去寒温合论，以及寒温分论的继承发展，是在新的基础上达到新的统一。近时中医学界在寒温如何统一这个问题上主张不一，有的主张用伤寒六经来统温病三焦和卫气营血；有的主张用温病卫气营血和三焦来统伤寒六经；有的主张用西医对急性热病的分期方法来统一中医的寒温两说等。我之所以主张用八纲来统伤寒六经和温病三焦、卫气营血，是因八纲乃中医对疾病，尤其是外感病辨证论治的总纲。而王叔和所编次的张仲景《伤寒论》，虽然名为三阳三阴辨证论治，实则其阴阳是落实在表里寒热虚实上的，也就是八纲辨证论治。继之而起的温病学家，如叶天士的《温热论》和吴鞠通的《温病条辨》等，虽然是按卫气营血和三焦辨证论治，但都是对张仲景《伤寒论》的继承发展，仍然是以八纲为依归，并在表里虚实的热证治法方面大大地弥补了《伤寒论》的不足。因此，用八纲来统一寒温两说。”

（2）确立热病学

热病一名，尚无定义。《素问·热论》云：“今夫热病者，皆伤寒之类也……人之伤于寒也，则为病热。”认为热病是因伤寒所致的。而《素问玄机原病式》认为“六气皆能化火”“热病只能作热治，不能从寒医”，热病是因热邪所致的。

万友生指出：现代临床上，大量的外感热病是由西医接诊的。他们广泛应用的抗生素一般来说是有效的，但也存在许多不可忽视的问题。如普遍存在耐药性、过敏性、不良反应，以及用之不当而产生的菌群失调疾病、对免疫功能低下的个体无法产生抑菌效果、对病毒感染性热病无效等等问题。而这些，又常常与患者的个体特异性（如伏邪的存在、体质的阴阳偏颇、内伤疾病的影响等）有关，中医对此确有较大的优势。事实上有许多严重的外感热病，当西医束手时，中医运用外感与内伤相结合的观点，常可应手取效。中医在这方面虽然拥有丰富的理论和经验，但为何患者往往不先找中医而先找西医？为什么有些中医望危急重症之热病而却步？难道不是“中医治不了急性病”的俗见所致吗？而这一俗见之所以盛行，归根结底，在于我们未能把中医热病学术继承发扬好。因此，万友生著《万氏热病学》，倡导八纲统一寒温证治，建立了热病学科体系。

万友生在《万氏热病学》中提道：“不少医家据《内经》所述，把热病局限于外感病，而排斥在内伤病之外。这些认识都是不够全面的……而凡具有发热的外感、内伤疾病都可称之为热病，这在《黄帝内经》中就已明确，如《素问·热论》篇所论寒温热病虽属外感，但其《刺热》篇所论五脏热病则属内伤。尤其是《伤寒论》，冶寒温外内于一炉，理法方药具备，大大充实了《黄帝内经》热病的内容。后世各家温病学说和内伤热病学说更进一步发展和完善了《黄帝内经》和《伤寒论》的热病学说。从现代医学的病名诊断和中医辨证相结合的角度看，往往同一种感染性发热性疾病，在其发展过程中，不仅可见热性证候，也能出现寒性证候，这是临床经常可以碰到的。所以现今多数中医学者已认识到伤寒和温病都属于外感热病范围，也认识到外感热病和内伤热病既有区别，又有联系，寒温外感热病和内伤热病应作为一个整体进行研究。这就为寒温统一和内外统一的中医热病学的产生奠定了思想基础，也才有可能从寒温外感热病和内伤热病的共性出发，给出热病的定义，即热病是指一般具有发热症状的所有外感、内伤疾病。这个概念包含伤寒与温病的统一及外感热病与内伤热病的统一。所谓统一，并非否认它们之间的差异，而是从人的认识角度言，需要在历代医家探案的基础上，用一种理论框架，全面地反映各种热病既区别又联系的证治规律，使中医热病理论和临床更加系统化和规范化。”

（3）倡导以八纲为辨治热病总纲

万友生认为，尽管外感热病与内伤热病各自拥有独特的辨证治疗体系，但热病作为一个整体研究对象，仍存在普遍适用的规律。从辨证的角度看，无论是外感热病还是内伤热病，均不超出八纲范围，因为八纲是一切疾病，尤其是热病证治规律的总纲。八纲辨证作为中医辨证论治理论体系的核心部分，其理论渊源可追溯至《黄帝内经》，并在张仲景所著的《伤寒论》中得到进一步的巩固与发展。

万友生在《万氏热病学》中指出：“阴阳、表里、寒热、虚实八纲，实质上是表里、寒热、虚实六变。如程钟龄在论八纲时指出，至于病之阴阳，统上六字而言，所包者广。”张景岳更是强调：“六变者，表里、寒热、虚实也，是即医中之关键，明此六者，万病皆在诸掌矣。”因此，无论是外感热病还是内伤热病，都可用此六变来概括，可起到执简驭繁的主导作用。一般来说，热病的发生不外乎以下几种：一为病发于表的寒热虚实证，二为病发于半表半里或表里同病的寒热虚实证，三为病发于里的寒热虚实证。热病的发展不外乎由表入里或由里出表，由寒变热或由热变寒，由实转虚或由虚转实。表里、寒热、虚实的理论，主要是以表里辨病位，寒热辨病性，虚实辨病势。

辨表里是辨别热病邪正斗争的部位。热病邪气在表，正气向外抗邪，呈现恶寒、发热、脉浮等症的，称为表证，治宜随其寒热虚实从表以汗之。热病邪在半表半里，正邪纷争，呈现往来寒热等症的，称为半表半里证，治宜随其寒热虚实从半表半里以和之。若邪在表里，正邪分争，则呈表里相兼证，治宜随其寒热虚实选用先表后里、先里后表和表里同治三法。热病邪气在里，正气向内抗邪，呈现但热不寒或但寒不热而脉沉等症的，称为里证，治宜随其寒热虚实从里以温、清、补、泻之。

辨寒热是辨别热病邪正斗争的性质。热病的寒热属性，取决于邪气的阴阳特性和正气状态（阳盛或阴虚、阴盛或阳虚）。热病是因阳邪为患而正气为阳盛或阴虚者，必现热性证候；热病是因阴邪为患而正气为阴盛或阳虚者，必现寒性证候。具体地说，热证是因阳邪作用于阳盛或阴虚之体形成的，表现为但热不寒、喜冷恶热、口渴、小便黄赤、大便硬结、舌质红绛而苔黄黑干燥、脉数等症，治宜随其表里虚实以清之。寒证，是因阴邪作用于阴盛或阳虚之体形成的，表现为但寒不热、喜热恶冷、口不渴、小便清白、大便溏泄、舌质淡而苔白润滑、脉迟等症，治宜随其表里虚实以温之。

辨虚实是辨别热病邪正斗争的形势。热病的虚实形势，取决于正气抗邪力量的强弱。实证是因正气抗邪力强导致的。如因表里寒热诸证而表现为脉浮、沉、迟、数有力（如紧、滑、洪、实等）者便是实证，治宜随其表里寒热以攻之。虚证是因正气抗邪力弱导致的。如因表里寒热诸证而表现为脉浮、沉、迟、数无力（如虚、弱、微、细等）者便是虚证，治宜随其表里寒热以补之。

可见，热病表里寒热虚实的理论是以邪正斗争的具体反映为依据的，而表里寒热虚实的具体反映，则是由邪正双方相互作用来体现的。因此，辨别热病的表里寒热虚实，必须同时看到邪和正两方面，只有综合分析邪正双方的具体情况，才能正确地作出表里寒热虚实的判断。应指出的是，通过八纲辨证所得出的包含病位、病性、病势在内的一个完整的证，如表寒实证、表寒虚证、表热实证、表热虚证、半表半里寒热虚实证、里热实证、里热虚证、里寒实证、里寒虚证等，应该说还是比较笼统的，必须进一步把它们落实到六经、三焦、卫气营血和脏腑上，才能更具体而切实地指导临床实践。

（4）应用寒温统一理论辨治流行性出血热

万友生领导的江西省流行性出血热课题组在“七五”期间，以寒温统一的热病理论为指导，在省内 6 个市级、县级综合医院对照观察治疗该病患者 413 例（含对照组 140 例）收到了较满意的疗效。其流行性出血热发热期特色方案如下：

太阳少阳同病，寒湿郁热：症见恶寒发热或寒热往来，无汗，头身腰痛，脘痞呕恶，口苦纳少，神疲乏力，渴喜热饮，小便短赤，面红目赤，皮肤黏膜可见出血点，球结膜充血水肿，舌质红，苔薄白腻或薄黄腻，脉浮数或滑数。其偏太阳者用麻桂败毒汤，偏少阳者用柴桂败毒汤。麻桂败毒汤（自拟方）：麻黄 10g，桂枝 10g，杏仁 10g，白芍 10g，苍术 12g，藿香 15g，大腹皮 12g，陈皮 10g，酒常山 15g，甘草 6g，生姜 3 片，大枣 5 枚。柴桂败毒汤（自拟方）：柴胡 15g，桂枝 10g，黄芩 10g，半夏 10g，党参 10g，苍术 12g，藿香 15g，大腹皮 12g，白芍 10g，酒常山 15g，麻黄 10g，甘草 6g，生姜 3 片，大枣 5 枚。

湿热郁伏膜原：症见憎寒壮热，午后热甚，汗出，头身腰痛，心烦胸闷，身重肢倦，颜面浮肿，球结膜水肿，斑疹，呕恶不食，渴不多饮，腹胀，大便不爽，尿短赤，舌质红，苔白厚腻或黄腻，脉濡数或滑数，治用达原败毒汤。达原败毒汤（自拟方）：草豆蔻 10g，槟榔 10g，大腹皮 15g，黄芩 10g，知母 10g，白芍 10g，柴胡 15g，青蒿 30g，酒常山 30g，杏仁 10g，桔梗 10g，甘草 6g。

湿热留恋三焦：症见发热，午后尤甚，微恶寒或不恶寒，无汗或少汗，头身困重疼痛，心烦胸闷脘痞，呕恶不食，腹胀便秘或溏而不爽，小便短赤，脉滑数，舌质红，苔黄腻或中心焦黑。湿热并重者用连朴败毒汤，热重于湿者用三黄败毒汤。连朴败毒汤（自拟方）：黄连10g，黄芩10g，生石膏100g，知母15g，大腹皮30g，柴胡15g，苍术10g，石菖蒲15g，酒常山10g，白豆蔻10g，杏仁10g，厚朴10g。三黄败毒汤（自拟方）：黄连15g，黄芩15g，生大黄（后下）30g，生石膏100g，知母15g，栀子15g，大腹皮30g，杏仁10g，白豆蔻10g，青蒿30g，通草10g。

热毒炽盛，气营两燔：症见壮热不寒，头痛欲裂，腰痛，喉痛，斑疹，面目俱赤，心烦不寐，时有谵语，渴喜冷饮，恶心呕吐不食，尿赤便闭，脉洪滑数，舌质红，苔黄燥或焦黑。治用加味清瘟败毒饮。加味清瘟败毒饮（自拟方）：生石膏120g，知母5g，金银花15g，大青叶30g，黄连10g，黄芩15g，竹叶15g，连翘15g，生地黄30g，牡丹皮15g，元参30g，赤芍15g，生大黄（后下）15g。若神志时明时昧，予清开灵针（清开灵注射液）20～40mL；若腹痛拒按，便黑，皮肤大片瘀斑，神昏谵语，加用犀珀至宝丹（古方自制，方出《重订广温热论》）1丸。

太阳少阴两感，表里俱寒：症见发热恶寒，寒重热轻，无汗，头身腰痛，呕恶，面唇灰青，便下清稀，舌淡苔白，脉沉细，甚则四肢厥冷，寒战不已，汗出不止等。偏于太阳者用麻黄附子细辛汤（麻黄6g，制附子30g，细辛3g）。偏于少阴者用通脉四逆汤（制附子60g，干姜60g，炙甘草30g），静脉注射参附针（四川雅安制药厂生产）20～40mL。

发热期，治疗组用以上方药祛湿清热解毒，宣畅三焦，故治疗组的疗效明显优于对照组。临床显示，本病初期既有表现为伤寒型的，也有表现为温热型的，但以湿热型为主。若纯用三焦、卫气营血辨治，则不足以治伤寒证；若纯用六经辨治，则难以治湿热证和温热证。这种复杂的病情，形成了同一病种、同一患者，先后出现伤寒、温病证候的状况，故应用寒温统一的热病理论指导本病的辨证治疗，能收到比较满意的疗效。

（四）辨证论治是盱江医派的临证思维特点

“辨证论治”一词，由清代盱江名医陈当务《证治要义》首创。自古以来，盱江医家临证最重辨证论治，辨证活泼，随机择法，善于变通，论治精巧，灵活处置，颇具特色，其中最具代表性的医家当属陈当务。陈当务对辨证论治有独到见解，他根基于仲景之学，汲取古今107位名医的辨治精髓，尤其是江西盱江医派历代大家如晋代葛洪，宋代陈自明、崔嘉彦、严用和，元代危亦林、萨谦斋、杜清碧，明代龚信、陈会、刘瑾、朱权、万全、聂尚恒，清代喻嘉言等的临证辨治经验，并将其融会贯通，其论著《证治要义》充分体现了辨证论治的精神实质。正如当代学者陈永灿指出："陈当务……首倡并论述'辨证论治'要义，正是其对中医学术发展的巨大贡献。陈氏不仅首次提出辨证论治一词，更重要的是，他还对'辨证论治'的基本内涵有具体而深刻的论述。"在此略述陈当务的辨证论治思想。

1. "辨证论治"沿革

陈永灿说："近年来，笔者在承担国家中医药管理局中医药古籍保护与利用能力建设项目之《证治要义》的整理研究过程中发现……'辨证论治'四字竟在《证治要义》中出现。经考证，确定'辨证论治'最早见于《证治要义》，由清代医家陈当务首先提出。"陈当务，字惠民，清代康熙至乾隆时期抚州（今江西抚州市）人，寿逾 70 岁。

辨证论治，反映了中医临床思维模式和中医学术发展的固有规律，是中医认识和治疗疾病的基本原则，是现代中医学术的基本特征。"证"是人体在疾病发展过程中的某个阶段，包括功能、器质病理状态的概括，临床处理疾病以"证"为核心，辨"证"而论治，这是中医学理论体系有别于其他医学的独有特点。然而，"辨证论治"这一中医学术特征的形成不是一朝一夕的，而是历代医家经过漫长的临床实践和理论探索总结出来的，这些实践和探索深植于丰富而厚重的中医典籍之中。

西汉马王堆医书《五十二病方》和《黄帝内经》十二方，这些都是对症治疗的经验医学，采取的是"对症治疗"方法，可以称之为辨证论治的简单方式或初级形式。东汉时期，张仲景的《伤寒论》开启了"辨证论治"学术思想体系形成的进程，《伤寒论》以辨某病脉证并治为标题，从书中"观其脉证，知犯何逆，随证治之""伤寒中风，有柴胡证，但见一证便是，不必悉具""夫诸病在脏，欲攻之，当随其所得而攻之"等名句看，《伤寒论》是中医临床学术的奠基之作，也是我们追溯"辨证论治"说法的源头活水。可见，辨证论治的思想孕育于《黄帝内经》，发挥于《伤寒论》。

历代医籍中，亦有不少与"辨证论治"一词相似的提法。宋代，陈言的《三因极一病证方论》提出"因病以辨证，随证以施治"。金代，刘河间的《素问玄机原病式》倡导病机辨证。元代，朱丹溪的《脉因证治》将临床诊疗过程概括为"脉因证治"。明代，徐春甫的《古今医统大全》提出"因病施治"；周之干的《慎斋遗书》列有"辨证施治"一节，提出"见病医病，医家大忌""唯见一证而能求其证之所以然，则本可识矣"；张景岳的《景岳全书》有"诊病施治"一法，总结出阴阳为纲，表里、虚实、寒热为变的辨证方法。清代，徐灵胎的《伤寒类方》有"见症施治"之词。

清代陈当务《证治要义》（撰成于 1763 年，刊出于 1775 年）中首次提出"辨证论治"一词。陈当务云："本集前后共计三百八十七方。因古人一方可治数十病，而一病又兼数方，难以重复，故另汇于此。以仲景公之方列前，诸名医之方列后。凡集中辨证论治，旁边有厶角圈者，即是药方，细心查之自见。”《证治要义》对“辨证论治”的基本内涵做了具体而深刻的论述。此后，清代章虚谷《医门棒喝》(撰成于1825年)亦用了“辨证论治”一词。20世纪50年代，任应秋开始提倡“辨证论治”，并对中医临床“辨证论治”体系给予了全面阐述，从此“辨证论治”一词得到学术界的广泛认可，逐渐成为具有规范内涵的中医名词术语。

正如陈永灿所说：“可见，首次出现‘辨证论治’一词的中医文献是《证治要义》……提出‘辨证论治’称谓的第一人是陈当务……陈氏不仅首次提出‘辨证论治’一词，更重要的是，他还对‘辨证论治’的基本内涵有具体而深刻的论述……首倡并论述辨证论治要义，正是其对中医学术发展的巨大贡献。”

2. 辨证论治一以贯之

陈当务临证注重辨证论治，重视实践，博采众长，治学严谨，知行合一，《证治要义》展现了其一贯的辨证论治学术思想。《证治要义》共10卷，约15万字，内容翔实，理法兼备，论述平妥，切合临床。陈当务不仅首次提出了“辨证论治”一词，他还在书中对“辨证论治”的基本内涵进行了具体而深刻的论述。从首卷“辨证”和次卷“论治”的编排中，可以看出陈当务极其重视“辨证论治”并一以贯之。陈当务更是在书首“凡例”中明确表明：“是集分为十卷，首二卷辨明证候虚实，以为医学提纲。”此即陈当务重视辨证论治之明证。

陈当务诸科辨治甚具特色，临证之时，先“辨证”，再“论治”，《证治要义》针对每一疾病皆设有“证治”“集古”“新方”，并且还附有陈当务自己的临床常用方，“叙明致病缘由，及病成而变之理”“总要理路明白，药证相对”。例如，在辨证论治内科呕吐方面，陈当务提出：“外感六淫邪气，均可能导致呕吐。”陈当务认为，呕吐有声有物属阳明，有物无声属太阳，有声无物属少阳，看其邪在何经，即从其经为治。若因寒滞者，吐时胃脘隐隐作痛；因食滞者，必嗳腐吞酸，上膈胀满作痛；因怒而气逆者，其痛必连于胸胁。内有实火者，必烦热燥渴，脉洪而滑；内有寒痰者，必下嗢嗢欲吐，脉迟而细。凡吐而勇猛多物者实也，吐而声细无物者虚也。恶心，闻食而即吐者，脾胃虚弱也。朝食暮吐，暮食朝吐者，命门火衰也。又有远行不服水土而吐者，或触秽恶瘴气而吐者，或因吐而出蛔虫者，皆要察其寒热虚实而治之。关于治疗，陈当务遍寻古方，《证治要义》云：“抱朴子《急救方》云：呕家圣药是生姜，诸呕食不下咽者，小半夏汤主之。反胃吐食者，大半夏汤。呕而胸满头痛者，吴茱萸汤。”此外，陈当务还关注今人验方，《证治要义》云：“呕吐，取田螺养于缸内，经宿则有泥，取泥和赤石脂、半夏、生姜汁为丸，杨梅汤下五钱，吐自止。又反胃吐食，属热者，摩擦脚底涌泉穴，属寒者，以滚汤浸脚，其吐立止。”陈当务常用方亦有较好疗效，其曰："呕因食滞者，平胃散合保和汤。因肝火上逆者，大青丸。内有实火者，调胃承气汤。内有寒痰者，二陈合理中汤。脾胃虚弱者，四逆合六君子汤。不服水土者，活人败毒散。吐蛔虫者，《金匮》乌梅丸。又呕家切忌汗下，恐其竭绝津液也。凡病临危而作呕哕声者，胃气垂绝之候。"

3. 诸科辨证论治特色

《证治要义》行文朴实，纲目清楚，纵论辨证之精要，阐发论治之微义。书中共采辑古今一百八十七家要籍精义，既集古人证治，又增今人新方，辨证论治详明，理法方药完备，学术经验丰厚。陈当务临证辨治内、外、妇、幼及五官科等疾病，积累了丰富经验，颇具特色。例如，关于内科痢疾辨证论治，陈当务认为："初起腹痛泄泻，泻久成痢，或红或白，皆津液所化。邪入营分则红多，入卫分则白多，古人以五脏受伤而痢下五色，亦据理言之耳。然不论其所下何色，但遇燥热之时，病者果属实脉实证，放胆用通因通用之法，逐去燥热自愈。若其邪气下陷，里急后重，发热无汗，缠绵日久者，当遵嘉言老人逆流挽舟之法，引里邪出之于表，庶得安全。若邪气奔入大肠，膀胱热结而小便不利，又当遵嘉言急开支河之法，使气化行而小便利，病亦易愈……又有休息痢者，亦是病后失于调摄，邪未尽去，滞于肠胃，大便泻血，时作时止，终年不休。此又痢之犹难治者也。"临证施治，陈当务擅用多种治法，例如通因通用之法，轻则用小承气汤，重则用大柴胡汤；逆流挽舟之法，用活人败毒散加人参挽回元气；急开支河之法，用大分清饮化膀胱之气。若痢色红多者，用犀角散；痢色白多者，用仓廪汤；痢色红白夹杂者，用十宝汤。寒痢腹痛者，用理中汤。气虚下陷者，用补中益气汤。里急后重者，用升阳除湿汤。瘀血作痛者，用《局方》活血丹。久痢不愈者，用真人养脏汤。禁口不食者，用秘方化滞丸，或用嘉言进退黄连丸。休息痢者，用鸦胆子仁四十九个，龙眼肉包裹，葱汤吞下，能刮去肠中宿垢，痢自止。总之，陈当务治病重在"平调脏腑之气"，药与病情相对，斯为高手。

对于外科疮毒的辨证论治，陈当务认为：凡疮凸赤作痛，热毒炽甚也。疮微作痛，毒将杀也。疮色白而不结痂，阳气虚也，色赤而不结痂，阴气虚也。搔痒脉虚浮，气不相荣也。搔痒脉浮数，血不相荣也。臀背颈项作痒，膀胱阴虚也。阴器股内作痒，肝经血虚也。阴囊作痒重坠，肝经湿热也。小便短数而色赤，肝经阴虚也。小便数而色白，脾肺气虚也。面目搔痒变赤，外邪相抟也。眉间痒而毛落，肝胆血燥也。饮食少思，口干饮热，胃气虚也。饮食不化，大便不实，脾气虚也。侵晨（天快亮时）或夜间泄泻，脾肾虚也。此皆外症可验也。

对于外科疮毒的临证施治，陈当务认为：疮毒初起，宜升阳散火汤。血热者，宜加味解毒汤。作冷者，宜回阳三建汤。疮家已经解表而大便不通者，若见疮色红肿，舌苔芒刺，腹中硬痛，宜活血散瘀汤；若因脓血出多，而身上又有汗，宜和气养营汤，或麻仁润肠丸。疮家发热汗出，内必作渴，但饮乌梅汤则止；若溃后脓血出多，因疮痛而汗出作渴者，宜八味地黄丸。疮家面赤口渴发热，脉洪大而心烦者，是有瘀血在里也，宜疏黄连汤；若舌苔白滑而脉虚迟者，宜阴阳二气丹。疮久则痛极伤肝，肝火乘肺而发咳者，宜人参败毒散，次宜清金宁肺汤；脓血出多，面色黄瘦气喘，胸胁痛者，宜陷脉散。若疮大发，而又兼有内伤吐血等症，宜先天大补丸，慎勿滥用疮科泛药。

对于妇科月经不调诸症的辨证论治，陈当务云："调经者，先顺其气，气行则血行，气止则血止，有余者泻之，不足者补之，偏僻者恕以待之，劳碌者逸以养之。调其五味，调其七情，调其起居，调其汤药，俟其气和血畅，自然附络循经。今此调理得宜，后来必然无病，而且易于协孕。再看张、刘、李、喻诸大家书，其义更悉……阳太过则先期而来，阴不及则后期而来。其有绝断不行，崩漏不止，与夫乍多乍少者，皆阴阳之不调也。夫先期而来，虽曰有火，若因虚而火动者，所重在虚，况有无火而先期者，未可过用寒凉也。若后期而至，虽曰血虚，然有血热而燥结者，不得不为清解。"对于妇科月经不调的临证施治，辨治血热经早者，"有因血燥郁火怒火，以及劳役动火……可用四物汤加黄芩、地榆、牡丹皮、丹参、茜根、栀子之属。若脉证无火，宜逍遥散合断下丸"。辨治血虚经乱，"若血紫而兼黑，又是正气内损，亟宜补养心脾……取止经汤或养心汤、大温经汤，皆可常服"。辨治血寒经迟，"有外邪者从其邪而治之，虚寒者宜大调经散加附子、肉桂、荜茇、吴茱萸"。陈当务强调："总要察其形气脉息，以辨虚实。如或身有杂病，去其杂病，而经自调。"

对于儿科蛔疳诸症的辨证论治，陈当务认为："小儿不节饮食，以致食滞成积，积久成疳，疳久生虫，虫大难制，因而殒命者，甚可悲悯。"对于儿科蛔疳的临证施治，陈当务主张：胃虚不能受食者，用癖积散。脾虚不能化食者，用温脾饮。虚则当补，实则当泻。若腹内蛔虫动，必定绞痛，痛甚则死，逾时复苏，其儿常时焦躁，皱眉哭泣，呕吐青汁，虫多为蛊，宜用《金匮》乌梅丸。若小儿腹大如箕，青筋鼓急，知为积病，"以乌药、槟榔、使君子、木香、雷丸为末，米泔水化下三钱则止泻，沙糖水化下三钱则止泻，不论何等积滞皆消"。若伤食者，"以蟾蜍炙焦为末，藏于饮食内，日服五钱"。若有火者，"以牙硝煮红枣，日食十枚"。若有虫者，"乌梅煮黄豆，日食一合"。若积之重者，"少加巴霜于内"。轻者，"单食使君子，或单食山楂、榧子、气盘，皆愈。又方专治虫积，以苦楝根皮，煎水饮之，其虫自出"。

对于眼科病证的辨证论治，陈当务认为眼病证候太多，要点可总结为："莫若撮其紧要，曰寒热虚实，足以尽之，能明此四字，则治百病有余，不明此四字，则一证当前，必不能分黑白矣。今将眼科证治明晰于后。”陈当务在寒热虚实疑似之辨方面颇具功力，施治屡见奇效。辨治翳障，他强调目中翳障，亦浊气也。浊在气分，则白睛生翳；浊在血分，则黑睛生翳。气血两病，则满眼生翳，少而小者为珍珠翳，大而多者为梅花翳。翳色黄者是实热，翳色白者是虚寒。风轮赤晕，泪出而痛，此肝气热也。眼胞燥涩多泪黏稠，此肝气虚也。他认为，“原翳障非别，是脏腑凝结之气所成，目中特显其标耳”。辨治目痛，陈当务推崇云岐子经验，目黄赤而痛者属热气，宜用明目细辛汤；目清白而痛者少热气，宜还睛固本丸；淡紫而隐痛者为虚，则频服助阳和血汤；肾阴虚者，宜滋阴地黄丸；肾阳虚者，宜十全大补汤。

对于喉科病证的辨证论治，陈当务捃摭诸籍，附以己意，注重从咽喉的功能、发病机制和症状入手，系统而全面地辨证论治。陈当务认为：“喉连于肺，而实领五脏之气，咽连于胃，而实领六腑之气。但是外感，治去其邪而自愈。若是内伤，当有阴阳两辨。其阴虚者，必壮水以济阳光；其阳虚者，必益火以消阴翳。”在辨治喉症方面，陈当务亦有自己的见解：若表证急者，宜升阳散火汤；里证急者，宜大小承气汤。若色欲伤其肾水真寒假热证者，宜益气养营汤。若咽喉红肿痛胀者，宜泻宜针。溃白软痛者，宜温宜补。若其势肿急，饮食不通，其道堵塞者，以针刺肿处，其喉自宽。如此辨得证候明白，方不至于治疗失手。

对于牙科病证的辨证论治，陈当务提倡认病必先明虚实，强调：“齿中之病，又有虚实不同，实则牙龈焮露，齿缝酸痛，或牙床肿烂，口燥咽干，风火相煽，湿热生虫，法主清热除湿而自愈。虚则牙龈隐痛，常喜热手摩擦，龅牙作痒，颊车浮肿，合齿则又不痛，法主宁肺安肾而亦愈。惟虚火上炎，牙疳口臭，睡中咬牙，嘎嘎有声，夏秋间口臭尤甚，此是肺中郁火，又兼肾水不足。”他认为：“试看少壮之人，从无齿病，中年以后，乃或有之，虽是小恙，关乎气血盛衰，智者必能见机于早也。”这是陈当务对于牙齿保健、牙病早治的“治未病”思想，与现代的牙病防治科学观非常吻合。辨治齿痛，陈当务推崇《医学大全》之法：“先痛而后肿，风也，宜九味羌活汤。先肿而后痛者，火也，宜龙胆泻肝汤。有湿者，柴葛解肌汤。有寒者，冷香饮子。至于肺肾有病，移及于牙，实则用华盖散，虚则用安肾丸。”可见，对于牙病，陈当务临证丰富，颇具心得，总结出不少辨证辨病经验。

4. 效法并发挥仲景辨治思想

陈当务的《证治要义》效法仲景，注重辨证论治，应用仲景方药并对其有发挥。《证治要义》的主要学术思想有二，一是对《伤寒论》《金匮要略》中的辨证思想进行发挥和拓展；二是运用仲景方药（或用原方原药，或略有损益）于临床各科。陈当务对仲景学说既有继承又有发挥，既有运用更有弘扬。

陈当务论治小儿发热，宗仲景六经辨证立意，将发热分为太阳经发热、少阳经发热、阳明经发热及三阴经发热，分别论治。太阳经发热，伤寒者用十神汤；伤风者用桂枝汤。少阳经发热，用小柴胡汤。阳明经发热，用大小承气汤。三阴经发热，气虚者"此则温之且不暇，而敢杂任变蒸之药乎"，并告诫后学："外感证候甚多，必读《金匮》全书，乃得其解。"

陈当务解读《金匮要略》是以听声而知五脏之病也。语声寂寂然喜惊呼者，骨节间病；喑喑然不彻者，胸膈间病；啾啾然细而长者，喉中病可知，陈当务根据自己临证体悟提出了闻声音辨别病性的经验，阐发了仲景原文的含义，并且有所拓展，这对临证闻声诊病也有很好的借鉴作用。

论述产后病，陈当务认为轻症可依《金匮要略》，用当归生姜羊肉汤、枳实芍药散、抵当汤等治之；若遇重症，则建议"交骨不开者，酒磨鹿角醉饮""胎已离经者，烧酒研凤仙花子饮之""子肠脱出者，内服八珍汤，外用猪肉汤润之"。这充分体现了陈当务在继承仲景医学理论的同时，致力于创新诊疗方法，广求新方，博采众长，躬身实践，"集古人证治，再次集今人新方"，辨证论治，圆机活泼。

5. 辨证论治善变通

陈当务临证善于辨证论治，将各家之长与自己的临证经验相结合，归纳总结为脏腑辨证、八纲辨证、病性辨证、五邪辨证、六经辨证等多种辨证方法，又集李东垣、朱丹溪、张景岳等诸家辨证经验为己用。此外，他独创的"辨鼻准法"颇具特色。陈当务的多种辨证方法，使其在诊治疾病时能变通使用，察病机、明病性、辨病位、辨证论治，立法无误。

临证施治，陈当务一病不拘于一法，往往有数法可取。他内治外疗，诸般治法皆有施用，既采用古方，又巧用新方，为求即效而随机择法，圆机活泼，善于变通，灵活处置。例如，陈当务治疗腹痛，可根据不同状况，随证辨治。他指出："腹痛必有兼症，以本病为主，兼病为末。若感冒瘴气、痧气，以及远行不服水土而痛者，则从外感治之。若伤食、伤湿、伤寒热而痛者，则从内滞治之。盖邪自外来，与气血相抟，气与邪争则痛，血与邪争亦痛。又要辨其虚实，其痛可按者虚也，不可按者实也；久痛者虚也，骤痛者实也；得食稍快者虚也，胀满不食者实也。痛徐而缓，走注不定者，病在气分。痛剧而急，坚硬不移者，病在血分。痛连腔胁，牵引上下者，邪气有余。痛在少腹，神志昏倦者，气血不足。在妇人有癥瘕瘀血淫带之殊，小儿有食物生冷积滞之异。证候甚多，治疗亦广。"若妇人月经瘀血腹痛，或斗殴损伤有瘀血者，轻则给予桃仁承气汤，重则施以抵当丸。若外感痧瘴者，一般情况用藿香正气散；伤食者，用六和汤；湿邪为患者，用涤痰汤；寒邪为患者，用小青龙汤；热邪为患者，用凉膈散。若少阴腹痛，灸气海穴三壮，或以吸筒吸腹脐上，痛可即止。若小儿腹痛不喜服药者，施以按法、揉法、温法、熨法、灸法、拔罐法等外治。若一时无药，可急用花椒、葱白、生姜、食盐等品外治之。上述诸多方法皆可以治疗腹痛，须依病情所需，变通选用。

陈当务临证不仅方法灵活多变，既集古法，又增新方，且在辨证施治时，对于药物剂量的把握极为灵活。《证治要义》收录了近四百首古代著名药方，以及众多的验方和单方。然而，这些方剂大多未详细记载药物剂量，且在应用古方时，未必遵循原始配方和药材。此书意在启示后学者，应通晓常规并能灵活变通。“在医者活泼取用”，促使临证圆机活法，“集中辨证论治”，这些皆反映了陈当务“同病异治”“异病同治”的精神。

陈当务致力于传承和应用仲景的学术理论，并在此基础上有所创新。他提倡辨证施治，擅长灵活运用，重视临床实践，并强调治疗效果，做到知行合一。在临床实践中，陈当务的辨证施治方法独树一帜，所使用的方剂和药物既简便又高效，符合临床实际需求。他的辨证施治理念及临床经验对后世医学的发展产生了深远的影响。对陈当务的辨证施治思想和临床经验进行系统的整理和总结，对当前临床医学的思考和实践具有重要的指导意义。

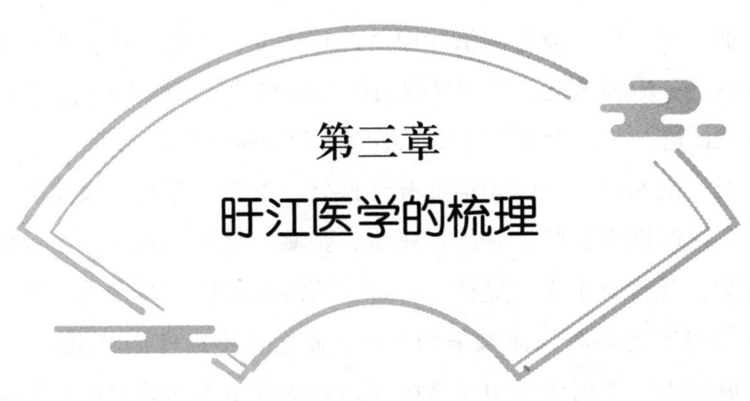

第三章 盱江医学的梳理

第一节 盱江医学发展历史的梳理

江西盱江流域，开发在先，文明早现，自古以来是中国宗教文化的一大中心。盱江流域是道教的发祥地，是儒释道的兴盛地与传播地。儒释道与医学相通，以医传教；中医亦以“儒学为魂、道学为体、释学为用”，正所谓儒医相通、佛医相通、道医相通。霍韬晦说：“一切宗教都是广义的医学。”程雅群、程雅君亦指出：“中医学发展到现在，可以说经历了道医、儒医、术医三个阶段。”

在诸多地域医学群体中，盱江医学流派的儒释道文化特色浓厚。盱江医学流派的发展，有以下历史特色。

1. 因方士修真炼丹而萌芽于先秦

先秦时期，盱江流域偏安一隅，安定少战乱，特有的幽僻山水形胜吸引了诸多早期道教的方士（方仙道）来此隐居修真、探寻方术、追求长生、采药炼丹、施药行善。道医同源，盱江医学流派于先秦时期萌芽。

2. 因黄老修行施药而起源于秦代

在秦代，盱江流域已成为道教先驱黄老道派的重要修行场所。众多修行者聚集于此，采集草药、炼制丹药，致力于追求长生不老，同时施药济众，修行之风浓郁。医道相助，随着黄老道派在盱江流域的兴起，进一步催生了盱江医学流派的形成，因此可认为，盱江医学流派因黄老修行施药而起源于秦代。

3. 因高道创教传医而兴起于汉晋

汉晋时期，盱江流域已是道教的兴盛之地，中国最早的道教组织天师道（正一道）、灵宝道、净明道在盱江流域创立。道家以医弘道，道医同源，医道相通。道教以长生和助人为最大成功，中医以“道学为体”。道士将行医救人视为传播道学的一种重要方式，遵循“简、便、廉”的治疗原则，疗疾度人。道家术士纷聚旴江流域，创教传医、采药炼丹、治病救众，受到这些活动的影响，从事医药行业的人士日益增多，医学与道学相互促进，从而催生了旴江医学流派和药帮的兴起。

西汉昭帝时（前86年—前74年）有浮丘公、王衮、郭姒、谕兆徵、谕钟祥、谕周桢、梅福，东汉时期有张陵、张衡、张鲁、张盛、葛玄、董奉、丁令威，三国时期有郑隐、张道龄，晋代有丁义、吴猛、许逊、葛洪、彭伉、葛巢甫、葛灿等，道医及崇尚道教方术的医家隐居旴江流域采药炼丹，施医传道，他们将洪都（南昌）西山、建昌（南城）麻姑山、樟树阁皂山及金溪周边的龙虎山作为修行炼丹的洞天福地。至今麻姑山尚有浮丘公“浮丘公丹井”“丹霞观”，阁皂山尚有张陵“天师坛”、葛玄“洗药池”、丁令威“丁仙峰”“真人坛”、葛洪“炼丹室”，西山尚有许逊“许仙祠”等遗址存留。此外，佛教先驱安士高、真空、昙显、僧渊及般若学者支愍度亦进入旴江流域修行，传教施医。

东汉至晋代，诸多道教先驱在旴江流域及周边修行，促进了道教活动的兴盛。在此背景下，中国最早的道教组织在江西创立。东汉时期，中国首个道教组织“天师道”由张陵在旴江流域金溪县周边的龙虎山创建。张陵在江西阁皂山、龙虎山等地布道传医长达30年，“天师道”后来称“正一道”，后世公认中国道教始于张陵。东汉末年，葛玄在旴江流域樟树阁皂山创道教阁皂宗灵宝派，俗称葛家道，葛玄在江西麻姑山、阁皂山等地布道传医长达42年。葛玄逝世后，其侄孙葛洪（东晋）继承其衣钵，在江西麻姑山、阁皂山等地传道行医10余年。晋代，许逊在南昌西山创道教净明派。

张陵所撰《神仙得道灵药经》、葛玄所撰《葛氏杂方》《广陵吴普杂方》、许逊所撰《炼丹图》、葛洪所撰《肘后备急方》等为我国早期本草、制药、方剂专著，促进了我国本草学、方剂学、制剂学的形成和发展，开创了旴江流域医药学之先河，旴江医学流派及药帮由此兴起。

4. 因高僧创教传医而弘扬于南北朝隋唐五代

江西“物华天宝，人杰地灵”，开化在先，文明早现，物产丰富，人文久盛，地处中华腹地，是沟通中原、岭南与海外的必经之道。旴江流域，山水环绕，幽僻安定，远离战乱，吸引众多的中外旷世大能来此隐居修行，是中国宗教文化的一大中心。该地区不仅是道教的发祥地，亦是佛教的弘传重地，外传佛教的中国化在江西得以完成。东汉灵帝中平五年（188年），西域高僧安士高来江西旴江流域豫章（今南昌）修行，在豫章城东肇建“东寺”，传教施医。随后大量中外僧人来江西修行，肇寺立塔。三国时期，有高僧真空入域修行，传教施医，于崇仁巴山镇肇建太和塔。西晋，有天竺高僧昙显入域修行，传教施医，于豫章城内和城郊西山肇建崇胜院和香城寺；还有西域高僧（法名失考）入域修行，传教施医，于崇仁肇建瑞相寺。东晋，有西域高僧僧渊与般若学者支愍度入域修行，传教施医，于豫章城北郊肇建茅蓬。医佛相通，医佛相济，佛以医传教，医因佛而弘扬。

南北朝隋唐五代时期，宗教受到朝廷的倚重。盱江流域见证了佛教禅宗的兴盛，诸多宗派并立。禅宗祖庭众多，名家辈出，如洪州宗、曹洞宗、沩仰宗、临济宗之宗风遍及中华，远至新罗（今韩国）、日本。由于学佛和求佛者往来如过江之鲫，留下“跑江湖”“四方云聚，千里遥集”“求官去长安，求佛到洪州”（今南昌）等俗语，佛子参学，往来不断，故此江西有“天下选佛场”之誉。佛学与医学相通，以医传教；中医亦以“释学为用”。可见，南北朝隋唐五代时期盱江医学流派深受佛教医学特色的影响。

隋唐时期，江西佛教空前兴盛，佛教的中国化在盱江流域完成。盱江一带佛事鼎盛，有高僧如云、法玄、惟宽、怀晖、大义、道一、慧海、慧藏（惠藏）、智藏、百丈、普愿、法常、本寂、景云、上弘、守熊建、本寂、匡仁、道延、从志、慧寂、光涌、桂琛、文偃、园照、庆甫、沈应善等数十人在此修行，创教弘法，施医济众。医佛相济，佛以扬医，由此盱江医学流派得以广泛传播和弘扬光大。唐初武德年间，高僧如云于南丰建永安禅院；开元年间，高僧法玄于临川大岗株山集贤寺修行；天宝年间，高僧道一率门徒数十人于抚州西里山、宜黄砻山及洪州钟陵等地修行，道一的高徒惠藏于宜黄石砻寺修行；大历年间，高僧景云和上弘于南城麻姑山景云寺修行；贞元年间，高僧守熊建于崇仁地藏寺修行；咸通年间，高僧本寂与弟子匡仁、道延、从志等于宜黄曹山修行，高僧慧寂与弟子光涌于洪州石亭观音院修行，高僧桂琛于黎川永居院修行；中和年间，高僧匡仁于金溪肇建疏山寺；中和年之后，有文偃和园照及庆甫等一批高僧先后于金溪肇建疏山寺修行。众僧传道施医，弘扬了盱江医学流派。高僧中，禅宗法门洪州宗的创始人道一济世救人最为显扬。

五代时期，盱江流域佛、道承大唐发达之势，盛况不减，高士如云，高僧有光慧、智炬、慧霞、文偃、文益、德韶、慧明等，高道有陈陶、谭紫宵、饶洞天等，传道施医，仁德传扬。禅宗兴达，以宜黄曹洞宗最为鼎盛，宗风遍及中华，远至新罗（今韩国）。此时期，宜黄曹山有高僧光慧、智炬、慧霞等，弘法施医，光大宗风；后世曹洞宗高僧元来医术精湛，万历时曾治愈当朝陈太后眼疾。唐末五代初，高僧文偃离开其师匡仁入主金溪疏山寺修行，弘法施医，创立禅宗云门宗，宗风盛行，抚州被誉为“天下禅河中心”。五代梁时，高僧文益入主临川崇寿院，弘法施医，创立禅宗法眼宗，追随弟子有德韶、慧明等，海内外入寺求学者有千余人，被誉为“汝水之灯”。

5. 因崇儒尚医而发展于宋代

江西是中国宗教文化的一大中心。江西腹地盱江流域，人文久盛，不仅释、道兴隆而且儒学兴盛，至宋代已经成为中国儒学新学——宋明理学的发祥地和兴盛地，形成了特色鲜明的江西学。宋明理学，是受到了佛教和道教的影响而建立的"道学""新儒学""儒家哲学"，由此中国儒家思想的哲学化、体系化在江西完成。盱江流域，儒学昌盛，名儒迭出，儒医甚众，南宋江西名儒洪迈在《夷坚志》中首先提出了"儒医"的赞谓。两宋时期，尤以南宋医学人才最为兴盛，而以浙江、江西之地的名医为多。据《南宋医药发展研究》记载："有史考者上海2名、江苏41名、江西58名、福建31名、安徽28名、广东4名、广西1名、四川16名、湖南9名、湖北6名、浙江113人，共达309名。"

先秦以来，不仅有伶伦、萧史、华子期、麻姑、浮丘公、梅福、张陵、葛玄、董奉、许逊、葛洪、蔺道人、马祖、百丈等在盱江流域修真传道，更有儒教先驱孔子的高足澹台灭明、名儒谢灵运等来盱江流域进行教化和政治活动。这些高道、大僧、名士皆为饱学鸿儒，他们融儒学于道佛之中，创宗立派，撰写了众多不朽的医学典籍。宋代，朝廷倡导儒释道三教合一，"以佛修心，以道养生，以儒治世"，尤重儒学，崇儒尚医，由此盱江流域儒学昌盛至极，名贤辈出，新说纷呈，成为儒家新学和理学的重要发源地和传播地，促进了盱江医学的发展。

宋代，江西因居中华腹地，北临长江，扼八省之要冲，交通便利，名士云集，大能留驻，人文久盛，商业兴达，从而发展成为全国文化和经济最为发达的省份之一，教育隆盛，名儒辈出。在中国文学史上，被誉为"唐宋八大家"的文人中，江西孕育了三位杰出代表，即欧阳修、王安石与曾巩。其中，盱江流域孕育了王安石和曾巩两位大家。古时全国书院515座，江西就达170座之多，盱江流域100余座，书院数为全国第一。古代"中国四大书院"江西居其一（白鹿洞书院），古代"江西四大书院"盱江流域居其一（豫章书院），著名的还有盱江书院（李觏）、兴鲁书院（曾巩）、槐堂书屋（陆九渊）、慈竹书院（乐史）等。考取进士5145人，居全国第二。

两宋时期，盱江"临川文化"发展到新的高峰，开宗立派，名儒迭出，儒学昌盛，新学纷呈。临川王安石的荆公新学、金溪陆九渊兄弟的"三陆子心学"、南城李觏的"盱江学派"等领导着中国学术的潮流。此外，杰出名儒还有思想家"南丰七曾"（曾巩、曾肇、曾布、曾纡、曾纮、曾协、曾敦）、宰相词人晏殊、地志巨擘乐史、水利学家候叔献、教育家晏几道和谢逸等，名人举不胜举，此等盛况，从史家所赞"江南人才之盛甲于天下，而饶（江西）人又甲于江南"中可见一斑。故南宋著名文学家杨万里在《诚斋集》中说："窃观国朝文章之士，特盛于江西。"

由于宋政府崇儒尚医，仕人以通医为荣，"不为良相便为良医"，医学被认为是实现儒家理想的重要途径。盱江流域儒士竞相习医，儒而通医，医家皆医儒相通，涌现出王安石、陆九渊、晏殊、乐史、陈自明、席弘等 89 位学养深厚的儒医大家，学说纷呈，著书蔚然，撰有医籍 45 种，济世活人，名动天下，代有传承，促进了盱江后世两千余位名医组成的蔚为壮观的儒医群体的形成。儒医相通，儒者以医为荣，中医以"儒学为魂"，正所谓"唯有大儒，方有大医"。由此，盱江流域儒学昌盛、崇儒尚医，使医学得到了极大发展。

6. 因崇儒尚医而发展于元代

元朝政府沿袭宋代尊儒重医理念，重视医学，因此盱江医学流派有着长足的发展。纪晓岚的《四库全书总目提要·医家类》中指出："儒之门户分于宋，医之门户分于金元。"盱江流域，是儒学新学、道家医学的兴盛地，素有"才子之乡""医药之乡"的美誉。政府首设"儒户""医户"户籍，强调世守其业，世代相袭，促进了医学传承。由此，盱江流域医门林立，儒医相通，大家迭出，新著不断，新说纷呈，创新不辍，方兴未艾，涌现出 23 个医门，112 位儒医，撰有医籍 31 种。在传承与创新方面，尤为显著的是自宋代延续至元代的危氏医门，由危亦林所代表。危亦林所著的《世医得效方》对中医学的临床学科体系进行了完善，首次将临床医学细分为十三个科目并对其进行系统论述。在该著作中，危亦林创新性地设立了咽喉科和正骨科两个临床学科，成为我国第一部由太医院正式批准并刊行的、明确标示"科"字的系统临床分科医学指南，对后世医学的发展产生了深远的影响。

元代中国实现了大统一，各民族间的经济与文化交流得到了更大发展。元政府受宋朝影响倾向儒治，重视儒学亦重视医学，将儒学定为"国是"。武宗时，不仅重视儒学，还给孔子加上了"大成至圣文宣王"的头衔，视儒学为维护统治的官方哲学。同时，受宋代丞相王安石医学改革的启发，元朝政府注重医学的革新，强化了医疗行政管理、药品政策、医学教育及对医家户籍的管理。在官学中专设医学（学校），设立医学十三科；在户籍管理中设有"儒户""医户"，而且元朝规定路州县设医学三皇庙，教育和管理医户，这是元以前各朝代从未有过的。此时期，儒学兴盛，文化成就斐然，是北方少数民族与汉族文化大融合时期，亦是中国医学史上学派蜂起、争鸣，民族医学奋起的一个辉煌的时期，如金元四大家的学术争鸣，为多源一体化的中医学注入了新的活力。

元代中期，盱江流域医学更为兴盛。据《江西通史·元代卷》记载："江西的教育与文化在宋代的基础上继续发展，成为当时文教最发达的地区之一。许多外地人，包括蒙古人、色目人到江西为官、求学、经商，文化交流活跃。”此时期，盱江流域儒学发达，理学兴盛，元曲杂剧异彩纷呈，史学鸿篇不绝，成为中国文化兴盛之区域，文化和医学保持了宋朝以来的发展优势，呈现出蓬勃的生机。政府崇儒重医，盱江流域各路、州、县皆设立有医学（学校）和三皇庙。医学教育兴盛，医户众多，名儒、名医迭出，著名的有元理学三大家之一的吴澄，元儒和元诗四大家及古文二大家之一的虞集，元诗四大家之揭傒斯和范梈，江东四大儒者李存，理学及医学家杜本，医学教授危亦林和严寿逸，建昌太守沙图穆苏，礼部尚书危素，光禄大夫程钜夫等学养深厚的儒医相通大家，由此促进了盱江医学流派的更大发展。

7. 因政治中心南移而兴盛于明代

明代，太祖朱元璋以南京为基地，政治中心南移，建都江南，经营江南。江西是第一个设立行省的地区，盱江流域受到政府的空前重视，江西不仅设有南昌府，并且首次设立了建昌府（今江西省抚州市南城县）、抚州府（今临川区）、临江府（今樟树市）。明太祖朱元璋将子孙封藩于此，流域内分布有诸多藩王和郡王，由此盱江流域成为江西的政治中心。政治力量的强盛，推动了经济、文化和医药事业的繁荣发展，在文化、戏曲、药业及印刷业方面取得了显著成就。同时，各地方藩王和郡王对医学的重视，促进了盱江医学流派的迅速崛起和发展。此时期，盱江流域翘楚辈出，有名医326人、医籍275种，学说纷呈，发明创新，特色鲜明，引领学术，名扬寰宇。由此，盱江医学流派进入繁盛时期。

随着我国政治中心的南移，盱江流域经济和文化更趋繁盛，地域医学群体更加蓬勃壮大，尤其以南昌、南城等王府所在地及临川、金溪、樟树等经济和文化发达地为突出，名医云集，著述丰富。

第二节　盱江医药人物的梳理

一、历史上的盱江医家

（一）先秦道医修真炼丹

4500年前黄帝时，轩辕黄帝管理家庙、主持祭祀的乐臣伶伦，隐居盱江流域南昌梅岭洪崖山修真，采药炼丹，为民治病消灾，民众恭称“洪崖先生”。至今该处尚存洪崖洞、洪崖丹井、洪崖石刻等遗迹。伶伦，又称洪崖先生，擅音律，谙方术，是中国古代音律的发明者，为中国音乐鼻祖。轩辕黄帝命伶伦制定音律，伶伦游行各地，后来到南昌隐居梅岭洪崖山修行，采药炼丹，创制了音律，又断竹而吹，以为黄钟之管。相传洪崖先生在这里修炼时，凿井五口，汲水捣药炼丹，丹成后在此仙逝。伶伦逝后，留下石臼、丹井、瀑布泉三大灵迹。由此，他创制音律的地方——洪崖丹井成为国内最古老的名胜古迹之一，吸引历朝历代的文人雅士、达官显宦前来访古问踪。至今，洪崖峭拔的岩壁上仍然留有咏诗："携樽访药臼，徘徊不觉暮矣。曝西日，掬清泉，相与乐而忘归。"洪崖先生仙去了，而他汲水炼丹、为民消灾的仁声一直在民间传颂。

隋文帝开皇九年（589年），全国统一命州（推行州县制），朝廷因"洪崖先生"的盛名，将豫章郡改为"洪州"，这便是南昌又名"洪州"的由来。唐代，晋州高士张氲，因追慕洪崖先生来到洪崖处修炼，自称洪崖子。著名诗人王勃的《滕王阁序》中有"豫章故郡，洪都新府"之名句，南昌古名洪州、洪都，都是由"洪崖先生"引申而来的。宋代，太常寺卿杨杰，奉祀南昌梅岭，投金龙玉简于洪崖下。1973—1980年，南昌李国园等青少年，多次在洪崖下游数米处的浅滩上，拾到金龙、铜鹿和铜龙，这与历史记载相吻合。1985年，江西省政府将洪崖丹井列为省级文物保护单位。

东周春秋时期，周朝的秦国史臣萧史与国君秦穆公之女弄玉，于盱江流域南昌西山紫霞峰顶修真，采药炼丹，为民治病消灾，曾在当地救治瘟疫，深得民众的爱戴。萧史善吹箫，谙方术。据汉代刘向《列仙传·卷上·萧史》记载，萧史善吹箫，作凤鸣。弄玉，秦穆公幼女，出生时适有人献璞，琢之得碧色美玉。女周岁时，宫中陈晬盘，女独取此玉，弄之不舍，因名弄玉。稍长，弄玉善吹笙，自成音调，吹之声如凤鸣。穆公钟爱其女，筑重楼以居之，名曰凤楼，楼前有高台，亦名凤台。弄玉年十五，穆公欲为之求佳婿。弄玉自誓曰："必是善笙人，能与我唱和者，方是我夫，他非所愿也！"穆公使人访得萧史，公以女弄玉妻之，作凤楼，教弄玉吹箫，感凤来集。后来，萧史乘龙，弄玉乘凤，夫妇同仙去。弄玉与萧史，云游诸山，来到南昌西山（梅岭），在海拔799米的紫霞峰之巅，导气修炼，采药炼丹，施药救人，相守以老，演绎出"吹箫引凤""乘龙快婿"等一系列情爱经典。此段奇闻逸事，在《东周列国志》第四十七回中也有记载，题为"弄玉吹箫双跨凤，赵盾背秦立灵公"。后来，西山民众为了纪念萧史与弄玉，在紫霞峰上建了一座石庙——凤台仙府，并且把山名改名为萧史峰，简称萧峰。

东周末期，周灵王太子姬子乔，于盱江流域南昌青云谱修真，开基炼丹，三年后丹成。他的隐居处"黍居"二字，被清初八大山人朱耷仿效留存至今。姬子乔，周朝人，又名姬晋，字子乔，又称王子晋，周灵王太子。据汉代刘向《列仙传》记载，周灵王太子姬子乔喜欢吹笙，能学凤凰之鸣，时常在伊水和洛水之间漫游，得高道接引，携手同游至嵩山隐居修真。后来，姬子乔又隐居南昌青云谱修真，他以土砖、茅草盖房，题“黍居”二字，表示不炼出黍米般的金丹，决不罢休。经过三个寒暑，终于炼出了闪光的金丹，修成正果。相传后来姬子乔游缑山服丹成仙，乘白鹤升天。大周圣历二年（699 年）二月，女皇武则天封禅嵩山，她途经缑山时触景生情，追封姬子乔为升仙太子，为他重建庙观，并且亲自撰写“升仙太子碑”为志。这篇碑文辞藻华丽，笔力不凡，展现了一代女皇不凡的文学及书法造诣，被称为“天下女子第一书”。后世，青云谱“黍居”姬子乔炼丹处就成为历代道人修炼的宝地，被誉为“成真仙之第一境”。西汉末年，南昌县尉梅福追寻姬子乔遗迹，在青云谱及梅岭隐居修真悟道几十年，亦修成正果。

（二）秦代道医修行炼丹

秦代华子期于盱江流域南城麻姑山华子岗修行，采药炼丹，为民消灾除病，至今该处尚存华子期藏书石室遗迹。华子期，秦代江西九江人，擅方术，曾结庐于盱江流域南城县麻姑山华子岗。据魏晋之际的道教书籍《太上洞玄灵宝五符序》记载:“华子期者，九江人也。少好仙道，入山隐迹，采服草药，栖身林皋二十余年。忽遇甪里先生，乃授之《仙隐灵宝方》……乃入潜山中，而白日升天矣。”南朝谢灵运有《入华子冈麻源第三谷》五言诗,《文选》注:“谢灵运《山居图》曰，华子岗，麻山第三谷。故老相传，华子期者，甪里弟子，翔集此顶，故华子为称也。”《方舆纪要》卷八十六记载:“华子冈……在府西十五里。相传九江人华子期为甪里弟子，得仙于此而名。”华子期结庐修行，施药救人，为民消灾，在当地影响较大，百姓每至农闲时节会举行祭典集会来纪念他，他修行的山岗被命名为“华子岗”。

据《庐山志》记载，秦有十三位宫廷武士，辞去了官职到南方来求仙访道。到达庐山后，又有十个人去了南昌，只有唐健威、李德殳、宋刁云三人隐居在庐山紫霄峰修行。说明先秦时期，南昌和庐山已是中国古代追求神仙方术之士的重要活动场所了。

秦代著名寿仙麻姑女在家乡盱江流域南城丹霞山修行，采药治病，消灾济众，得道成仙，遗留麻姑酒传世。传说她活至汉晋，故后世称其为寿仙，留下许多传世佳话。后来，为纪念麻姑的德行，人们将麻姑修行的丹霞山改名为麻姑山。至今，麻姑山尚有麻姑修行栖息的“丹霞洞”遗迹存留。麻姑，建昌（今南城县）人，擅方术，善养生，有麻姑酒方传世。东晋时，葛洪将麻姑在南城麻姑山炼丹修行的事迹载入《神仙传》，流芳后世。据《神仙传》记载，麻姑外貌如妙龄少女，长生不老，精通方术，能掷米成丹，得道升天。据《麻姑仙真志》记载:“麻姑仙人，曾掷米成丹，撒于神功泉内，变成佳酿，饮之冷比霜雪，甘比蜜甜，一盏入口，沉病即痊。”麻姑酒，又名麻姑寿酒，用产于麻姑山上的优质糯米、何首乌、灵芝及泉水酿制而成，色泽金黄明亮，醇香扑鼻，味醇甘蜜，入口柔和，清爽宜人。民间有赞："麻姑糯质，仙泉灵药，丹灶熬蒸，冷霜甘蜜，清脑提神，祛风壮胃，除病延年。"唐代颜真卿为追忆麻姑，特撰有"南城县麻姑山仙坛记"。唐玄宗开元二十三年（735年），麻姑山道士邓紫阳请立麻姑庙，始建时称神女祠，后称麻姑庙，又名麻姑仙坛。麻姑庙的建立，在道教中开创了单独祀奉麻姑的先例。此后，麻姑就成为道教信奉的元君、女真，民间也广泛流传着"麻姑献寿"的传说，麻姑信仰的影响日益扩大。道教中与相关的祈禳斋醮活动延续千年，经久不衰。北宋，张君房的《云笈七签》中记载：麻姑隐居麻姑山修行，功德圆满，后世企图追寻者众。明清时期，建昌府的官吏在每年七月七日必上山祭拜麻姑，这种活动成为一种定制。若逢水旱灾异、兵变民乱，则要沐浴斋戒，在仙坛举行祈祷仪式，祈求神灵感应，保佑一方平安。每当有祭拜活动，建昌府南城及其邻近地区的百姓皆前往麻姑仙坛朝拜，摩肩接踵，络绎不绝，祈求麻姑保佑，消灾免难，平安无疾，健康长寿。

（三）汉晋道医炼丹施药

浮丘公，生平及里居未详，西汉昭帝时在世，方士，炼丹家，医药家。他擅丹术，通岐黄术，西汉昭帝时携王衮、郭姒二弟子隐居江西南城麻姑山修行，采药炼丹，传医治病，授中药炮制法，开创盱江流域医药之先河。受其影响，业医药者纷起，由此盱江医学及建昌药业兴起。至今，麻姑山尚有"浮丘公丹井"遗址存留。

谕兆徵，西汉江西信州玉山茅岗人，字贞启，先祖自西蜀徙江西信州玉山茅岗，后携子谕钟祥、孙谕周桢定居南昌，崇尚道家方术，擅医术。兆徵为豫章喻氏始祖，富而好施，因精岐黄术，游豫章（南昌），以药济人，不索资，而南州广被其泽，郡太守周生丰召见而重之，且亲拜其寓，荣以冠绶。其子谕钟祥，字余庆，传承父业，亦擅医术，行医于豫章。其孙谕周桢，字以义，于昭帝元凤四年（前77年）居豫章澹台门龙沙里行医，精岐黄，传承家风，施医济困。谕周桢之子谕猛，东汉时改姓为喻，其后裔皆以"喻"姓。传衍至今的喻氏后裔著名的有，唐代喻义，明代喻政、喻化鹏，清代喻嘉言，皆以医闻世，颇有建树。其中喻义、喻嘉言，对中医学的发展作出了贡献，喻义为著名外科医家，撰有我国早期外科专著《疗痈疽要诀》《疗肿论》，对后世外科学的发展影响较大；喻嘉言自幼习儒谙方术，晚年因避祸入庙转习佛，儒释道相融，医学大成，医名冠绝一时，被列为清初三大名医之首，撰有《寓意草》《尚论篇》《尚论后篇》《医门法律》等名著，重订《伤寒论》条目，提出风伤卫、寒伤营、风寒两伤营卫三纲学说，创立大气论、秋燥论学说，开温病三焦、营卫辨证之先河，弥补《伤寒论》详伤寒略温病之不足，促进了后世温病学的发展和完善。

梅福，字子真，西汉末期九江郡寿春人，擅丹术，通晓《尚书》《谷梁春秋》。其少年求学于长安，初为郡文学，后补豫章郡南昌县尉。西汉末年，大司马王凤当权，外戚王氏控制了西汉政权。汉成帝永始元年（前16年），皇太后之侄王莽被封为新都侯，朝政日非，民怨四起。梅福忧国忧民，以一县尉之微官上书朝廷，指陈政事，并讽刺王凤，但被朝廷斥为"边部小吏，妄议朝政"，险遭杀身之祸，因此梅福挂冠而去，曾隐居南昌青云谱及飞鸿山修道，采药、炼丹。后人在青云谱建"梅仙祠"以祀奉梅福，改飞鸿山为梅岭以为纪念。

张陵（34—156），又名张道陵，字辅汉，东汉沛郡丰县（今江苏徐州市丰县）人，道教"天师道"（又称"五斗米道"，后称"正一道"）祖师，医药学家。张陵自幼聪慧过人，七岁便通读《道德经》，天文地理、河洛谶纬，无不通晓。张陵为太学书生时博通五经，后来叹所学不能解决生死的问题，于是弃儒改学黄老之道，遍游名山大川访道求仙。他曾隐居江西樟树阁皂山修行，结庐筑坛，采药炼丹，传医治病，授中药炮制法，开樟树医药之先河，至今阁皂山尚有张陵"天师坛"遗址存留。他后至贵溪云锦山（今江西鹰潭市龙虎山），感此地山水清幽，乃古仙人栖息之所，因此在山中修行创教，以医弘道，济世行善，采药炼丹。三年而神丹成，现龙虎，故云锦山又称龙虎山，时年张陵六十岁。其后，张陵又修行于四川鹤鸣山。张陵在江西布道传医长达30年，后世尊称其为"老祖天师"，其所撰《神仙得道灵药经》（已佚）为我国早期本草、方剂专著，后裔张衡、张鲁、张盛等传承其衣钵。

张盛，东汉豫章郡余汗人，祖籍江苏丰县，张陵后裔，为"天师道"第四代天师。张盛随父亲张鲁在四川传道，后从四川返江西隐居樟树阁皂山修行，炼丹、行医、传道，后还居张陵修道故地江西龙虎山，继承张陵衣钵，从此"天师道"在龙虎山世代传袭至今。

葛玄（164—244），字孝先，号仙翁，三国时期丹阳郡句容（今江苏句容市）人，道教"灵宝道"（俗称"葛家道"）祖师，医药学家。葛玄随左慈学道，得《太清丹经》《黄帝九鼎神丹经》《金液丹经》等道经，精岐黄术。葛玄好遨游山川，曾踏足括苍山、南岳山、罗浮山等名山。东汉建安七年（202年），他来到江西潜心修行42年，其间游历麻姑山、西山、玉笥山等灵秀之地。晚年，他隐居樟树（今江西樟树市）阁皂山，采药炼丹，摆摊售药，传医治病，授中药炮制法，以医弘道，终老于此。葛玄精研上清、灵宝等道家真经，并嘱弟子世世传录《灵宝经》。其所撰《葛氏杂方》《断谷食方》《广陵吴普杂方》《神仙服食经》等（皆佚）为我国早期本草、方剂专著。葛玄，在盱江流域创教传医 42 年，“筑坛立坛，修炼金丹，摆摊授技，悬壶应诊”，往返江西盱江上游的麻姑山及下游的阁皂山、西山等地，终老于阁皂山，临终嘱弟子郑隐将其一生所学悉传家门弟子，世世传录。

葛洪承葛玄衣钵，在盱江流域及其周边创教行医、采药炼丹 10 余年，往返江西盱江上游的麻姑山及下游的阁皂山、西山等地。葛玄、葛洪前赴后继，在盱江流域阁皂山创立葛家道（灵宝道）和葛家医，促进了盱江流域建昌帮和樟树帮的形成。

诸道医的传道和医药活动，使盱江流域采药、制药、贩药、行医者纷聚，促进了盱江医学流派及建昌、樟树两大药帮的形成，亦促进了国内各地盱江流域的医药文化交流和医药交易。据陈艳伟、吴秀娟在 2015 年 11 月 7 日《江南都市报》中以“南昌西汉海昏侯墓惊世出土发现——虫草应用史或前推”为题的报道记载：南昌新建区西汉海昏侯刘贺墓出土了一盒（一百余条）保存比较完好的冬虫夏草。可知，盱江流域在西汉时期就开始使用名贵药材，医药应用甚为兴盛，冬虫夏草主产区在我国西北，说明盱江流域在西汉时药物的对外交流已很发达了。迄今，盱江流域仍沿袭西汉道医养生之习，善用冬虫夏草养生，如以冬虫夏草为主的名贵中药保健制剂——参灵草口服液，因能很好地缓解体力疲劳、增强免疫力而受到世人的青睐。此外，从现有文献推断，我国冬虫夏草的使用在明代才有记载，而盱江流域下游的南昌市新建区西汉海昏侯刘贺墓出土的冬虫夏草，使冬虫夏草的应用历史往前大大推进了一千余年。据《江西省卫生志》记载，葛玄、葛洪、李时珍等先后到阁皂山、三清山、麻姑山、庐山等处行医采药，考证品种及分布情况，并著书讲学，传技行医，称赞江西药材有众多佳品。《江西省科学技术志》云：“张陵、丁令威、葛玄、葛洪在江西采药炼丹，开江西药业之先河……张道龄著《辨灵药经》一书，对《素问》《灵枢》《神农本草经》理论进行了详尽的阐述和发挥，成为江西最早载于史册的医经研究专著。”《樟树中医药发展简史》云：“南朝梁时的陶弘景……与葛玄、葛洪同乡，因慕二葛之名，前来樟树阁皂山采药、行医、布道，强调药材采集季节……药材真伪鉴别……开创了樟树药材鉴别之先河……孙思邈亦曾到樟树阁皂山采药，对阁皂山的药源进行了调查、分类，后到樟树定居行医，收集民间验方、秘方进行整理，开创了樟树药源普查和方剂整理的先河。”

董奉，字君异，东汉侯官县董嫩村（今福建省福州市）人，医药学家，少时学医，信奉道教，曾任侯官县小吏，后隐居不仕，专于修真和行医。董奉游行南方，遍访名山大川，采集野生植物制成丹药给人治病，后相继寓居南昌、庐山悬壶行医。《江西省宗教志》云：“董奉赴豫章行医，久之，到庐山卜居……宣演道教，并时时为人治病，药到病除，极为见效。”由于医术高明，董奉与同时代谯郡的华佗和南阳的张仲景并誉为“建安三神医”。董奉医德高尚，施医不收诊费，种杏即可，凡重病得愈者，令其栽杏五株；轻病得愈者，栽杏一株。董奉在树下建一草仓储杏，每年杏子熟时，需要杏的人，可以用谷子交换，再将换来的谷子赈济贫民。如此数年，竟得10万余株杏树，郁然成林，遗留后世“杏林”佳话，“杏林”医风千古流芳。自古以来，盱江医家以董奉德行为榜样，用“杏林春暖”称颂医术高明和医德高尚的良医，奉董奉为“杏林始祖”，出现“董奉崇拜”现象。医者以位列“杏林中人”为荣，医籍以“杏林医案”为宝，医术以“杏林圣手”为赞，医道以“杏林医道”为尚，养生以“杏林养生”为遵，医德以“杏林春暖”为誉。此外，《建安神医董奉传奇及养生智慧》还记载了董奉在古豫章城内治疫的故事：“古豫章（今南昌）城内有个名医叫万贵生……他也是董奉来豫章庐山隐居之后所结交的同道挚友。这一年春天，豫章连降大雨，山洪暴发，抚河（盱江）决堤，城内低洼处一片汪洋，来不及逃生而溺死的人畜无数……万贵生虑大灾之后，必有大疫，特去庐山请董奉治疫。董奉赶到豫章，不出所料，医馆内外挤满了患痢疾前来就诊的人。于是，董奉招呼医馆伙计抓紧垒灶架锅熬制藜蒿汤，向百姓施药治病……不几天的工夫，蔓延全城的痢疾得到了控制”。

丁令威，东汉江西武宁县辽东山人，擅方术，曾隐居樟树阁皂山丁仙峰修行，采药、炼丹。至今樟树阁皂山有“丁仙峰”，武宁有丁仙崖、丁仙观等遗迹。

郑隐（？—302），西晋广东循阳人，葛玄之徒，葛洪之师，传承葛洪衣钵，曾隐居南城麻姑山和樟树阁皂山、南昌西山修行，筑坛、采药、炼丹、授徒、治病。

张道龄，三国时豫章人，精丹术，撰《辨灵药经》，此书是我国早期研究医经和本草及药物炮制的典籍。

丁义，西晋豫章南昌人，一说江西武宁县人，丁令威之后裔，精丹术，擅医道，授徒吴猛，女儿丁秀英得父真传，精丹术，擅医道。

吴猛（？—334），字世石，西晋豫章（南昌）人，精丹术，擅医道。《江西省宗教志》记载：“吴猛，豫章（南昌）人，年四十，邑人丁义授其神方，又得秘法神符。师南海太守鲍靓，得其道……曾为许逊师。”女儿吴彩鸾得父真传，精丹术，擅医道。

许逊（239—374），字敬之，西晋江西南昌县人，道教“净明道”祖师，医药学家，后世尊称其为许天师、许真君，在道教流派中与张道陵、葛玄、萨守坚共称为四大天师。许逊赋性聪颖，博通经史、天文、地理、岐黄、阴阳、道术，二十岁举孝廉，二十九岁拜豫章人吴猛学道，尽得秘传，三十六岁时在南昌西郊的西山（又名逍遥山）隐居修行，西晋太康元年（280 年）任旌阳县令，在旌阳十年，居官清廉，政绩卓著。时逢旌阳瘟疫流行，许逊便用自己学得的药方救治，药到病除，百姓敬如父母，敬称其为“许旌阳”。后许逊弃官东归南昌西郊的西山修行，拜豫章甚母为师，以医弘道，济世行善，创“太上灵宝净明法”，建“太极观”道院，额曰“净明真境”，其宗旨为“净明忠孝”，撰《炼丹图》《灵剑子》《石函记》。后世立许逊为“净明道”祖师，在南昌郊区西山建“玉隆万寿宫”，将西山及“玉隆万寿宫”立为“净明道”的“祖山”“祖庭”，至今“净明道”之“万寿宫”遍布寰宇。

葛洪（284—364），字稚川，号抱朴子，东晋丹阳郡句容（今江苏句容县）人，医药学家，道教“灵宝派”祖师，炼丹家。葛洪为葛玄之侄孙，16岁始读《孝经》《论语》《诗经》《周易》等儒家经典，尤喜“神仙导养之法”，拜葛玄之徒郑隐为师，学炼丹秘术，传承葛玄衣钵。遍游名山，曾隐居江西南城麻姑山、樟树阁皂山及南昌西山等地修行10年，采药炼丹，以医弘道，传医治病，授中药炮制法。游广东师事鲍靓，传承其道术和医术，深得鲍靓器重，娶鲍靓女儿为妻，终老于罗浮山。葛洪继承并发扬了葛氏家族的道学与医学传统，在盱江流域驻足十年之久。在此期间，他致力于修炼丹道、采集药材、探索药方，并对道教理论及医药知识进行了系统的整理。其著作《神仙传》中记载了盱江南城麻姑山麻姑女的事迹，而其医学著作《肘后备急方》则收录了洪州老妇人治疗蛊病的药方。麻姑山和阁皂山至今仍保存有“葛洪丹井”“葛洪炼丹室”“葛仙祠”等历史遗迹，这些均是葛洪在该地区活动的有力证明。正如《南城县志》记载：“境内的麻姑山……葛洪又来此山设炉炼丹，并整理、阐述道术与理论，将麻姑写入《神仙传》遗留后世。”《肘后备急方》记载：“蛊，洪州最多，老媪解疗一人，得缣二十疋，秘方不可传。其子孙犯法，黄花公若于则为都督，因以得之流传，老媪不复得缣。”葛洪所著的《肘后备急方》《抱朴子内篇》《抱朴子外篇》等作品流传至今；此外，他还撰写了《玉函方》《服食方》《太清神仙服食经》《玉函煎方》《金匮药方》《还丹肘后诀》《抱朴子养生论》《胎息术》等著作。其中，《肘后备急方》共三卷，详细记载了“尸注”“恐水病”“疱疮”“沙虱毒”等病证，这些是世界医学史上首次发现并记录的结核病、狂犬病、天花、恙虫病。他更进一步提出了将狂犬脑组织敷于患者伤口的免疫治疗法，这一方法比法国科学家巴斯德提出的类似的狂犬病预防和治疗方法早了逾千年。书中“治疟病方……青蒿一握，以水二升渍，绞取汁，尽服之”的记载，启发了我国中药学家屠呦呦等，使其创制出青蒿素和双氢青蒿素高效抗疟新药，拯救了数百万人的生命，由此荣获诺贝尔生理学或医学奖。

葛巢甫，东晋江苏丹阳人，葛洪曾孙，擅医道、丹术，传承葛洪衣钵，曾隐居樟树阁皂山修行，炼丹、行医、传道，以《灵宝五符》为主要思想素材，“造构《灵宝经》”，发扬光大《灵宝经》精神，使《灵宝经》世世传录，“风教大行”。

葛灿，东晋江苏丹阳人，葛洪后裔，传承葛洪衣钵，擅医道、丹术，曾隐居樟树阁皂山修行，炼丹、行医、传道，后将《灵宝五符》授予陆修静。

（四）南北朝隋唐五代医家

惠龙，生活于南朝梁时，生平及里居未详，精医术，游行四方，曾隐居洪州（南昌）传道施医，因治愈鄱阳王萧恢之母费氏的眼疾，萧恢舍王宫为显明寺，后迁鄱阳显明寺。据《江西省宗教志》记载："到南朝梁时，江西各地常住僧众日渐增多。在虔诚奉佛认真修持的同时，也各显其能，慈悲拔苦，服务公益……惠龙以精湛的医术，治愈鄱阳王萧恢之母费氏的眼疾，使之重见光明，而获萧恢舍王宫为寺，名曰'显明寺'。"

谢灵运（385—433），原名公义，字灵运，以字行于世，小名客儿，世称谢客，祖籍陈郡阳夏（今河南太康县），生于会稽始宁（今浙江绍兴上虞区），南北朝时期著名诗人、佛学家、旅行家，博览群书，通晓医学。谢灵运曾在盱江流域临川任内史，钟情盱江流域形胜，提倡旅游，认为旅游可以养生，可以让人忘记烦恼，摆脱疲惫，在一定程度上可以起到休养身心的作用。据临川《湖南乡志》记载："信士临川刺史（内史）谢灵运，后来弃官，曾隐居临川湖南乡灵谷峰隐真观修行。谢灵运隐姓埋名，皈依修行，在隐真观周边栽花种药，侍香客以青菜淡饭，有时寻草药济世度人，广度众生。"此外，谢灵运常离山下至民间，为百姓治疗疾病，或撰写婚丧喜庆的联轴。

姚僧垣（499—583），字法卫，吴兴武康（今浙江湖州）人，为南北朝时期杰出的医学家，亦是南朝梁朝的宫廷御医。姚僧垣精医术，曾在盱江流域临川居官为医，一生治验不可胜记，声誉远闻，达诸蕃外域，著有《集验方》12 卷行于世。据《周书·列传第三十九·姚僧垣》记载："姚僧垣……大通六年，解褐临川嗣王国左常侍，大同五年任骠骑庐陵王府田曹参军，九年还领殿中医师。"

陆修静（406—477），浙江湖州人，擅医道，南朝梁时周游四方，广搜典籍，布道施医，曾隐居盱江流域樟树阁皂山和新建西山整理葛玄、葛洪之灵宝派教义经典，促使灵宝派大行于世。《江西省宗教志》记载："陆修静从葛玄后裔葛灿处所得《灵宝经符》，对灵宝经系进行整理，并且收藏了许多道教典籍。陆修静在三十五卷的基础上增修科仪，立成仪轨，以后灵宝派之教才大行于世……陆修静采炼丹药，收徒布道……珍藏有宋明帝御赐的道家经书、药方和经籍。"

陶弘景（456—536），江苏南京人，精医药，擅丹术，南朝梁时周游四方，广搜典籍，布道施医，曾隐居樟树阁皂山整理葛玄、葛洪之灵宝派教义经典，促使灵宝派大行于世。《樟树中医药发展简史》记载："南朝梁时的陶弘景……与葛玄、葛洪同乡，因慕二葛之名，前来樟树阁皂山，在阁皂山清理道教文献，整理道经，促使道教理论的完善。陶弘景在阁皂山采药、行医、布道，强调药材采集季节……药材真伪鉴别……开创了樟树药材鉴别之先河。"

万振德，字长生，南朝齐梁间洪州（今南昌）人，道士，以道通医，擅方术，隐居洪州洪崖山修行，布道施医。《江城名迹记》记载："开元观，在修仁坊，旧有天师万振德业碑，唐滕王元婴撰。振字长生，南昌人，隐现齐梁间，人莫知其年，尝以符咒已人祟疾，隋文帝赐号'天师'，诏于洪崖山为馆以居之。"

道一（709—788），俗姓马，又称马祖、马祖道一、洪州道一、江西道一，汉州什方县（今四川什邡市）人，谥号大寂禅师，佛教禅宗最主要宗派洪州宗的祖师，被后世誉为"中国最伟大的禅师"。道一跟随南岳怀让禅师参学，后来去江西做方丈。怀让禅师去世后，道一继承了他的衣钵，在怀让的6位入室弟子中，只有他得到了心传。约在天宝三年（744年），道一禅师率徒众来到抚州的西里山立寺修行，之后行走各地弘法，最终于唐大历八年（773年）移居洪州开元寺（今南昌佑民寺）。圆寂前一二年，道一来江西，自创法堂，说法弘教，施药拯疾，济世救人，化缘大盛，使四方信徒云集洪州。道一驻锡的开元寺成为江南佛学中心，形成别具一格的宗风。他开宗立派，创立了"洪州禅"（又称"江西禅"），自此禅宗大盛于天下。道一在江西广建丛林，其弟子百丈（怀海）门下开衍出临济宗、沩仰宗两宗。道一主张，道不用修，或者说任心为修，即"心即佛""非心非佛""平常心是道"，这是他的佛性思想与实践的总纲领。他让"顿悟"说付诸实行，取代了看经坐禅的传统，促使禅僧普遍革新了禅的观念。

道一既是高僧又是医中圣手，据《江西省宗教志》记载，道一曾于靖安县法药寺弘法，"适逢当地疫病流行，于是卓锡凿井，施药井中，饮水者即愈，民皆称颂"，法药寺由此得名。道一众徒传其衣钵，弘法施医，如高徒石砻寺惠藏传其衣钵，由此石砻寺有医术传世，后世住持戒明颇得真传，医术精湛，曾治愈仁宗皇后恶疾，获皇帝御赞，光大了道一洪州宗宗风。道一以开元寺所在地洪州为中心，向四方广为弘法传教，施医救众。数十年中，率门徒数十人跋涉江西全境，南抵赣县以至大庾（今称大余）岭北，北到都昌、湖口进入安徽天柱山，东至贵溪、安仁（今余江），东南则越过武夷山脉进入福建、浙江等地，西达万载、铜鼓，有数十县之广。道一在盱江流域驻锡结庵之地，有洪州的开元寺、真寂禅院，金溪的东岩寺、白水寺，宜黄的义泉寺、石门寺、石砻寺，丰城的海慧寺等数十座寺院。道一课徒诲众达40余年，广建丛林，有"四十八道场"。追随其左右的弟子有智藏、百丈、普愿、法常、惟宽、怀晖、大义、慧海等139人，“各为一方宗主，转化无穷”。道一的弟子百丈承其衣钵，发扬光大道一禅法，制定丛林清规，推进了佛教中国化的进程。

道一洪州禅系的建立及道一禅学理念的广泛传播，标志着佛教中国化的完成，这是世界佛教史上的创举。佛教丛林遍布华夏，禅法广传大江南北，故佛界有“马祖建丛林、百丈立清规”的赞誉，江西也因此成为中国的佛学重地。信士中，尤以南昌新建名医沈应善、沈长庚父子济世救人最为显扬。据《古今图书集成医部全录·医术名流列传》记载:“唐……按《南昌府志》，沈应善字嘉言，梁休文后裔，其六世祖仕豫章，因家焉。事亲至孝，亲殁，庐墓三年，闾里称之。屡试，不售于有司。一夕，梦神人示曰，上帝命汝活千万人，岂可守一编以自负乎？既寤，遂决志学医，遇蜀之韩隐庵，师事焉。初授《素问》《内经》诸书，研究不辍，徐进以导引之术，及秘藏诸方。三年，韩别去曰，九九之际迟我于峨眉之麓。自是名益振，凡士大夫无不与之游，投以剂。罔弗验者，岁厉则损赀贮药，济人靡倦。”沈应善撰《素问笺释》《医贯集补》，以笔记体裁系统地诠释医经，对后世医经研究颇具指导意义。沈应善之子长庚亦世其业。此外还有唐代豫章名医喻义，礼佛，擅外科，撰有《疗痈疽要诀》《疗肿论》两部著作，为国内较早的外科专籍。唐代名医甘伯宗，曾客居豫章，撰《名医传》，记载三皇至唐的名医120人，是我国最早的医学人物传记专著。

高道许藏秘（许逊第七代孙）隐居豫章修行，传道施医，其时高道王积游豫章弘法施医，曾与之相遇。唐朝太宗贞观年间，高道张开先隐居洪州西山修行，施医济众，因德行高尚，曾为唐太宗召见，敕建“旌阳宝殿”，因而西山许真君道教得以重振。

孙思邈曾来樟树隐居，行医采药，收集民间验方、秘方进行整理，又对阁皂山的药源进行了调查、分类，开创了樟树药源普查和方剂整理的先河。由于孙思邈被誉为“药王”，故阁皂山又名“药王山”，今被誉为“中国药业基地”，樟树市发展成为繁盛的“药都”。

张氲，一作张蕴，字藏真，号洪崖子，擅道法，精医术。其因拒武则天之召，隐居洪州西山洪崖修行，曾携五弟子卖药于洪州街头。玄宗开元十六年，洪州大疫，张氲施药市中，病者立愈。

高宗上元年间，高道胡慧超隐居洪州西山20余年，重振西山道教。胡慧超，又名胡超僧，南昌人，擅丹术，精医术，曾参与陶弘景校《太清经》。玄宗时，唐玄宗、武则天曾召见胡慧超，武则天要胡氏为其制作长寿不老药及传授延年养生法，临行唐玄宗作诗《送胡真人还西山》赠胡慧超，由此胡慧超仙名远扬。胡慧超门下弟子甚多，显著者有万振、蔺天师、黄令微（黄华姑）等。万振治人疾苦立效，蔺天师施药济物活人甚多，黄令微施药度人为民敬重，黄令微弟子黎琼仙得师真传，常救人疾苦。胡慧超撰《晋洪州西山十二真君传》《许逊修行传》《神仙内传》等典籍，整理了许逊教义宗旨及拯疾救厄之术，使葛玄、葛洪、许逊的积德行善、救人疾苦之“灵宝净明宗旨”广为流传。

高宗仪凤年间，高道孙道冲隐居樟树阁皂山布道施医，曾奉诏入朝面圣，阁皂山被封为“天下第三十三福地”。

玄宗开元年间，高道孙智谅、程信然隐居阁皂山弘法施医。孙智谅曾奉诏入京面圣，获赐号“阁皂观”，由此修行求药者日增，山中道教日益繁荣，阁皂山之灵宝道风盛行于世。之后，南城麻姑山高道邓思瓘（号紫阳）亦奉诏入京面圣，讲述麻姑女“攘除灾厄”之功，获赐号“仙都观”，由此修行求药者日众，麻姑山香火鼎盛。邓思瓘传人邓德成、谭仙岩、宋白元、史玄洞、左通玄、邹郁华、邓延康等皆因传道施医度人而著名于世，为民敬仰。开元年间，高道黄令微（黄华姑）与弟子黎琼仙隐居临川藤桥开坛布道，施医济民。颜真卿曾访黎琼仙并撰《井山华姑仙坛碑铭》以颂黄华姑。

道士崔子玉，人称崔隐士，豫章（今南昌）人，擅方术，精医药。其遇豫章城中流行疫病，将丹药投掷井中，病者饮之，即愈；又以一丸丹药治愈唐宪宗奇疾。据《江城名迹记》记载：豫章城内孚应庙，额佳福地，在修仁坊。相传唐隐士崔姓，自分宁游至此，值城中患疫，隐士以丹掷井，折柳示人汲饮，病者即愈，井在今清平坊之上街。崔氏著有《入药镜》一篇，载道书，书中强调只有通过“静定为药镜”修炼精气神，才能长生久视，对后世内丹术学说影响很大，被夏宗禹称为“金丹之枢辖”。据传，唐宪宗得奇疾，诸医不效，忽有道人卖药于市，一粒而愈。问其姓名，曰：“臣豫章人，崔姓。”俄不知所往，遣使觅之，乃于此地得崔公祠，因此诏封英烈侯。

元和年间，高道施肩吾，南昌人，进士，弃儒习道，以道通医，精方术及内丹。隐居洪州西山，传承西山道教，济人疾苦，撰《西山群仙会真记》《钟吕传道集》《华阳真人秘诀》《养生辨疑诀》，以上书籍不仅为道教典籍，亦是我国较早的气功专籍，论述补养、内丹之法，主张养形为先，其次补益精气神，最后才能练内丹。

（五）宋代儒医盛行

尚书左丞晏殊（991—1055），字同叔，江西临川县（今临川区）人。其七岁能文，景德年间（1004—1007 年），以神童荐，赐同进士出身，文章赡丽，尤工诗词，以儒通医，撰有《明效方》五卷。

名儒刘敞（1019—1068），字原父，江西樟树市人，官至集贤院学士，以儒通医，医药造诣颇深。《樟树中医药发展简史》称刘敞是樟树医药史上最早研究医籍方药的学者。

丞相王安石（1021—1086），字介甫，别称荆公，江西临川县（今临川区）人，精研诸经，创“荆公新学”，以儒通医，熟读岐黄，精通医学。王安石在《临川先生文集·卷七三》中云：“自诸子百家之书，及于《难经》《素问》《本草》……无所不读。”著有《荆公妙香散方》，为《证治准绳·类方》收载。王安石推行新法，改革太医局和医学教育，设立医学十三科，提倡“儒人达医”。

太守丰有俊（生卒年不详），字宅之，北宋四明人，以儒通医，精岐黄术，关心民众疾苦，曾亲临疫区施药救危，倾囊捐资创设建昌军药局，促进了旴江药业建昌帮的兴起和发展。

高道陈景元（生卒年不详），字太虚，北宋江西南城县人，通儒典，精医理，宝元己卯年（1039年）隐居庐山，所居以道书、儒书、医书为斋馆，四方学者来从其游，人人得尽其学，撰有《灵宝度人经注》《道法经注》《高士传》等。

名儒李浩（1116—1176），江西临川人，官大理卿，儒而通医。

高道王仔昔，北宋江西新建县（今新建区）人，习儒通医，擅方术。王氏曾治愈徽宗后妃赤眼病。

名儒饶延年（生卒年不详），南宋江西崇仁县人，通晓儒、释、医卜、方书，儒而通医。

名儒罗必元（生卒年不详），南宋江西进贤县人，以儒通医，官福州推官，尝以医理论政。

名儒袁燮（1144—1224），庆元府鄞县（今宁波市）人，儒而通医，官至礼部侍郎，为浙东四明学派的代表人物之一。其曾师事江西金溪陆九渊，嘉定时曾出任江西提举常平、权知隆兴，游历旴江建昌军（今南城县），详知旴江医药，撰《建昌军药局记》，记叙了宋代旴江建昌药业发展的状况，赞颂了建昌太守丰有俊创设建昌军药局的功绩。

名儒程炯（生卒年不详），南宋应天府宁陵人，约乾道九年在世，以儒通医，南宋孝宗时，知隆兴府进贤县。程氏推崇儒家的仁政，并身体力行，居官政宽而明，令简而信，绥强抚弱，导以恩义。他强调伦理和孝道，厌恶当时人们认为伤寒温病会相互传染而抛弃亲人不顾的陋习，在进贤县任上撰《医经正本书》，并强调：“专辨伤寒温病热病并无传染之理，以救世俗亲人自相弃绝之陋习。”今人高雨认为：“从医学伦理学的角度而言，《医经正本书》更加强调了道德的实践意义。”

名儒陆贺（？—1162），江西金溪县人，出身于一个九世同居、阖门百口的儒门望族。其先祖陆希声曾在唐昭宗时任宰相，五代末因避战乱迁居江西金溪县青田。历经数代更迭，昔日的繁华已不复存在，但陆氏仍然坚持理法治家，崇儒尚医，开设塾馆、药铺，经营医药、诊病问疾、教书授学使家道中兴，同时益修礼学，以纲纪治家，因而有“三代威仪”显世。陆贺生有六子，六子陆九渊、四子陆九韶及五子陆九龄皆以学闻名，有“三陆子之学”的赞誉；二子陆久叙继承祖业专事医药，使家业大兴，维护了家族聚居之盛，确保了诸兄弟四方游学之资，使家族有大哲迭出。金溪陆氏家族，历经二百多年仍保有宗族义居之大家风范，“以学行为里人所宗”。淳祐二年，理宗皇帝特为之旌表：“青田陆氏，代有名儒，载在谥典，聚食逾千指，合二百年，一门翕然，十世仁让。唯尔睦族之道，副朕理国之怀。宜特褒异，敕旌尔门，光于闾里，以励风化，钦哉！”

文学家陆游（1125—1210），越州山阴人，以儒通医，淳熙年间于江西抚州出任江西提举常平茶盐公事，在抚州任上，其收集、精选上百种医药方书撰成《陆氏续集验方》，交江西仓司刻印。

理学大哲陆九渊（1139—1193），江西金溪县人，陆贺之六子，开创“心学”。他传承家学，既饱读诸经又熟谙岐黄，知医精医，善以疗疾之理阐国政和修身治学，曾在朝中提出任贤、使能、赏功、罚罪是医国“四君子汤”，备受孝宗皇帝的赞许。陆九渊与临安擅长医学的高僧清长交往甚密，他的著作中常反映了浓厚的医药情怀，《陆九渊集·卷七·与包显道》云：“天下事固有易言者，有难言者，有易辨者，有难辨者。人之病有易医者，有难医者，非必不可医，为其病奇怪，非如平常在表当汗，在里当下，可执常方而治之耳。”闲暇之时，他也常常协助二哥陆久叙经营自家药铺以维持家族生计。

名医袁斗楠（1227—1304），字则成，江西南城县人，幼从伯父袁德庆习儒，以军功补进义校尉，讲学于本郡东湖书院，征授本县儒学教谕，升常州路儒学教授，多所成就。以儒通医，著有《伤寒纂要》一百二十卷，藏于家。子袁中立传其学。

名医袁中立（生卒年不详），江西南城县人，名医袁斗楠之子，高才伟识，儒而通医，继承父业。其久居京城20余年，声名显赫，曾被授予泮州路医学教授，又改迁龙兴（今江西南昌）路，皆未赴任。

名医郑公大（1249—1308），字纯道，宋元间江西南丰人，业儒而工医，于书无所不读，敏悟博通，临证精审，子郑华孙，为元代医官。

名医赵栩（生卒年不详），字季羽，宋代人，里居未详，曾于南昌官江西运干，通医理，撰有《赵氏家传》，刘昉撰《幼幼新书》曾参考此书。

儒医周仲山（生卒年不详），江西樟树人，世代业医，至仲山尤精，以医名世，所居室曰“全生堂”，内悬时人所赠“神圣工巧”匾。

高道全自明（生卒年不详），江西抚州招仙观观主，生活在北宋初期，儒而修道，擅医术，传道施医于地方，为民称颂。当他要离开此地时，民众难舍而上书地方恳请挽留之，且筹资为其修建道观，由此道观新兴。庆历七年，丞相王安石为之特撰《抚州招仙观记》，赞颂其德艺双馨“因医兴观”的事迹。

医博士周医（？—1050），佚其名，宋代鼎州桃源人，儒而通医，精医术，任建昌军医博士，年七十一卒。据李觏《盱江集·卷三十一·医博士周君墓表》记载：“周君讳某，字某，鼎州桃源人，以医来建昌，为博士……吾母曾病急，不能言，众医缩颈遁去。惟君视之，曰，不死。治数日起之，吾以此知其艺。”

名儒揭枢（生卒年不详），字伯微，北宋江西丰城人，元祐年间（1086—1094年）领解试，精于诗，曾作绝句百首，讥评时俗，悉有深意。苏东坡、欧阳修与揭枢交密，甚敬礼之。揭氏儒医相通，著有《喝药说》二千言。

名医黄彦远（生卒年不详），字思邈，北宋江西金溪县人，宣和二年（1120年）任平江府教授，官至吉水县知事，后归隐，居东庵，博学多识，深通《易经》，儒而通医，著有《运气要览》若干卷。

医学教谕陈自明（1190—1271），字良甫，江西临川人，家学渊源，医传三世。陈自明自小随父习医，14岁已通晓《黄帝内经》《神农本草经》《伤寒论》等医经。他传承家学并汲取历代名家经验用于临床实践，疗效卓然，因而医道大行，嘉熙年间任建康府（今南京）明道书院医谕。陈自明总结了宋以前妇产科学和外科学的研究成果，并结合自己的临床经验，阐发了妇产科、外科基础理论和临床理论，撰成我国历史上最早的妇产科专著《妇人大全良方》和外科专著《外科精要》，对后世妇产科学和外科学的完善及发展有着至为深远的影响。后世薛己校注的《妇人良方大全》《外科精要》、王肯堂的《女科准绳》《疡医准绳》、武之望的《济阴纲目》、汪机的《外科理例》《外科精要发挥》、熊宗立的《外科精要补遗》等皆私淑其学，传承和发展了陈自明的学术思想。除此之外，陈自明医德非常高尚，治病不论贵贱贫富，一视同仁，随到随诊，对特别贫寒窘困者不收诊金，且甚为痛恨贪人钱财的庸医，斥之“用心不良”。陈自明认为：“世无难治之病，有不善治之医；药无难代之品，有不善代之人。”反对为医者偶得效方却秘而不传，甚至将常用验方改头换面誉为家传秘方，炫耀欺世。陈自明愿将自己所得经验示与世人，如其《妇人大全良方》云：“仆三世学医，家藏医书若干卷。既又遍行东南，所至必尽索方书以观。暇时闭关静室，翻阅涵泳，究极未合，采摭诸家之善，附以家传经验方，秤而成编。”可知，陈自明将自己三世家传验方及搜集访求所得效方悉入所撰医籍中，公之于世，馈惠世人。

高僧释戒明（生卒年不详），江西宜黄县人，宜黄石碧寺住持，北宋仁宗时在世，儒而悟禅，精通医术，据《临川文化史·宗教的传入和影响》记载："戒明……曾揭榜治好了仁宗皇后的恶疾，帝后喜之，收为义子，赐封'国师'。他谢辞不受，叩头请求返寺修行，皇帝和皇后都为之感动，特赐给他宜黄县一年的粮赋以为石寺建寺之用，并赠'赞僧诗'一首，御笔亲书'江南第一名山，石义泉古寺'监匾一块以送。"

高道易安宁（生卒年不详），江西临川县（今临川区）人，北宋政和年间在世，儒而修道，擅医术，善祷祝，常救治民众灾疫。政和年间其在临川灵谷峰建观，请于朝，获赐"隐真观"观名。

高道谭师一（生卒年不详），江西樟树市人，修真于阁皂山，由儒而道，擅医术，远近闻名。

仁者李医（生卒年不详），仁者王医（生卒年不详），佚其名，宋代江西临川县（今临川区）人。洪迈的《夷坚志·夷坚甲志·卷九·王李二医》和周守忠的《历代名医蒙求》记其不吝利，为崇仁县富民治病的德行。李医、王医，儒有仁德，重义轻利，以患者为重，一心救护。据洪迈的《夷坚志·夷坚甲志·卷九·王李二医》和周守忠的《历代名医蒙求》记载：崇仁县有富民病，邀李治之，约病愈以五百缗为谢。李治疗旬日不瘥，以临川王医荐之。李归未半途，适逢王医，遂以曲折告。王曰："兄犹不能治，今往无益。"李曰："不然，吾得其脉甚清，疾不愈者，乃自度运穷，故告辞。公但一往，吾所用药尚有之，公只以此治之，必愈。"王素敬重李，乃携其药往治，微易汤使，三日而瘳。富家以五百缗谢之。王以一半遗李医，李不受而去。可知，李医、王医"医道大行"，是因为他们儒有仁德，重义轻利，诚心救护，一切以患者为重，故能流芳千古。

名医刘医博（生卒年不详），江西南丰县人，医术精湛，曾于庆历年间医治名儒曾巩的"肺病"。

针灸学家席弘（生卒年不详），又名席横，江西临川县（今临川区）人，生活在南宋末，儒而通医，先祖为宫廷太医，针效如神。席弘医门，从宋迄明以针灸薪火相传十二代，传至第十代孙时，既传子又传徒，既有家传又有师传。席氏医门传承谱系见图 3–1。

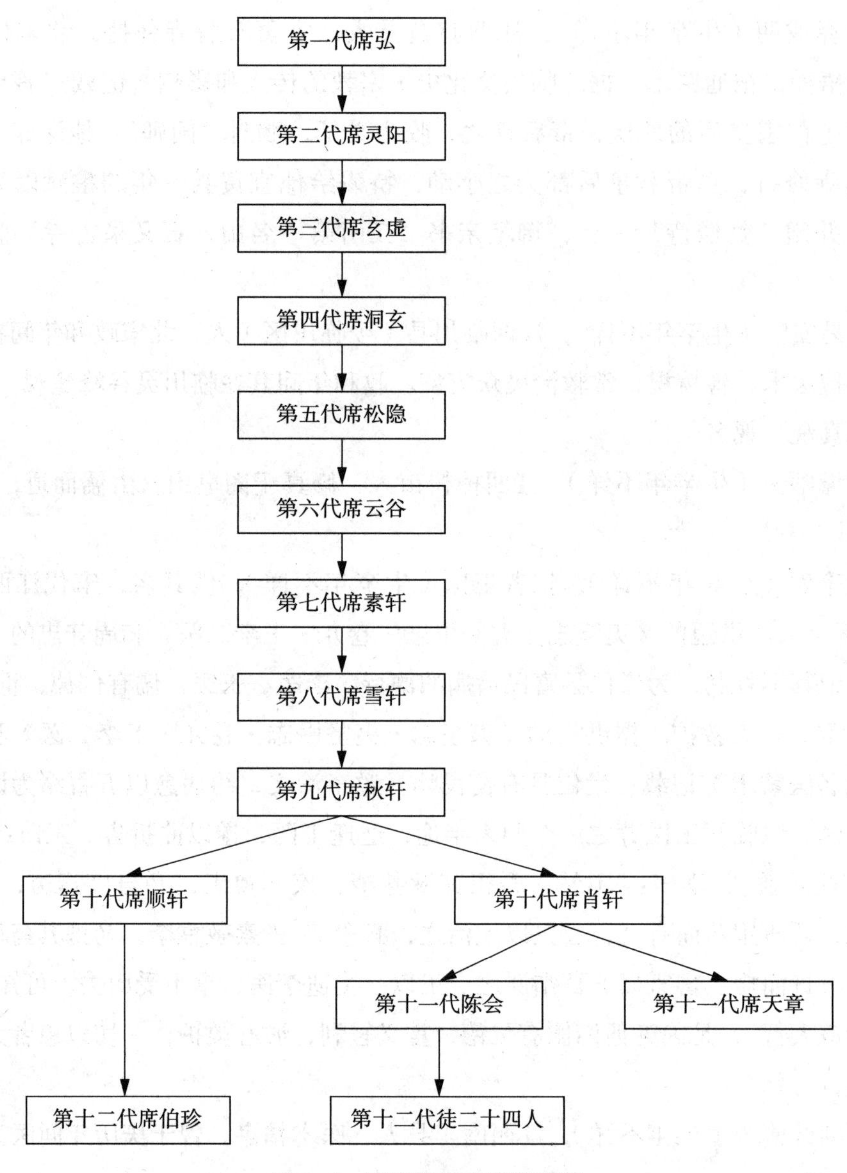

图 3–1　席氏医门传承谱系图

民国时期席氏后裔刘瑾传承席氏针术，门徒遍及国内多地，由此形成了我国古代著名的席弘针派。席弘医门，是宋之前传承最久远的针灸医门。席弘针派主要代表著作有《席横家针灸书》《席弘赋》《广爱书》《广爱书括》《神应经》，后世私淑其学者众，如徐凤（著有《针灸大全》）、杨继洲（著有《针灸大成》）、高武（著有《针灸聚英》）、朱权（著有《乾坤生意》）、李梴（著有《医学入门》）、郑梅涧（著有《重楼玉钥》）等，流传绵远。后世有“学者潜心宜熟读，席弘治病最名高”的赞誉。

名医傅常（生卒年不详），南宋江西南城县人，曾任澧阳教授，以儒通医，著有

《产乳备要》。

名医晏传正（生卒年不详），宋代江西临川县（今临川区）人，儒而通医，撰《明效方》。

名医周与权（生卒年不详），宋代江西临川县（今临川区）人，儒而通医，尝订《难经》，撰《难经辨证释疑》。

名医郑宗（生卒年不详），宋代江西临川县（今临川区）人，儒而通医，以眼科名世，曾挟技游于岳州崇阳县。

名医戴师敏（生卒年不详），宋代江西宜黄县人，儒而通医，其临证经验经翰林医学梁逢尧整理，撰为《惠眼观证》。

名医刘三点（生卒年不详），南宋江西樟树市人，医儒相通，擅妇科，危子美之师。

名医陈医（生卒年不详），佚其名，南宋江西黎川县人，医儒相通，擅妇科，危子美之师。

名医周民（生卒年不详），南宋江西黎川县人，医儒相通，擅小儿科，危碧崖之师。

名医周后游（生卒年不详），南宋江西南城县人，医儒相通，擅治痨瘵病，危熙载之师。

名医刘什景（生卒年不详），南宋江西抚州人，学广多识，曾行医江西广昌县，值县城王员外之子王大鹏赴京赶考前患急症，其因用脑过度，卧床不起，呕吐不止，刘氏以食疗验方“什锦莲子汤”治愈。由此，广昌县有“什锦莲子汤”名肴流传至今。

名医蔡伯珍（生卒年不详），南宋江西乐安县人，医儒相通，精医术，名重于时。子蔡光叔，绍承家业。

名医蔡光叔（生卒年不详），南宋江西乐安县人，邑名医蔡伯珍之子，传承父学，医儒相通，精医术。孙蔡明德，曾孙蔡可名，皆绍承家学。

名医危云仙（生卒年不详），南宋江西临川县（今临川区）人，徙居南丰县，早年游学东京，遇三国时名医董奉的二十五世孙董京，董氏授其大方脉，归而大行医道，传承五世。危氏医门，不仅重视传承家学，还博采众家、兼收并蓄，其子危子美拜刘三点、陈医、田马奇为师习妇科及骨伤科，其孙危碧崖拜周民为师习小儿科，其曾孙危熙载拜程光明、周后游为师习眼科及痨瘵病，其玄孙危亦林拜江东山、范叔清习疮肿及咽喉齿科。家传和拜师相结合的学习模式，使危氏医门医术全面，因此玄孙危亦林医道精进，终成医学大家。

危亦林，官至南丰州医学教授，他汇集五世相传的医学经验，撰写了《世医得效方》一书。该书记载的悬吊复位法治疗脊柱骨折技术，在当时世界医学领域中处于领先地位，同时，他开创了喉科学和骨伤科学，光大了家学，发扬了中医学。

名医危子美（生卒年不详），南宋江西南丰县人，邑名医危云仙之子，医儒相通，传承父业，又传江西临江（今樟树市）刘三点和江西黎川县陈医之妇科及杭州田马奇骨伤科。

名医危碧崖（生卒年不详），宋元间江西南丰县人，邑名医危子美子，医儒相通，继承家学，复从江西黎川县大磜周氏学小儿科，知名于时。子危熙载，孙危亦林，皆精医术。

名医危熙载，宋元间江西南丰县人，世医危碧崖子，医儒相通，继承家学，又从福建汀州程光明学眼科，从江西南城县周后游学治痨瘵病，以医术知名。侄危亦林，医名益盛。

名医姚宜仲（生卒年不详），宋元间江西南城县人，儒而通医，祖、父皆业医，至宜仲博考群书，精究医理，尤通脉理。其曾增补无名氏《断病提纲》，以求与钱闻礼《伤寒百问歌》有异曲同工之效；又辑补其父《诊脉指要》，增以歌诀，此书列二十七脉，分述脉象、脉位等内容，有独到见解，吴澄为之作序。

脉学大家严三点（生卒年不详），佚其名，宋元间豫章（今南昌）人，儒而通医，精通医术，以单指按脉，凡三按，即能知六脉之受病，世人奇之，遂以“严三点”称之。周密闻其事，称：“余未敢以为然者也，或谓其别有观形察色之术，姑假此以神其术，初不在脉也。”著有《脉法撮要》一卷。《古今图书集成·医部全录·医术名流列传》赞曰：“江西有善医，号严三点者，以三点指间知六脉之受病，世以为奇，以此得名。”据丹波元胤《中国医籍考》记载，此书曾流传日本。

名医徐文叔（生卒年不详），宋元间江西临川县（今临川区）人，医儒相通，世以医名，兄弟子侄，各有著述，每聚谈医理，多有精到之论。门生黄大明，得其传授。

儒者葛懿柔（1236—1315），宋元间江西金溪县人，出身望族，嗜读书，过目不忘。治《春秋》有名，谙晓医药，名儒吴澄为其书有墓志铭。

名医刘岳（1239—？），字公泰，宋元间江西南康军（今江西都昌县）人，名医刘开之孙。儒而通医，传承家学，精医术，尤精脉理，与祖父刘开均有“刘三点”之誉。授奉议大夫太医院院使，授嘉议大夫，出为建昌路（今江西南城县）推官，卒于建昌任上。

名医黄大明（1254—1336），字东之，宋元间江西临川县（今临川区）人，其曾祖为游氏赘婿，改游姓，至大明晚年，撰家谱恢复本姓，儒而通医，年二十余遇方外士，得授儿科秘方，用之甚验，后复师事名医许文叔，尽得其传，治病每获十全，名重于时。其治病依财力取酬，遇贫病不取诊金，欲入其门者甚众，多拒之曰：“治予业，不精不足以活人，而易以杀人，非拒子不教也。”临终，以未曾误诊自许。著有《保婴玉鉴》四卷、《伤寒总要》三卷、《脉法》三卷、《集验良方》六卷，藏于家。同乡危素曾就之习医。

胡霆桂，字直翁，南宋江西进贤县人，开庆元年进士，博学多识，嗜读医药之书，儒而通医。

名儒刘埙（1240—1319），字起潜，号水云村，学者称水村先生，宋元间江西南丰人。研经究史，网罗百氏，以儒通医。刘氏学问练达、文思如涌，为盱郡学正、延平路儒学教授、南剑州学官。刘氏重视医学，曾发出感慨：“予尝叹流俗浅识，类目医为技术，乃未知医之济世，功配天地。”撰有《养生赋》。

儒者曹原杰（1245—1306），字名父，宋元间江西临川县（今临川区）人，少习举业，壮岁研读医书，凡有病者求治，必馈之药，待人和易，乡里敬之。名儒吴澄为其书有墓志铭。

名医宋道方（生卒年不详），北宋洪州（今南昌）人，博学多识，以医名地方。据史书记载，儒医朱肱曾游历至洪州，“闻当地宋道方之医名，携《活人书》求教，经指驳数十条，皆有考据，肱惘然自失，即日解舟去，重作修改校勘”。

名医黎民寿（生卒年不详），字景仁，南宋江西南城县人，幼年从父黎何习儒，屡试不得志，慨然叹曰：“既未能得志科第以光世，则医亦济人也，与仕而济人者同。”遂拜师学医，技成，悬壶问世。黎氏深悟医学奥理，广蓄经验之方，治病多良效，患病者争造其门。他平生淡泊寡欲，一生好佛，有“居士”雅称，视民众之疾犹如己病，广搜良方，撰《黎居士简易方论》，救黎民于疾苦，不怠不厌，为乡里所敬重。著有《简易方论》十一卷、《决脉精要》一卷、《广成先生玉函经解》三卷、《辑方》。诸书国内未见，日本尚存《简易方论》《辑方》。

名医李駉（生卒年不详），一作李诇，字子野，自号晞范子（一作希范子），南宋江西临川县（今临川区）人，一说江西崇仁县人，儒而通医，留意医学，因见古医书文字深奥，庸医妄用药饵，误害性命，于是专事医学，尤重脉理，咸淳二年（1266年）撰《脉诀集解》十二卷，邑人何桂发序之。李駉研探《难经》《脉经》等医经，详加注释，撰成《黄帝八十一难经纂图句解》（又作《句解八十一难经》）七卷，又撰有《脉髓》《脉歌》等，见解独到。

名医胡以逊（生卒年不详），宋时江西崇仁县人，由儒而仕，精于医学，后辞官不仕，专于著述，尤对医学列论详明。

儒士陆久叙（生卒年不详），南宋江西金溪县人，出身于儒门，陆贺之次子，传承家学，以儒通医。陆久叙为中兴家业而弃儒从事医药，专营先世所传药铺，以诊疾售药为业。

名医姚谷清（生卒年不详），南宋江西南昌县姚湾人，儒而通医，不意仕途，专事医药及商贸，为南昌姚氏姚湾始祖，下传至今，绵延不绝。由此姚氏医门后裔，多以医药扬名。

名医姚鉴溪（生卒年不详），南宋江西南昌县斗门人，儒而通医，不意仕途，专事医药及商贸，为南昌姚氏斗门始祖，下传至今，绵延不绝。由此姚氏医门后裔，多以医药扬名。姚谷清、姚鉴溪，先祖从北方迁居江西富州（今丰城市）灵源，后迁南昌县。富州为樟树帮发源地，故姚家族人多事医药。姚谷清居南昌县姚湾，为姚湾姚氏始祖，姚鉴溪居南昌县斗门，为斗门姚氏始祖，二姚通儒擅医药，以诗书传家，以医药为技，后裔事医药者遍布国内津要，传承至今绵延不绝，以医药显扬。民国时期，南昌有民谣“无姚不成医”“找了姚国美，死了也不悔”“找了姚稡山，好比吃仙丹”，赞誉姚氏家族之姚湾后裔姚国美和斗门后裔姚稡山的高明医术。由于医学领域的杰出贡献和严谨的治学态度，姚湾的后裔姚荷生、姚梅龄父子分别担任了江西中医学院（现江西中医药大学）院长和江西中医药大学岐黄国医书院执行院长。此外，斗门的后裔姚奇蔚主持的“疏肝达肺法治疗慢性萎缩性胃炎研究”荣获江西省科学技术奖三等奖。

医药家侯逢丙（1216—1290），祖籍开封，随父迁徙江西，最后定居江西樟树市。侯氏出身儒门，儒而通医药，绝意仕进，坚意以医药济人，为善好施。据《樟树中医药发展简史》记载：“侯逢丙豪爽慷慨，尚义好施，乐于助人。凡是贫苦百姓，无论远近亲疏，看病施药，不取分文，所以门庭若市，前来求医求药的人很多……侯逢丙于医学造诣很高，十分重视饮水和环境卫生……不惜重金……铺设街道路面，整修井壁，加固井栏，为大家提供饮食用水方便。逢有灾荒之年，侯逢丙又增设粥棚，向饥民施粥……因此，整个樟树镇上上下下，无不感恩戴德，将侯逢丙尊为大善人。”侯逢丙创樟树“侯逢丙药店”，奠樟树药业“设肆制药”之基。

医药家侯登（生卒年不详），江西樟树市人，侯逢丙之子，儒而通医药，不意仕途，承父医药事业，光大父业。

名儒易伯寿（1221—1305），号四清堂散人，宋元间江西崇仁县人，精贯儒学，不求仕进，寄身医药，为当地名贤。宋末制参李进野，入元后退居乡里，二人同年生，相与如兄弟，每以诗词唱和。易氏门生邓焱，官医学教谕。

周鼎（1245—1327），字德卿，又字仲卿，宋元间江西庐陵人，少习儒，奋励治学，博览群书，儒而通医，贯通仲景之学。宋亡，无意仕进，游历四方，后寓居江西樟树市，卒于樟树市。撰《仲景伤寒论治法歌诀》。

高僧释道振（生卒年不详），江西临江（今樟树市）人，生活在北宋早期，由儒入禅，后精医术。释道振曾在临江东山永寿禅院住持，《江西宗教志》记载：“道行精卓，擅以‘白龙丸’对治痨瘵，活人无数，名声远及京师，宋太宗御制《问禅歌》三章赐之，并敕‘空寂大师’之号。”

名儒张迪成（生卒年不详），江西樟树市人，北宋景祐年间在世，为饱学之士，博古通今，后究习岐黄，声溢杏林。

高道王文卿（1093—1153），名俊，字予道，号冲和子，江西南丰县人，道教神霄派创始人，传神霄五雷法。其自幼习儒慕道，善文能诗，学养甚深，道法精妙，通医药，擅方术，善除邪治病。因为皇叔廉访使治病获得举荐入朝，宋徽宗封其为“冲虚通妙先生”。

名医庄绰（生卒年不详），南宋福建泉州人，博学多识，考证学家，民俗学家，医药学家，居官多地。建炎元年（1127 年），绰患痞疾经灸膏肓俞而愈，后留意医学，以医名世。宋室南渡后，曾任江西建昌军通判、江西安抚制置使司参谋官、知筠州等。撰有《灸膏肓俞穴法》《本草节要》《明堂灸经》《脉法要略》等。

史学家徐梦莘（1126—1207），字商老，江西樟树市人，绍兴二十四年登进士第，先因感靖康之乱而研究宋金史，后因感黎民疾苦而专研医学，撰《集医录》《集仙录》，集历代医家的重要医案、自己的从医心得及道家养生术。

知府王炎（1138—1218），字晦叔，南宋婺源县（今江西婺源县）人，曾任江西临江通判、饶州知府等，官至军器监中奉大夫，赐金紫，八十一岁卒。儒而通医，好著述。

宋慈（1186—1249），福建建阳人，法医学家，被尊为世界法医学鼻祖，居官多地，廉政爱民，深谙法医术，宝庆二年（1226 年）走上仕途，任江西省信丰县主簿，后被江西安抚使郑性、提点使宋氏相继聘为幕僚，淳祐六年（1246 年）任江西提点刑狱使等，在江西任上开始编撰《洗冤集录》，淳祐七年（1247 年）撰成。

高道白玉蟾（生卒年不详），原名葛长庚，字如晦，号海琼子，南宋琼州（今海口市）人，祖籍福建闽清，初至雷州，为白氏继子，名玉蟾，少习儒，谙九经，博洽群书，工诗能赋，擅书画，通医药，精道术，师事陈楠学内丹术，游历诸地。嘉定十一年（1218 年）宁宗降御香，封白玉蟾“为国升座”，建醮于洪州（今南昌）玉隆宫，封“紫清真人”。后游观龙虎山、庐山、麻姑山等地，卒于盱江（今江西南城县）。宝庆元年（1225 年）其著《金华冲碧丹经秘旨》二卷，弟子彭鹤林，得其传授。

高僧慈济（生卒年不详），丹阳普宁寺住持，由儒入禅，洞明医理，察脉如神，以医术知名朝野。政和至绍兴年间（1111—1162 年），名公以诗文褒美者甚众，曾游历江西樟树市樟树镇（今江西樟树市）修行，弘法施医，留有急救名药——参茸黑锡丸方传世，至今参茸黑锡丸仍是江西樟树市的名牌产品。

吴曾（生卒年不详），字虎臣，南宋江西崇仁县人，饱儒之仕，倜傥负志气，诗文俱佳，儒而通医，平生嗜学，好著述。吕本中称吴曾文“宏大奇伟，言高旨远，当与江西诸名公并称”。高宗朝（1127—1162），吴曾以献书得官，累迁吏部郎中，后以严州知府致仕，因官僚排挤中伤而辞官归家，潜心医学，以济世为怀。博采古书中方药，推阐前人制方之意，辑《医学方书》（又作《医药方书》）五百卷，收入秘府。年七十二岁卒。

名医余明可（生卒年不详），名登孙，江西南城县人，生活在南宋末至元初，少习儒，精易学，后研医理，因医术精湛被誉为“一时医中之最”，授建昌路医学学正。名儒程矩夫为其药室书题“麓泉”匾额，名儒吴澄亦为此专作《麓泉记》详记其事。

高僧释道清（生卒年不详），南宋时江西泸溪县（今江西资溪县）人，由儒入禅，后精医术。《江西宗教志》记载：释道清……广弘戒律，又精于医道，广传佛法，精擅医道，施医济众，民皆称颂，获赐“慈济大师”之号。释道清医门传衍久远，相传七世。释氏传承谱系见图 3–2。

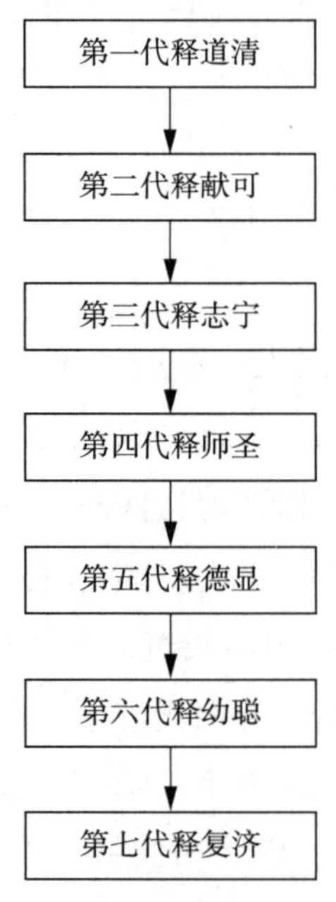

图 3–2　释氏传承谱系图

释道清的各代传人谨记师祖训诫，坚信道义，广施仁德，救民疾苦，获“施益广，医益圣”的赞誉。

名医董起潜（生卒年不详），宋元间江西乐安县人，生于世宦之家，以儒习医，博览经方，深悟医理，通阴阳造化，明脏腑经络，临证效若桴鼓，名重豫章（今江西南昌）。名儒吴澄深服其术，谓所阅诸医，唯董起潜、章晋最佳，乃千百选一之名医。

名医王子异（生卒年不详），南宋江西乐安县人。其家世代业医，至王子异已第三代。少习儒，传承家业，为人和煦如春，临证重视培补元气，用药平和。

名医王诚翁（生卒年不详），南宋江西乐安县人。其家世代业医，至王诚翁已第四代，为王子异之子，少习儒，传承家业，生性儒雅，临证重视培补元气，用药平和。

名医王元直（生卒年不详），宋元间江西乐安县人。其家世代业医，至王元直已第五代，为王诚翁长子。早年习儒，尤工家学。临证重视培补元气，用药平和，非不得已不用峻剂，曾挟技游京师，问医求药者趾踵相接，每能随手奏效。太医院医官多与之交好，诸王公贵人亦礼敬之。

高僧继洪（1208—1289），号澹寮，宋末河南汝州市人。由儒而佛，由佛入医，精医方明，云游诸地。据《中州古代医家评传》记载：“1265年隐居江西丰城县，用丹药救活了一霍乱患者，数年后去临川。”在此期间，继洪编集了《岭南卫生方》《治瘴续方》《澹寮集验方》。

名医何凤（1250—1327），字天仪，号遁山，宋元间兰溪县（今兰溪市）人，博学多才，尤精医理，曾于南昌官江西医学提举。宋亡，其绝意仕途，以医为业，凡以病延请，不避风雨寒暑，不分富贵贫贱，有求辄应，遇贫者不取酬，名重于时，年七十八岁殁。

名医何季新（生卒年不详），宋元间江西乐安县人，世代书香，享誉郡邑，善辞章，兼通医术，知名于时，子何庆长，医名胜于其父。

名医何庆长（生卒年不详），宋元间江西乐安县人，儒医何季新子，善辞章，尤精医术，闻名遐迩。

刘道昌（生卒年不详），宋代豫章人（今南昌），一日登滕王阁遇道人授书一卷，后以书中之法为人治病，殊为简易，“凡所疗治……无不如意……郡人久而知敬”。

李全（生卒年不详），南宋豫章（今南昌）人，原建康府兵籍，绍兴三十六年（1166年）之战，伤目折足，汰为民乞于市，值一道人授予方药，自疗而愈，后以“李家遇仙丹”售于市，“服者皆验”。

（六）元代盱医队伍壮大

吴澄（1249—1333），元代江西崇仁县人，翰林学士，元理学三大家之一，博学广识，儒而通医。吴澄与严寿逸、沙图穆苏、董起潜、侯逢丙、侯登等诸多医药学家交往甚密，为他们留下不少诗词、序、墓志铭，如曾为建昌医学教授严寿逸《医说》、建昌太守沙图穆苏《瑞竹堂经验方》、徐棪《易简归一》作序，评点医理，中肯恰当，文中洋溢着吴澄精通医理、熟谙临床实践的才情。

程钜夫（1249—1318），初名文海，号雪楼，又号远斋，宋元间江西南城县人，理学家，元四朝元老，翰林学士承旨，光禄大夫，宏才博学，儒而通医。程钜夫与名儒吴澄曾勉励盱江名医严寿逸，促使其益发深钻医业。程钜夫与余明可、熊景先、沙图穆苏、严寿逸等诸多名医交往甚密，为他们留下不少诗词、序、墓志铭，如为名医陈庚撰《杏山药室记》，评点医理，中肯恰当，文中洋溢着程钜夫精通医学的才情。

危永吉（1272—1328），字德祥，元代江西金溪县人，儒而善医，擅长诗文，精医道，常施药济人，子危素传其学，亦通医理。危永吉撰有《医说》一卷。名儒袁士元撰有《挽抚州危德祥先生》。

范梈（1272—1330），元代江西樟树市人，元诗四大家之一，翰林院编修，好医药，以儒通医，晚年归隐家乡，效法道家“清静无为”，专事养花种药，驯种野生药用植物。《樟树中医药发展简史》记载：“范梈开樟树官绅仕宦种药养花之先声，并影响到清代临江府官厅……临江府还曾举办过药物种植试验场，种植药材。”

虞集（1272—1348），字伯生，号邵庵，又号道园，元代江西崇仁县人，理学家，元诗四大家及古文二大家之一，太常院博士，《经世大典》编修总裁，博学通经，儒而通医。名医江西医学提举马肃曾游学于虞集、揭傒斯门下，初任福州路医学教授，后任江西等处医学提举。平素与邓文彪、黄大明、揭傒斯、易晋等诸多儒医、道医交往甚密，为他们留下不少诗词、序、墓志铭，如为邓文彪撰《医书集成序》，云：“尝有及吾门者，谓尝治某人之疾，盖用大黄、朴、硝数斤，煮以大酒数斗而饮之，一夕疾良已，又如是者饮之数日，疾乃已。予斥曰：古人服重剂，疾去止，后服且分两少于今日，权衡多矣。虽牛马，岂能饮如此汤剂乎？”体现了虞集熟谙医理，有着丰富的临证经验。

揭傒斯（1274—1344），元代江西丰城市人，翰林院国史馆编修，二品中奉大夫，元诗四大家之一，儒而通医，初任福州路医学教授，后任江西等处医学提举。揭傒斯平生痛恨巫医害人，他在《赠医者汤伯高序》中斥责民间信巫不信医者。揭傒斯与严寿逸、汤伯高、徐棪诸多名医交往甚密。

杜本（1276—1350），字伯原，又字原父，号清碧，元代江西樟树市人，国史编修官，品秩奉议大夫。其博学善文，以儒通医，精医学。据《樟树中医药发展简史》记载，杜本几度辞官隐居家乡及武夷山，本着“不为良相便为良医”之志，行医乡里。

撰《敖氏伤寒金镜录》一卷，该书为我国现存最早之舌诊专著，门生蒋易传其学。

危亦林（1277—1347），字达斋，元代江西南丰县人，祖籍江西临川县（今临川区），江西古代十大名医之一，传承高祖危云仙（宋代名医，师承董奉第二十五世孙董京）之学，家传第五世（第一世危云仙，第二世危子美，第三世危碧崖，第四世危熙载），博极群书，嗜岐黄术。又从江东山和范叔清习疮肿科及咽喉口齿科，精擅临床诸科，历南丰州医学教授、杭州医学教授等。撰成我国第一部标明“科”字的临床分科系统详明的医籍——《世医得效方》，首创咽喉科及正骨科，为我国元代临床医学巨著，对后世医学发展影响深远。《世医得效方》十九卷，经太医院批准于至正五年（1345年）刊行于世。

严寿逸（1278—1348），字仁安，元代盱江（今江西南城县）人，习儒，儒而善医，早年为医学生员，“以能医称于乡”，研学不辍，远涉多地求购刘完素、张从正等名家医著，私淑张仲景、刘完素、张从正之学，博览约取，明辨条理，使医术益精。其从江西庐陵曾诏先习医经诸书而明悟旨趣，为曾氏器重；又得江西建昌儒学教授胡长孺指授而领悟古人运气奥旨，因此医术精进，知名于时。后游学北地，以医名京都，曾投药七剂治愈吴澄朝食暮不食之血枯病。曾任医学教授，从其学者众，且阐发各家学说内蕴，撰有《医说》《医学启蒙》《仲景论评》等书，并有《原脉》《原症》《原病》《原治》等医论。

李存（1281—1354），字明远，更字仲公，元代江西饶州安仁人，江东四大儒者之一，精研天文、地理、医药、卜筮、释道，工古文词。隐居不仕，寓居临川县（今临川区），卒于此。其平素与曾文哲、何环玉、刘存诚、饶孟性等诸多名医交往甚密，为他们留下不少诗词、书序、墓志铭，所撰之文评点医理，中肯恰当，无不洋溢着李存精通岐黄的才情。

杨抚州（生卒年不详），不知名字，江西抚州人，儒而通医，熟谙脉证，曾为儒医曾文哲书东坡《脉说》勉励之，促使文哲益发究习医术。名儒李存撰有《题杨抚州所书东坡〈脉说〉》。

夏元亨（生卒年不详），元代人，临江路总管府判官，生于医药世家，祖父精医术，专疡医。元亨少习儒业，通医学，元大德十一年（1307年）授临江路总管府判官，大弟利贞官居龙兴路提举，二弟德常官医学学正。名儒姚燧曾为其母撰墓志铭。

夏利贞（生卒年不详），元代人，龙兴路提举，生于医药世家，祖父精医术，专疡医，利贞少习儒业，通医学。

谢缙翁（生卒年不详），又作谢缙孙，字坚白，元代江西吉安县人，龙兴路医学教授，泰定二年（1325年）官龙兴路医学教授，精通医理，知名于时。谢缙翁认为当时流行的《脉诀》舛误不少，遂以家藏官本及广西本《脉经》及乡人黄南牖家藏本相校雠，于泰定四年（1327 年）上请刊刻其校雠的《脉经》，获准，自此《脉经》广泛流传。

甘宗罗（生卒年不详），元代人，生平里居未详，南丰州（今江西南丰县）医学学正，儒而通医，至元三年（1337）官南丰州医学学正，任上，向太医院举荐危亦林《世医得效方》，审核刊行而颁布天下，促进了盱江医学的发展和传播。

沙图穆苏（生卒年不详），又名萨里弥实，字谦斋，号竹堂，元代燕山人，建昌路太守，儒而通医，精医学，泰定元年（1324 年）出任建昌路太守。其平时留心医药方书，悉心搜集建昌一带民间验方，细心试治，屡试屡验，积久成多，于是与建昌医家共同订正，于泰定三年（1326 年）在建昌任上撰成《瑞竹堂经验方》。

戴启宗（生卒年不详），字同父，号耕愚，元代建邺（今江苏南京）人，龙兴路儒学教授，毕生习儒，且究心医学，博览医经，贯通医理，重视医书勘误，曾辨正朱肱《伤寒百问》之失，撰《活人书辨》，吴澄为之作序。其又订正和注解《脉诀》，撰成《脉诀刊误集解》《矫世惑脉论》《五运六气机要》，刊刻于世。

王纶（生卒年不详），元明间江西金溪县人，邑名医王善次子，绍承家学，习儒，工医术。元朝末年，任江西金溪县医学教谕。

张正（生卒年不详），元代江西新建县（今新建区）人，原籍汴京，习儒通医，元末因躲避红巾军战乱，举家迁居龙兴（今江西南昌）。后举学正，遂入新建县（今新建区）籍。张正精于医学，子孙皆承其医学，医术益精，颇有影响，由元代传衍至明代，儒医五世。张正坚持以儒学为本，医学传家，敦促子孙读儒书、明礼义、攻医经。医学传世，子张泰、孙张粲、曾孙张升、元孙张元春和张元相及张元龙承其业，医术医德与先辈一脉相承，治病活人无数，医术益精，名享地方。孙张粲去世时太子宾客胡俨为其撰写墓志铭，侍郎张元桢亦为其曾孙张升写传。

胡长孺（生卒年不详），元代人，里居不详，南丰州（治所在今江西南丰县）医学学正，习儒通医，精于古人运气学说。儒医严寿逸先从庐陵曾诏习《黄帝内经》诸书，后于元贞初（1295 年）得胡长孺指授而领悟古人运气奥旨。

陈景咨（生卒年不详），元代江西崇仁县人，习儒通医，官历江西吉水州、新喻州医学医官，景咨在任清廉，为诸医所敬重。名儒吴澄撰《送陈景咨序》赞之。

邹世贤（生卒年不详），元代江西宜黄县人，业儒而精医，名所居室曰“愿学斋”，名儒吴澄撰《愿学斋记》赞之。

吴仲亨（生卒年不详），元代江西新干县人，临江路（今江西樟树市）医官，以儒通医，精医术。

马肃（生卒年不详），字叔敬，号敬斋，元代婺源（今属江西婺源县）人，江西医学提举，业儒，兼精医术，曾游学于名儒虞集、揭傒斯门下。马肃赴南昌任江西医学提举时，名儒贡师泰作《送马叔敬赴江西医学提举》为之送行。

危素（1303—1372），字太朴，号云林，元代江西金溪理学家，礼部尚书，翰林编修，奉旨修宋、辽、金三史，少通五经。危素父亲危永吉，儒而善医，擅长诗文，精医术，常施药济人，撰有《医说》一卷。危素习儒好医，博学通经，既承家学，又嗜读医书，私淑历代名医先贤，拜师求学旴江西金溪名医黄大明，通研医学。同里邓石曾从危素读书，后挟医技游京师，医技精湛，为礼部郎中吴当等器重。

游莱翁（生卒年不详），元代江西崇仁县人，早年习儒，兼精医术，悬壶以自给，至正三年（1343年）前后，由太医院荐授建昌路官医提领。

范叔清（生卒年不详），宋元间江西临川县（今临川区）人，儒而善医，精医术，以咽喉口齿科知名地方，为我国最早的喉科医生，收南丰危亦林为徒，传咽喉口齿科。嗣后，危亦林及时总结范叔清的喉科经验，撰成《世医得效方·卷第十七·口齿兼咽喉科》喉科专卷，提出“秘传咽喉科一十八种喉风证”新说，发前人所未发，开咽喉病证以风命名之先河，危亦林又出任南丰州医学教授，教授医学，授课传业，使旴江喉科代有传人。后世私淑传承不断，如明代樟树聂尚恒、聂杏园父子私淑范叔清、危亦林，精儿、喉科，聂杏园曾撰《咽喉说》，至今有第十五代传人聂明鉴行医湖南津市。清代豫章周纪秋私淑范叔清、危亦林，专业喉科，收湖南醴陵张龙升为徒，由此张氏喉科流传至今已有七代，有传人十二位。清代临川谢用章拜范叔清后裔范才习喉科，专业喉科，传承至今已有七代。清代南丰黄明生私淑范叔清、危亦林，专业喉科，收安徽新安喉科名医郑梅涧的父亲郑于丰、叔父郑于蕃为徒，两人归里后亦专业喉科，流传至今已有十二代，成就后世享誉全国的新安喉科，使旴江喉科名扬八方。由于范叔清的喉科传授，所以旴江喉科流派得以流传后世，兴旺发达。

江东山（生卒年不详），宋元间江西南丰县人，儒而善医，擅疮肿科，曾收南丰危亦林为徒，传疮肿科医术。

席灵阳（生卒年不详），宋元间江西临川县（今临川区）人，世业针灸，南宋针灸名医席弘子，席氏针门第二代传人，儒而善医，享名地方。后裔席玄虚传其学。

席玄虚（生卒年不详），元初江西临川县（今临川区）人，世业针灸，南宋针灸名医席弘孙，席氏针门第三代传人，儒而善医，享名地方。后裔席洞玄传其学。

蔡明德（生卒年不详），元初江西乐安县人，邑名医蔡伯珍孙，蔡光叔子，儒而善医，传承家学，医术精湛，名重于时。子蔡可名承其业。

杨用安（生卒年不详），字存心，元代江西崇仁县人，出身望族，三世业医，绍承家学，儒而通医，善诊太素脉，技法奇异，治病多奇效。敕授武昌路医学教授，赴任时名儒吴澄赠诗:“医业已三世，药功能十全。脉精平旦诊……”

章晋（生卒年不详），字伯明，元代江西乐安县人，儒而善医。章氏涉猎儒术，精究医方，明辨经络脉象，曾行医于江西抚州一带，至顺年间（1328—1333 年），曾投药三剂治愈八十高龄名儒吴澄的中寒不食症，效验神速。吴澄撰《赠医士章伯明序》，赞张氏为“千百人中仅得一二”的“可用之医”。

郑华孙（生卒年不详），元代盱江（今江西南丰县）人，儒医郑公大子，绍承父学，精于医道，至大年间（1308—1311 年），任江西官医提举司都目。

陈庚（生卒年不详），号杏山，元代盱江（今江西南城县）人，三世业医，绍承家学，精擅医术，临证多效验，急病者之急，士林重之，后官江西官医提举司都目，延祐二年（1315 年），应名儒程钜夫之聘赴京疗疾，程氏作《杏山药室记》纪之。

黄子厚（生卒年不详），元代豫章（今江西南昌）人，精通医术，其术为名医滑寿所推重，曾治一富翁病泄泻弥年，十数日不效，后为之灸百会穴，未三四十壮而泻止。名儒黄清老作《题医人黄子厚》赞之。

邓珍（生卒年不详），字玉佩，元代樵川人，寓居盱江（今江西南丰县），自幼嗜读医书，旁索群隐，后至元六年（1340 年），寓居盱江获失散的《金匮要略》三卷。邓珍将其与宋林亿校刊本合为完帙，辑为《金匮要略辑义》，并作序。

曾文哲（生卒年不详），元代江西临川县（今临川区）人，世代业儒，兼嗜岐黄，行医以济世。名儒李存作《赠曾文哲行医序》赞之。

邓焱（生卒年不详），字景文，元代江西崇仁县人，师从同里儒医易伯寿，贯通儒书，又精于医技，历官医学教谕，深究《黄帝内经》运气学说，曾演绎经文，采拾遗意，著《运气新书》，名儒吴澄撰《运气新书序》赞之。

蔡可名（生卒年不详），元代江西乐安县人，四世业医，高祖蔡伯珍为宋代名医。蔡可名绍承家学，精通医术，名重于时。擅长修治丹丸，平素贮药以济危急。名儒吴澄撰有《送医士蔡可名序》赞之。

杨志可（生卒年不详），元代江西樟树市人，儒而通医，以医为业，九十余岁仍视听不衰，学行卓著，子孙承其业，孙杨道玄颇有医名。

杨道玄（生卒年不详），元代江西樟树市人，良医杨志可孙，以医名时，为士大夫所推崇，尤好儒术，书斋内富聚轩岐、孔孟之书，沉心研读。名儒胡行简撰有《道玄斋记》赞之。

黄思顺（生卒年不详），元代江西临川县（今临川区）人，世代为医，习儒，精医术，为人治病，往往药中。名儒危素年轻时从学于他。其撰《医说》，虞集撰《跋黄思顺〈医说〉》赞之。

董方季（生卒年不详），元代江西乐安县人，名医董起潜侄，儒而善医，精通医理，医名乡里。

董原（生卒年不详），元代江西乐安县人，名医董起潜孙，儒而善医，医技精博，医名乡里。

董超僧（生卒年不详），元代江西乐安县人，儒而善医，精通医理，尤对《脉诀》研究颇深，闻名乡邑，名儒吴澄佩之。

程远之（？—1281），宋元间江西崇仁县人，儒而通医，任太医助教，求医者众，无虚日。其二子承其业。名儒吴澄撰有《故太医助教程妻骆氏墓志铭》，曰："补太医助教程君讳远之……至元辛巳七月，太医君卒……程鹏举、程鹏飞儒而承其父之业。"

程鹏举（生卒年不详），江西崇仁县人，太医助教程远之长子，儒而通医，家设药肆，传承父业。

程鹏飞（生卒年不详），江西崇仁县人，太医助教程远之次子，儒而通医，家设药肆，传承父业。

程达（生卒年不详），元代江西崇仁人，据光绪《抚州府志》卷四十二记载："程达，太医院助教。"

吴嘉喜（生卒年不详），元代江西临川县（今临川区）人，以儒通医。

钱以懋（生卒年不详），字尔相，元代江西新建县（今新建区）樵舍人，幼习儒，少始业医，望色辨证，投剂立愈。时按察使刘荫枢、知府谢锡衮胥重之，居樵舍镇，履满户外，所治者众，从不计锱铢，卒年七十六，著《一提金》《绎堂杂识》。

彭鼎（生卒年不详），字有实，元代豫章（今江西南昌）人，三世业儿科，享誉于时，少习儒，传承家业，又从师习制药法，所制丸药精善，或能救急，或能养生，为远近所推重，名儒吴澄撰《赠彭有实序》赞之。

葛雍（生卒年不详），字仲穆，元代江西临川县（今临川区）人，儒而善医，撰有《刘河间直格论方》三卷。

易小雅（生卒年不详），字景原，元代江西崇仁县人，儒家仕族，数代良医。易氏恪守祖业，勤考医书，制药精良，诊病详审，良术佳德，颇负时望。易氏有四子传承家学，长子、次子佚名，三子易晋、幼子易升，继业有声，名儒虞集撰《医说赠易晋》赞之。

易晋（生卒年不详），字用昭，元代江西崇仁县人，世医易小雅三子，儒而通医，绍承家学。为增进医术，易晋远游求学，医术精湛，知名于时，名儒虞集撰有《易晋字用昭说》。

易升（生卒年不详），原名明德，字至善，元代江西崇仁县人，世医易小雅幼子，儒而通医，绍承家学，亦工医术，知名于时，名儒虞集撰有《易升至善字说》。

王子厚（生卒年不详），元代江西南城人，医名地方，传承有六世，儒而善医，“切脉如见，用药如神”，擅用灸法，曾悬壶于湖北郢州、江西都昌等地，治名儒程钜夫叔父之疾，手到病除，程氏作《送王子厚》赞之。

范文儒（生卒年不详），字希文，元代豫章（今江西南昌）人，世业医，儒而善医，擅痔科，至文孺之孙已有九代。文孺父子治痔，先以毒药相攻去恶肉，继以善药将养，轻者一月而愈，重者数月而痊，名儒吴澄撰《送范文孺痔医序并诗》赞之。

张希德（生卒年不详），元代江西乐安县云盖乡人，习儒，嗜于医，尤擅儿科，平素修制丹药备之，遇乡邻婴孩染疾，施以善药，必愈而后已，人皆德之，名儒吴澄撰《赠张希德序》赞之。

陈良友（生卒年不详），元代江西临川县（今临川区）人，习儒，三世业医，至良友术益精。陈氏治病不择贫富，不计酬报，日理丹药，孜孜不倦，唯恐备药不足。肃政廉访使程钜夫素重其良德佳术，延至苏州，名儒吴澄撰《赠医人陈良友序》赞之。

陈与道（生卒年不详），元代江西人，悬壶洪州（今江西南昌），少习儒，精通医术，达官贵人、黎民百姓、故友新知、远近过客，求诊问药者不断，诊无不中，药无不效，性忠厚，有医德，治病救人，不求利益，世人敬之。晚年返乡，名儒吴澄作《赠陈与道序》赞其妙术良德。

黄季卿（生卒年不详），元代江西崇仁县人，习儒，三世为医，精通医术，不事炫耀，故世少知者，名儒吴澄重其术，撰《赠黄医并跋》赞之。

吴德新（生卒年不详），字止善，元代建昌（今江西南城县）人，善医，留京师，久之，尝往宁夏，会盗至，德新拒降，被贼刺死。

施衡甫（生卒年不详），元代江西樟树市人，习儒，精医术，博通医经，医道大行，曾注释《史记·仓公传》，辑为一帙。名儒蒋易重其术，曾向其讨教医理，问破炳治疗之术，见《史记·仓公传》注释，奇之，欲刊刻印行，值世乱，未果。

唐季雍（生卒年不详），元代江西金溪县人，善针灸术，曾挟技游江浙，为人治病。名儒吴会撰《送别里友唐季雍挟破炳术游浙四首》赞之。

启公（生卒年不详），不知名字，元代江西云林（今江西金溪县）人，习儒，精医学。名儒吴会撰《题启公归云山房二首》，其中一首赞道：“归云生自白云林，几载孤游莫可寻……赐将飞虐长为盖，药待收时不作霖。”

卢斌（生卒年不详），元代豫章（今江西南昌市）人，习儒，精医术，以医为业，挟术游于宇内，足迹至北京、扬州等地。名儒贡师泰作《赠卢医诗》赞之。

席洞玄（生卒年不详），元代江西临川县（今临川区）人，世业针灸。南宋针灸名医席弘重孙，席氏针门第四代传人，儒而善医，享名地方，后裔席松隐传其学。

席松隐（生卒年不详），元代江西临川县（今临川区）人，世业针灸，南宋针灸名医席弘五世孙，席氏针门第五代传人，儒而善医，享名地方，后裔席云谷传其学。

席云谷（生卒年不详），元代江西临川县（今临川区）人，世业针灸，南宋针灸名医席弘六世孙，席氏针门第六代传人，儒而善医，享名地方，后裔席素轩传其学。

席素轩（生卒年不详），元代江西临川县（今临川区）人，世业针灸，南宋针灸名医席弘七世孙，席氏针门第七代传人，儒而善医，享名地方，后裔席雪谷传其学。

席雪谷（生卒年不详），元代江西临川县（今临川区）人，世业针灸，南宋针灸名医席弘八世孙，席氏针门第八代传人，儒而善医，享名地方，后裔席秋轩传其学。

席秋轩（生卒年不详），字叔华，元代江西临川县（今临川区）人，世业针灸，南宋针灸名医席弘九世孙，席氏针门第九代传人，儒而善医，享名地方，后裔席顺轩、席肖轩传其学。

邓石（1311—1352），字汝贞，元代江西金溪县人。泰定年间（1324—1328 年），邓石师从名儒危素读书于山中。邓氏博究医家书，精医术，治病从不受谢仪，挟技游于京师，为礼部郎中吴当等器重。有人曾欲举荐他做太医，他不屑一顾。名儒危素撰有《邓汝贞墓铭》纪之。

席顺轩（生卒年不详），字仁卿，元明间江西临川县（今临川区）人，世业针灸，南宋针灸名医席弘十世孙，席氏针门第十代传人。儒而善医，享名地方，三孙席伯珍传其学。

席肖轩（生卒年不详），字信卿，元明间江西临川县（今临川区）人，世业针灸。南宋针灸名医席弘十世孙，席氏针门第十代传人。儒而善医，享名地方。席肖轩将其学传与后裔席天章，又外传徒弟江西丰城市人陈会。

张泰（生卒年不详），元明间江西新建县（今新建区）人，原籍汴京，习儒通医。元末因避红巾军战乱，随父亲张正举家迁居龙兴（今江西南昌），后入新建县（今新建区）籍。张氏精于医学，子张粲，孙张升，曾孙张元春、张元相及张元龙承其医学，医术益精，颇有影响。

何环玉（生卒年不详），元明间江西临川县（今临川区）人，习儒，早年游历浙江，得医术归，试用常获效验。其法大抵宗张仲景诸前贤，名儒李存作《赠何环玉》赞之。

黄天懿（1271—1328），字厚翁，号愚泉，元代江西樟树市人，通阴阳、历数、医药等百家之学，曾远游江淮吴越，而无求仕心意，多行善举，平时炮制药物备为患者施治，夏日则煮解暑药剂送饮每位过客，名儒吴澄撰有《黄愚泉墓志铭》纪之。

汤尧（1277—1347），字伯高，自号常静处士，元代盱江（今江西南城县）人。汤氏习儒通医，谦恭嗜学，深明医理，后以医为业，临证用药，常获奇效，知名于时，与同时期名医徐桂、郭楠寄齐名。名儒揭傒斯曾作《赠医者汤伯高序》赞之。

刘自成（1281—1334），字宗道，号可闲，元代江西金溪县人，自幼习儒，且留意医学，凡病家求治，诊视施药辄愈，乡邻多德之。名儒虞集撰《刘宗道墓志铭》纪之。

王善（1306—1368），字复善，元代江西金溪县人，幼颖异好学，有奇童子之誉，少习儒，精医术，曾被授予南丰县医学学正，未赴，次子王纶，继承其医术。

徐桂（生卒年不详），号若虚，元代江西丰城市人，以儒通医，十五岁中进士，不意仕途，旋即归乡，研究医学，其学大成。徐氏治疾依脉不依症，无论富贵贫贱，不责报酬，以诚施治，药到病除，医名地方，曾增补前人《易简方》，撰成《易简归一》数十卷。名儒吴澄撰《易简归一序》赞之。

谢茂德（生卒年不详），元代江西樟树市人，儒而通医，以医为业，屏弃世俗，饮酒善诗。名儒傅若金撰《赠医士谢茂德》赞之。

王从圣（生卒年不详），元代豫章（今江西南昌）人，少习儒，因母多病而学医。

陈以礼（生卒年不详），字景和，元代江西崇仁县人。陈氏资质敦厚，品端谨行，曾从同里名儒吴澄习儒，后家失田产，遂改习医。名儒吴澄作《陈景和诗序》《送陈景和序》赞之。

叶澄心（生卒年不详），字清叟，号蕴真，元代江西庐山市人，隆兴路儒学学录，早年习儒，且深谙医道，嗜太素脉，后采药庐山，遇异人授以医方，常依法制药济人。

吴杏林（生卒年不详），元代江西新建县（今新建区）梅岭人，习儒，精医术，曾任官医提领。名儒吴澄作《赠杏林吴提领》，诗云："董仙采实频收谷，石子成名亦悟真。重见杏林林下客，剩分梅岭岭头春。一心恻恻生慈悯，万命悬悬正苦辛。我欲乘风问良相，急投方匕活疲民。"

饶孟性（生卒年不详），元代江西南城县人，早年习儒，后游学于医，博学贯通，臻于大成，缙绅贤达，无不重之。名儒李存撰《送饶孟性序》赞之。

熊景先（生卒年不详），字仲光，元代江西崇仁县人，世业医，因乡举未中而承继家学。熊氏深明脉理，尤精诊处，治法审慎，所治无不效，知名当时。撰《伤寒生意》。

李季安（生卒年不详），元代江西崇仁县人，早年习举子业，博览群书，中年业医，治病不择贫富，以拯救危难为己任，遇贫困不能自存者，必拯其危急，人誉之

“儒医”，撰有《内经指要》，名儒吴澄为之序。

吴成（生卒年不详），字山则，江西抚州人，名儒吴澄妹妹的女婿，曾居抚州乐安县，少习儒术，中年患痼疾，遂拜善医者为师，深究医道，治愈了自身疾病，因此更有志于医道，历官新昌州医学学正、余干州医学教授。名儒吴澄撰《赠医学吴教授》赞之。

吴一凤（生卒年不详），元代江西宜黄县人，世代业儒，至一凤改习医学，泰定四年（1327年）官建昌路（今南城县）医学录。名儒吴澄撰《赠建昌医学吴学录》赞之。

宋无名（生卒年不详），不知名字，元代江西南昌人，少习儒，通医术，因家贫，遂以医为业。宋氏曾被虎咬伤，裂背折胁，自敷善药而愈。名儒甘复《山窗余稿》有其小传。

陈子靖（生卒年不详），号无尘，元代江西崇仁县人，崇仁县上方观道士，一说龙虎山上方观道士，资质清粹，勤奋务学，通三教之书，于医学尤有心得，堪称工巧，曾选辑古来名医验方，撰成《医方大成》若干卷，名儒吴澄为之序，赞其书“备而不繁，要而不略，实医方之至善”。

邓自然（生卒年不详），元代江西崇仁县人，崇仁县青云乡祈真观道士，融儒于道，精擅医药。邓氏秘传医术，专长风科，“能愈数十年不愈之疾”，曾行医卖药于都市，名儒吴澄亲见他医治应验的四个实例，撰《赠邓自然序并诗》《自然道士卖药都市，因赋小诗》赞之。

刘玉（1257—1308），字颐真，号玉真子，元初江西建昌（今永修县）人，江西新建县（今新建区）西山净明道旌阳公（许逊）第二代传人，习儒，擅道术，通医学。刘玉重新阐述净明道义，以医弘道，济世行善，传度弟子八百余人。刘玉的高徒黄元吉，尽得师学，传人有徐慧、陈天和、刘真传、赵宜真等。黄元吉的高徒徐慧，传承师学，下传钟彦文、萧尚贤等弟子数百人。此外，黄元吉的高徒赵宜真，传承师学，以医弘道，撰有《秘传外科方》，曾获封“崇文广道纯德元阳真人”。净明道，全称净明忠孝道，是著名道教灵宝派（由葛玄、葛洪创建，又称葛家道）的分衍，灵宝派和净明道皆医道兼重，秉济世救人为道义，以医弘道。由于刘玉的创教和弘法，净明道得以广泛传播，影响遍及全球，现今，世界各地的万寿宫已成为净明道的圣地。由此可见，净明道长期以来致力于济世救人，推广中医文化，其影响已延续数百年。

黄元吉（？—1324），元代江西丰城市人，江西新建县（今新建区）西山净明道旌阳公第三代传人，儒而悟道，通医学。黄元吉师承高道刘玉，尽得旌阳忠孝净明之旨，以医弘道，弟子有徐慧、陈天和、刘真传等，撰有《净明忠孝全书》《玉真先生语录》。

徐慧（1291—1350），一名异，字子奇，元代江西丰城市人，江西新建县（今新建区）西山净明道旌阳公第四代传人，儒而悟道，通医学。徐慧师承黄元吉，尽得旌阳净明之旨，英宗赐号“净明配道格神昭效法师”，精擅医药，以医弘道，曾率弟子治时疫，拯民疾苦，由此弟子益众。徐氏传度弟子数百人，其著者有钟彦文、萧尚贤等，曾校正《净明忠孝全书》。

刘天瑞（？—1350），元代庐陵（今江西吉安市吉安县）人，江西崇仁县招隐堂道士。刘氏曾获专治眼疾秘方，能除翳障，使人重见日月，术既神，心又仁，求药者踵门如市。名儒吴澄作《崇仁县招隐堂记》纪之。

邓文彪（生卒年不详），字谦伯，号元为子，元代江西金溪县人，先习儒，后修道术，平素嗜读医书，遍考医经，历数十年，撰成《医书集成》三十卷，书成后去世，名儒虞集为之序，费无隐传其学。

费无隐（生卒年不详），元代会稽（今浙江绍兴市）人，寓居江西金溪县，习儒而不出仕，退然有不自足之意，恻然有悯世之心，平时亦好医学，因拜道医邓文彪为师，从而寓居江西金溪县，曾参与其师《医书集成》的修撰。邓文彪逝世后，费无隐按礼仪治理丧事，赡养邓氏家人，并珍藏《医书集成》，多年后将其刊行传世。

释法琳（生卒年不详），元代江西临川县（今临川区）人，自幼出家，融儒于佛，精于医道，常自制丸药济人，由而获金以修建殿堂，又因颇有功德而奉诏任抚州梅山广济禅寺住持，获赐“佛慈普济妙慧禅师”。

李道士（生卒年不详），元代江西崇仁县人，崇仁县招隐堂道士，高道刘天瑞之徒。李氏传承师学，亦道亦医，曾授徒一人。名儒吴澄作《崇仁县招隐堂记》记之。

谢师程（生卒年不详），字敬学，元代江西乐安县招仙观道士，嗜医书，因得良师传授，遂精医学，曾造访名儒吴澄，谈及五运六气诸学，为吴氏所器重。吴澄作《赠道士谢敬学序》勉励之。

张大厚（生卒年不详），里居不详，元代江西南昌小儿科医生，精医术，修行采药山中，悬壶施药市中，以儿科著称于世。名儒梁寅在其《梁石门集》第四卷中，为小儿医张大厚赋诗赞颂，诗中写道：“昔闻洪崖子，颇似安期生……施药救百病，无人知姓名。仙成人云去，继之有张卿。神丹活婴儿，殇子为籛铿。采药西山岑，悬壶南昌城。”

李玄一（生卒年不详），元代江西南昌人，融儒于道，精擅内丹术，以医弘道，济世度人。

赵宜真（？—1382），号原阳子，元明间江西安福县人，江西新建县（今新建区）西山净明道旌阳公第五代传人，先事举子业，因久病不愈而习道，精通医术，尤善外科，曾师事南昌李玄一等高道，后师事新建县（今新建区）西山净明道黄元吉，尽得旌阳净明之旨，精通医术，以医弘道，云游各方，常自制成药救人危难。晚年，其定居江西于都县紫阳宫，卒于此。其撰有《灵宝归空诀》《原阳子法语》《秘传外科方》，又以杨清叟《外科集验方》为基础辑成《仙传外科集验方》。

徐祥可（1320—1362），讳仁馨，别号囦默真人，元代江西金溪人，悟道修真，云游四方，擅方术，拯人疾苦，曾祛治地方瘟疫，乡民德之，元至正二十一年（1361年）被封为“玉府雷师真人”。

释东明（生卒年不详），号归云林人，江西金溪县人，由儒悟禅，善诗，精通医术，元至正年间（1341—1370年）任金溪疏山寺住持，擅医术，以自制丸药治病救人，活人无数，由此寺院香火鼎盛。

（七）明清盱医繁荣发展

吴念虚（生卒年不详），字思学，明代江西广昌县人，官八闽大中丞，少癖于医，仕而通医，四处求访名医，以有所得为快，曾为族弟吴文炳《医家赤帜益辨全书》作引。

揭暄（1613—1695），字子宣，号韦纶，别名半斋，明清间江西广昌县盱江镇人，儒而通医，少时有奇才，为县学诸生时，于诸子、诗赋、数术、天文、军事、岐黄等无所不究，因匡国无望故潜心治学。其著述丰富，书中多有涉及方术、修身及却病，撰《道书》《周易得天解》。

罗槃（1628—1695），字珂雪，号雪庵，明清间江西广昌县甘竹乡人，儒而通医。罗氏出身于儒门，自幼苦读，16岁中秀才，于六经诸子百家靡不贯究，熟谙岐黄，以育英才为己任，曾出任庐山白鹿洞书院山长，著述数十种，其中多有涉及方术、修身及却病，撰《耐耕堂集》《感应杂录》。

李梴（生卒年不详），字健斋，明代江西南丰县人，江西古代十大名医，出身望族，早年习儒，为邑庠生，负奇才，超然物外，行仁为要，博极群书为究竟。其青年时因病习医，私淑张仲景、陈自明、朱丹溪、刘完素、危亦林、陶华等先贤，脏腑宗《黄帝内经》《难经》等，经络本《明堂孔穴》，色脉从《脉经》《脉图》《脉诀》等，本草遵《释药》《医经小学》等，暑温宗《素问玄机原病式》，伤寒遵《伤寒六书》《伤寒论注》《伤寒活人书》，杂病宗《世医得效方》《丹溪心法》等，女科遵《妇人大全良方》，小儿科本《仁斋小儿方论》《安老怀幼书》，痘疹本《医学正要》，外科宗《外科枢要》等，如此熟谙各家学说，终成大医。李梴行医于赣闽间，其术大行。其擅临床诸科，精针法，重灸疗，有“南丰李氏补泻针法”传世，擅“上补下泻”针法，李梴云：“上补下泻值千金。”此法颇宜治疗五官上窍疾病。李梴重视著书立说和教授生徒，李允龙、卢明善、李星、李时思、李聪、刘学尧、江朔、邹梅、李春魁、邓孔泗、卢大蔼、杨文辉、杨子干、杨子柱、李昛等传其学。其所撰《医学入门》分类明晰，易学易诵，是中医入门的最佳教科书，其《习医规格》为医者所推崇，流传海内外，受到日本道三学派古林见宜（1579—1657）的重视，认为熟读《医学入门》，足以入医学之门，尽其医道，太医以此为阶梯，可登《黄帝内经》《难经》《神农本草经》大雅之堂，由此日本曾掀起近百年的《医学入门》热。

邓孔泗（生卒年不详），明代人，生平里居未详，曾寓居江西南丰县，名医李梴门生，参与增订重刊其师的《医学入门》。

卢大蔼（生卒年不详），明代人，生平里居未详，名医李梴门生，曾参与刊刻其师的《医学入门》。

李聪（生卒年不详），字时思，明代江西南丰县人，名医李梴族侄，曾参校李梴的《医学入门》。

谭浚（生卒年不详），字久原，号勺泉，明代江西南丰县人，以儒通医，通经史、擅诗文，兼涉医学，隐于医，世无知者，惟新城（今江西黎川县）邓元锡与之友善，潜心著述，撰《医宗》，已佚。

刘廷点（生卒年不详），明代江西南丰县人，生平未详，撰《脉症约解》八卷。

李熙（生卒年不详），明代江西南丰县人，生平未详，撰《瘢痕集》。

黄淇园（生卒年不详）明代江西南昌人，寓居南丰县。儒而通医，气概豪迈，博学强记，谈论间称述史鉴及古文辞，辄成诵，行医于南丰县，知名地方，邑有数生师之，俱未竟业，惟徐小明尽得其道，名噪一时。

谢廷高（生卒年不详），字东楼，明代江西南丰县人，精医术，曾游西湖，遇异人授以海上方，后悬壶于市，擅临床诸科，精骨伤，为人治病甚效，人称“接骨谢仙人”。

谢德选（生卒年不详），明代江西南丰县人，名医谢廷高孙，传承家学，精医术，且工诗善书，士大夫咸敬礼之。

徐亮（生卒年不详），字小明，号怡谷，明清间江西南丰县人，少习儒，屡试不第，因家贫从南昌人黄淇园学医。徐亮之医术虽有所承袭，然其精髓多源于个人之领悟。其处方用药不拘泥于古法，常令世人惊异。徐亮的治疗常常取得显著的疗效，因此迅速声名远扬。其无论患者贫富贵贱，均以诚挚的态度对待，对于孤独无助者更是特别关照，亲自下厨，殷勤询问饮食情况，不辞辛劳，晚年有志于道。南丰名儒谢文洊与徐亮过从甚密。

邓观（生卒年不详），字我生，明清间江西南丰县人，庠生，科场久不利，崇祯十五年（1642 年）试毕，遂绝意进取，于书无所不窥，尤贯通《易经》；于诸技莫不解，以医学为最精，善养生，年九十无疾而终。其撰《济生易简》六十四卷。子邓兆汉，亦博学工医。

邓兆汉（生卒年不详），明清间江西南丰县人，儒医邓观子，传承父学，博学多识，尤精医术，知名乡里。

杨文辉，明清间人，里居未详，曾寓居江西南丰县，名医李梴门生，参与校刻其师的《医学入门》。

赵瑄（生卒年不详），字文英，明代江西南城县人，太医院御医，察脉断证皆应手，立方发药少疑滞，多奇中，负疴求诊者众。治病不问贵贱贫富，竭力诊治，不计酬报。

周颠（生卒年不详），明代江西建昌（今江西南城县）人，少时久乞于南昌城，长大后有异状，遇朱元璋便随之往南京。洪武年间，朱元璋患热证，几乎不治，周颠献丹药治之，当晚即愈。朱元璋感其恩，亲撰《周颠仙传》记其事。后疑周颠在庐山仙去，曾遣礼部官员往祭庐山，为周颠立碑。由于这段缘分，此后明朝历代皇帝都对庐山眷恋有加。

陈善道（生卒年不详），明代江西南城县人，徙居福建将乐县，世代精医，少习举业，传承家学，精医术。性敦孝义，以技事亲。

程式（生卒年不详），字心源，又字道承，号若水，又号建武居士，明代江西南城县人，精医术，深究《黄帝内经》《难经》《脉诀》及金元四大家之书，诊治多神效，名重于时。其撰《程氏医彀》十六卷（1589年刊行），还撰有《脉症约解》。

樊胡（生卒年不详），字鹤龄，明代江西南城县人，益王府良医正，熟读岐黄书，方脉神异，四方竞迎，能急人之急，不避昏暮，人称儒医。

王杏林（生卒年不详），明代江西南城县人，精医，有秘方传世，子王云泉、孙王文谟，皆工医术。尤其是其孙王文谟，医术精湛，传承家学，汇集家传之方、己之效方及当地民间之验方撰成《济世碎金方》，当代医学史专家郑金生认为：此书是我国最早的走方医专书，为研究走方医发展史提供了重要的史料。

王云泉（生卒年不详），明代江西南城县人，邑名医王杏林子，精医术，子王文谟，绍传先业。

王文谟（生卒年不详），字继周，明代江西南城县人，邑名医王云泉子，世业医，传承家学，汇集家传方、己之效方及民间验方，撰《医学钩玄》《济世碎金方》《秘传神仙巧术各色奇方》《幽谷回春》。

王武烈（生卒年不详），字仰周，明代江西人，里居不详，寓居江西南城县。名医王文谟之友，江湖名医，精医术，在南城一带行医。王武烈参与王文谟《济世碎金方》的编撰，书中收集了不少本人的秘验方。

江朝仰（生卒年不详），字惕吾，明代江西黎川县人，寓居南城县，名医王文谟之友，江湖名医，精医术，在南城一带行医。江朝仰参与王文谟《济世碎金方》的编撰，书中收集了不少本人的秘验方。

吴君聘（生卒年不详），明代江西南城县人，儒而通医，为名医王文谟门人。王文谟《济世碎金方》收载了吴君聘的“去痣仙方”等。

张天用（生卒年不详），明代江西南城县人，儒而通医，名医王文谟门人，参与王文谟《济世碎金方》的编撰，将“秘传继周打伤方”等整理收录书中。

王右屏（生卒年不详），明代盱江（今江西南城县）人，通医，王文谟《济世碎金方》收载了王右屏的“治小儿疳积方”等。

朱祐槟（1479—1539），谥号端王，明代安徽凤阳县人，宪宗皇帝朱见深四子，成化二十三年（1487 年）七月受封益王，弘治八年（1495 年）到封地建昌府（今南城县）。朱祐槟性俭约，好读书，儒而通医，“医寻岐黄，博究元妙，保身济物，无往不疗”。朱祐槟辨医方，梓《玉机微义》，重视医学，在王府设医学（校），建“良医所”，聘良医正和医学教授；重视药物炮制，精制丸散，每给赐以活人；重视医药管理，设惠民和剂局，征收药材，促进了建昌制药的规范及药材交易的兴隆，促进了建昌帮的发展。

吴文炳（生卒年不详），字绍轩，号光市，又号沛泉，明代江西南城县人，世医，精医术，好著述，撰《新刻吴氏家传养生必要仙制药性全备食物本草》四卷、《明医校正参补难经脉诀合编》一卷、《医学赤帜益辨全书》十二卷、《家传心法活幼全书》《神医秘诀遵经奥旨针灸大成》四卷、《新刊军门秘传》四卷、《太医院纂急救仙方》一卷，还曾考订《新刻东垣李先生精著珍珠囊药性赋》二卷。

余绍宁（生卒年不详），字义周，明代江西南城县人，少习儒，通医术，早年行医于本县，后旅居江西新城（今江西黎川县）。先儒后医，擅伤寒、男、妇、内、外、针灸及小儿诸方，诊治多奇中，对证发药不循旧方，赋性慈爱，抚恤贫民，尝制万病无忧丸、万应丸施布，赖全活者甚众，教授门人达二十余人。其撰《元宗司命》《道书全集》《金丹秘旨》《天时运气》。

张三锡（生卒年不详），字叔承，号嗣泉，明代江西盱江（今江西南城县）人，寓居江苏南京，世业医，精医术，行医三十年，博采群书，著《医学六要》，包括《四诊法》《经络考》《病机部》《治法汇》《本草选》《运气略》六种，影响甚大，名医王肯堂赞张三锡为“医圣”。

吴省斋（生卒年不详），明代江西盱江（今江西南城县）人，以儒通医，曾赠名医李梴“彭祖固阳固蒂长生延寿丹”及“炼脐法”，收载于《医学入门》。

张寿明（生卒年不详），一作寿朋，原名张振叶，字仲和，又字仲酥，号鲁叟，人称张西江，明代江西南城县人，南昌籍，万历十一年进士，官至刑部主事。儒而通医，曾为龚廷贤的《济世全书》作序。

潘上炫（生卒年不详），明代盱都（今江西南城县）人，儒而通医，曾参与校勘龚廷贤的《新刊医林状元济世全书》。

邓允液（生卒年不详），明代盱江（今江西南城县）人，太医院吏目龚廷贤门生，曾参与校勘龚廷贤的《云林医圣普渡慈航》。

黄道祉（生卒年不详），明代盱江（今江西南城县）人，太医院吏目龚廷贤门生，曾参与校勘龚廷贤的《云林医圣普渡慈航》。

邓光祖（生卒年不详），明代盱江（今江西南城县）人，太医院吏目龚廷贤门生，曾参与校勘龚廷贤的《云林医圣普渡慈航》。

黄道祖（生卒年不详），明代盱江（今江西南城县）人，太医院吏目龚廷贤门生。

张维藩（生卒年不详），明清间江西盱江（今南城县）人，后迁居江苏南京，名医张三锡孙，太医院医士，世业医，以儒通医，于崇祯十七年（1644 年）参与补刻祖父张三锡的《医学六要》。

张维翰（生卒年不详），字述泉，明清间江西盱江（今南城县）人，后迁居江苏南京，名医张三锡孙，世业医，以儒通医，于崇祯十七年（1644 年）参与补刻祖父张三锡的《医学六要》。

叶云龙（生卒年不详），字以潜，明代江西南城县人。习举业，精医术，治病应手取效，有神医之称，撰《士林业医学全书》六卷。

李登（生卒年不详），字应魁，明代江西南城县人，名医叶云龙同门，儒而通医，曾为叶云龙《士林余业医学全书》作序。

余景汤（生卒年不详），明清间江西南城县人，名医余绍宁长子，精医术，寓居江西新城（今江西黎川县）。

余景立（生卒年不详），明清间江西南城县人，名医余绍宁仲子，精医术，寓居新城（今江西黎川县）。

聂医（生卒年不详），明清间南城县人，精医术，擅药物炮制，游医南昌，常在南昌章江门外集市上摆摊售药，向临江樟树医生传授饮片制炒术。

姚本仁（生卒年不详），名景七，字恒中，明清间江西南城人，自幼习儒业，嗜岐黄术。其年轻时在南城开药铺，坐堂行医，明崇祯元年（1628 年）进京会考，后寓居邺（今河南安阳市），以医为业，嗜游历，曾游河南安阳市，救活一入棺送殡的少妇，被人们誉为“姚神仙”，诏授赵王府医正，遂家焉，名震遐迩；崇祯七年（1634 年），授赵府医正，顺治三年（1646 年），赐官太医院；顺治五年，请假归老于郧，八十八岁卒。姚本仁有精制万应膏，名布海内，子孙守其方，疗效弗绝，四方行旅过郧下，谓敷贴辄有奇验，至今仍远销东南亚、欧洲。

张复兴（生卒年不详），一作福兴，明代江西新城县（今黎川县）人，精医术，擅幼科，成化年间（1465—1487 年）入太医院，获殊宠，授奉议大夫、太医院使，致仕之日，大学士刘诩等赋诗以赠。张复兴重视医学传家，传承六世，以医闻名，尤其是四世孙张荣，承其业，精于痘疹，医名盛隆，亦任职太医院。

鲁论（生卒年不详），字孔壁，明代江西新城县（今黎川县）人，生平未详，通医，著有《医约》若干卷。

曲伸（生卒年不详），字仁宇，明代江西新城县（今黎川县）人，性温和孝友，生平以济人利物为事，工岐黄术，活人甚多。

曲彦贞（生卒年不详），字含章，明代江西新城县（今黎川县）人，名医曲伸子，擅医术。

于谦（生卒年不详），字文河，明代江西新城县（今黎川县）人，深究医经，颇悟奥理，若有夙慧，久之以医鸣世，七十九岁卒。

王康（生卒年不详），明代江西新城县（今黎川县）人，生平未详，辑有医方，樊如柏撰《简易验方》，曾选入若干首。

邓景仪（生卒年不详），字云侣，明代江西新城县（今黎川县）人，曾整理江梅所授《医经会解》（又作《医经臆语》），刊于崇祯六年（1633 年）。

方模（生卒年不详），字廷瑞，明代江西新城县（今黎川县）人，世业医，精医术，诊病不分贵贱，不计利之有无，惟心于济人而已，卒以子贵，赠左副都御史。

刘文开（生卒年不详），字际明，明代江西新城县（今黎川县）人，精专外科，治罔弗效，品行尤为医家所少。

刘嘉谟（生卒年不详），号南川，明代江西新城县（今黎川县）人，精岐黄术，投剂无弗愈者，门生毕荩臣，官太医院吏目。

张荣（生卒年不详），字继川，明代江西新城县（今黎川县）人，御医张福兴四世孙，绍承家学，官至奉议大夫、太医院院使，精于痘疹，望气色而知吉凶，踵门求治者无停晷，所活小儿无算。崇祯丙子（1636 年）、壬午（1642 年），其出米赈饥，邓澄制"仁寿"匾额，表彰其义行，与本县灌湖名医上官榜齐名。八十岁卒。

邓元锡（1529—1593），字汝极，号潜谷，明代江西新城县（今黎川县）南津人，理学家、文学家，儒而通医，与南丰县名医谭浚友善，曾校阅谭氏《医宗》，并为之序，撰《方伎传》《物性志》八卷。

毕莅臣（1595—1642），字致吾，明代江西新城县（今黎川县）人，少习儒，浑厚有古君子风，因家贫而习医，从名医刘南川之门，久之名噪远近。官至太医院吏目。

上官榜（生卒年不详），字念川，明代江西新城县（今黎川县）灌湖人，以儿科名世。其少年时出游访师习医，遇良师授以儿科秘方，归而医道大行，名噪四方，有幼科巨擘之誉，每岁遇痘疹大作，足不停踵治之，自发苗至灌浆、收腐，诊视无昼夜，辄活人无算，七十余岁卒。子上官顺，承其业，同邑张继川，与上官榜齐名。

张允达（生卒年不详），明末江西新城县（今黎川县）人，御医张福兴五世孙，绍承家学，精医药。

上官顺（生卒年不详），明清间江西新城县（今黎川县）灌湖人，名医上官榜子，擅儿科。

张熺（生卒年不详），明清间江西新城县（今黎川县）人，御医张福兴六世孙，张允达子，绍承家学，通医药。

孙奎（生卒年不详），字启文，号曲涧，明代江西泸溪县（今资溪县）人，积学敦行，重孝义，辟馆舍，以延纳四方学者，喜吟咏，兼通堪舆、岐黄之术，著有医书若干卷。

李原明（生卒年不详），明代江西金溪县人，儒而通医，永乐甲午年官江西崇仁县医学训科。

丁族（生卒年不详），明代江西金溪县人，生平未详，通晓医理，龚廷贤的《寿世保元》收载了丁氏创制的“擦牙乌须方”。

严仁泉（生卒年不详），明代江西金溪县人，以医知名，擅儿科，谙彻脉理，诊病百无一失，弟严苏泉，亦精医术。

严苏泉（生卒年不详），明代江西金溪县人，名医严仁泉弟，深精脉理，诊病谨慎无失，以医名地方。

释心斋（生卒年不详），明代江西金溪县人，本县龙兴寺高僧，精疡科，宿瘤如杯，毒痈满背者，皆能治疗，人以扁鹊比之。其徒周僧、李僧，以及俗家弟子何心仁、冯遁斋、张东，皆得其真传。

周僧（生卒年不详），明代江西金溪县龙兴寺僧人，僧医释心斋徒，擅外科，善疗毒。

李僧（生卒年不详），明代江西金溪县龙兴寺僧人，僧医释心斋徒，擅外科，善疗毒。

何心仁（生卒年不详），明代江西金溪县人，得本县龙兴寺僧医释心斋之传，精外科术，与同邑冯遁斋、张东并以良医著称于时。

冯遁斋（生卒年不详），一名踊斋，明代江西金溪县人，得本县龙兴寺僧医释心斋之传，精外科术，与同邑何心仁、张东并以良医著称于时。

张东（生卒年不详），明代江西金溪县人，得本县龙兴寺僧医释心斋之传，精外科术，与同邑冯遁斋、何心仁并以良医著称于时。

曾于皋（生卒年不详），明代江西金溪县人，正统元年（1436 年），徙居江苏江浦县（今江苏省南京市浦口区），素习举业，尤精医术，全活甚众。门人石金得其传。

胡朝凤（1521—1592），字来仪，明代江西金溪县邮路村人，精针术，曾过武昌，值楚王患风痹，胡氏针之立愈。楚王大悦，爵以官及酬以金帛，胡氏辞不受，楚王乃书“医国神针”匾额以赠。其又治益藩妃疾，针之立起，医名隆盛，求医者接踵，年逾七十卒。

龚信（生卒年不详），字瑞芝，号西园，明代江西金溪县下澌里人，以医名世，曾任太医院医官，精医术，擅内、外、妇、儿、五官诸科。子龚敏所、龚琯四、龚廷贤、龚廷器、龚云嵩、龚云来传其业。尤其是子龚廷贤，医术高超，被誉为“医林状元”，广传家学，著述二十余种，其弟子远涉日本传播龚氏医学。龚氏医门，学术广播海内外，名扬古今。龚信撰有《古今医鉴》十六卷，经其子龚廷贤续编，刊行于世，该书最早记载了“麻疹”病名；还撰有《医学源流肯綮大成》十六卷，《图像本草药性赋定衡》十三卷，《太医院补遗医学正传》十六卷及《云林医彀》。

龚廷贤（1522—1619），一作龚应贤，字子才，号云林，又号悟真子，别号云林山人，明代江西金溪县下澌里人，太医院医官，江西古代十大名医之一，太医院医官龚信子，少习儒，“缘数奇不第”，则绍承父业，济世行仁。龚氏博综诸家，用药易简，有“王道医”之称，医术精湛，擅内、外、妇、儿、五官诸科。龚氏有四子、四孙传其学。嘉靖三十三年（1554 年），龚廷贤赴大梁（今河南开封），值疫疠肆行，连染闾巷，有阖门病卧者。时医因循旧法，治而不效。龚廷贤以己意立方，用“二圣救苦丸”救治，全活不可胜计，名噪中原。万历二十一年（1593 年）秋，值鲁王宠妃张氏患臌胀疾，王府御医为之束手，病势垂危。迎聘龚廷贤治之，投药一二剂即效，调治数月而痊。鲁王赞谓：“天下医之魁首。”赠“医林状元”匾额。龚氏一生著述甚丰，撰《寿世保元》《药性歌括四百味》《万病回春》《济世全书》《云林医圣普渡慈航》《云林神彀》《医学准绳》《医学入门万病衡要》《本草炮制药性赋定衡》《药性歌》《种杏仙方》《鲁府禁方》《小儿推拿秘旨》《痘疹辨疑全幼录》《复明眼方外科神验全书》《秘授眼科百效全书》《话婴秘旨推拿方脉》《诊断治要》《救急神方》《杂病赋注解》等。谢强 2013 年赴龚廷贤故乡考察，发现龚廷贤墓碑中间镌刻“明太医院御医赐医林状元龚廷贤墓”一行铭文，左边是“天启四年岁次甲子季冬”，右边是“孝男宁国、守国、定国、安国，孙乾郎、福郎、复郎立”。可见，如果天启四年（1624 年）立碑时间是龚廷贤逝世时间，那么龚廷贤享年是一百零二岁（1522 年出生），龚廷贤去世前有四子、三孙。此前蔡邦光亦有考察报告《名医不朽故址长留——纪念明代医学家龚廷贤》，记录了龚廷贤墓碑上的铭文。据孟庆云《医界状元》记载，龚廷贤兄龚敏所、龚琯四，弟龚廷器、龚云嵩、龚云来皆为名医，侄龚懋官、龚南塘皆从医。据郑金生“《内府秘传经验女科》校后记”一文记载，龚廷贤还有一孙名龚秉赤（龚定国子），于康熙甲辰年（1664 年）整理刊行了其父的《内府秘传经验女科》。据同治《金溪县志》记载，龚廷贤子龚宁国、龚守国俱授太医院医官，侄龚懋官授周府医官。据《中医人名大辞典》记载，龚廷贤门生吴济民、罗国望、黄卷、邓允液、黄道祉、黄道祖、戴曼公，皆得师传。后来，龚氏门生戴曼公将龚氏《万病回春》等医籍传入日本，被日本汉方医尊奉为经典，指定为医者必读医书。

吴济民（生卒年不详），明代江西金溪县人，太医院吏目龚廷贤门生，绍承师学，儒而通医。万历年间（1573—1620 年），与龚懋升同校其师的《云林神彀》。

胡廷训（生卒年不详），明代江西金溪县人，儒而通医，曾参与校勘龚廷贤的《新刊医林状元济世全书》。

周亮登（生卒年不详），字元龙，明代江西金溪县人，儒而通医，曾参与校勘龚廷贤的《新刊医林状元寿世保元》。

龚敏所（生卒年不详），明代江西金溪县下澌里人，太医院吏目龚廷贤兄，绍承家学，精医术。

龚琯四（生卒年不详），明代江西金溪县下澌里人，太医院吏目龚廷贤兄，绍承家学，精医术。

龚廷器（生卒年不详），明代江西金溪县下澌里人，太医院吏目龚廷贤弟，绍承家学，精医术，太医院医官。

龚云嵩（生卒年不详），明代江西金溪县下澌里人，太医院吏目龚廷贤弟，绍承家学，精医术。

龚云来（生卒年不详），明代江西金溪县下澌里人，太医院吏目龚廷贤弟，绍承家学，精医术。

龚宁国（生卒年不详），一名守宁，一名懋升，明代江西金溪县下澌里人，太医院吏目龚廷贤长子，绍承父学，精医术，万历年间（1573—1620 年）曾任太医院医官。

龚守国（生卒年不详），明代江西金溪县下澌里人，太医院吏目龚廷贤之次子，绍承父学，精医术，曾任太医院医官。

龚定国（生卒年不详），明代江西金溪县下澌里人，太医院吏目龚廷贤三子，绍承父学，精医术，“绩学邃养，深于理奥”，以医术名冠一时，撰《云林女科秘书》三卷，包括《女科方脉主意》《杂录秘传女科妙方》《内府秘传经验女科》，此外，还续编其父的《云林医圣普渡慈航》。

龚安国（生卒年不详），明代江西金溪县下澌里人，太医院吏目龚廷贤四子，绍承父学，精医术，参与编次其父的《云林医圣普渡慈航》。

龚懋升（生卒年不详），明代江西金溪县人，太医院吏目龚廷贤侄，一说龚廷贤子，绍承家学，曾任太医院医官，万历年间（1573—1620年），与吴济民同校龚廷贤的《云林神彀》。

龚懋官（生卒年不详），明代江西金溪县下澌里人，太医院吏目龚廷贤侄，绍承家学，亦以医名，曾任周府医官。

龚南塘（生卒年不详），明代江西金溪县下澌里人，太医院吏目龚廷贤侄，绍承家学，精医术。

龚乾郎（生卒年不详），明代江西金溪县下澌里人，太医院吏目龚廷贤长孙，绍承家学，精医术。

龚福郎（生卒年不详），明代江西金溪县下澌里人，太医院吏目龚廷贤次孙，绍承家学，精医术。

龚复郎（生卒年不详），明代江西金溪县下澌里人，太医院吏目龚廷贤三孙，绍承家学，精医术。

龚秉赤（生卒年不详），明清间江西金溪县下澌里人，太医院吏目龚廷贤四孙，龚定国子，绍承家学，精医术，将父亲龚定国的《内府秘传经验女科》（又名《云林女科秘方》）于康熙甲辰年（1664年）整理刊行。

王宣（生卒年不详），字化卿，又字虚舟，明末江西金溪县人，随父侨寓桐城，以儒通医，年二十补博士弟子员。六十弃举业，专心研读诸子百家之书，熟谙岐黄，撰《张长沙伤寒论注》。八十四岁卒。

吴少垣（生卒年不详），明代江西金溪县人，三世儿科，吴氏先祖自嘉靖年间（1522—1566年）以小儿医著称，传于吴少垣与弟吴继轩，二者皆医名于时。

吴继轩（生卒年不详），明代江西金溪县人，名医吴少垣弟，擅儿科，以医名地方。

何其大（生卒年不详），明代江西金溪县人，徙居湖北随州，通医理，撰《医学管见》。子何宗彦，万历二十三年（1595年）进士，官至吏部尚书。何其大以子贵，得朝廷封赠。

涂绅（生卒年不详），字省吾，明代江西金溪县人，世医，精医学，通晓诸科，官至太医院医官。涂绅法宗百家，明万历三十五年（1607 年）撰成《百代医宗》十卷，由太医院颁行，书分为“原病赋”“诊脉切要”“诸证纲目论”，载方二千余首，涉及临床诸科病证，有论有方，方论兼重，颇有条理，切合临床，风格独特，在明代被誉为“医学之指南，百代之宗主”。书中还记载了重要的医史资料，医史学家范行准根据《百代医宗》中有关“嘉靖甲子（1564 年），人多此疾，自脚麻至膝上者，不胜其数，死者千万矣”的记载，指出这是我国霍乱大流行的最早记载。

龚祖（生卒年不详），佚其名，明代江西金溪县上龚家人，太医院院司龚居中祖父，业医，传痔漏、发背外科证的诊治法及针方、灸方、药方等予龚居中，并且收载于龚居中的《外科百效全书》中。

龚父（生卒年不详），佚其名，明代江西金溪县上龚家人，太医院院司龚居中父，世医，传承家学，曾传“治常贯喉痛如神”的“清咽丸”等方予龚居中，并且收载于龚居中的《外科百效全书》中。

龚允皋（生卒年不详），明代江西金溪县上龚家人，太医院院司龚居中兄，世医，传承家学，曾传善治各种疮毒“万应膏”等方予龚居中，并且收载于龚居中的《外科百效全书》中。

龚如虚（生卒年不详），明代江西金溪县上龚家人，太医院院司龚居中兄，世医，传承家学，曾传善治虚损体弱证“禄真膏”等方予龚居中，并且收载于龚居中的《外科百效全书》中。

龚忆堂（生卒年不详），明代江西金溪县上龚家人，太医院院司龚居中兄，世医，传承家学，曾传“平常喉痛良方”等予龚居中，并且收载于龚居中的《外科百效全书》中。

龚居中（？—1646），字应圆，号如虚子，又号寿世主人，明末江西金溪县上龚家人，江西古代十大名医之一，曾任太医院院司，世医，初习举业，善属文。其髫年善病，弃儒习医，传承家学，兼究道学，久之术精，擅内、外、妇、儿、五官诸科，重灸法、导引，擅治痨瘵。其挟技游南京，往来建阳书林，声名藉甚，达官贵人皆礼致之，撰《福寿丹书》《经验百效内科全书》《万寿丹书》《万寿仙书》《养生两种》《易筋经》《经验良方寿世仙丹》《红炉点雪》《外科活人定本》《外科百效全书》《女科百效全书》《幼科百效全书》《小儿痘疹医镜》，补订明代管橓的《保赤全书》等，代表作《红炉点雪》，对痰火虚损痨瘵诸症论述详尽，首载咽喉结核病，所附诸方多为龚氏临证效方，具有很高的理论研究与实践指导价值。《福寿丹书》阐述安养、延龄、服食、玄修、清乐等内容，是研究中医养生学的重要参考文献。龚居中门生傅世方、朱邦廉、郑之侨等皆得其传。

龚体圆（生卒年不详），明代江西金溪县上龚家人，太医院院司龚居中弟，世医，传承家学，曾传善治乳蛾咽喉肿痛“吹喉散”等予龚居中，并且收载于龚居中《外科百效全书》中。

周懋文（生卒年不详），字曲星，号客星居士，江西金溪县人，儒而通医，与龚居中同里，曾参订龚居中的《福寿丹书》，并在《福寿丹书·脏腑》卷首撰“读脏腑纪事”。

郭之祥（生卒年不详），江西金溪县人，一作江西吉水县人，儒而通医，与龚居中同里，曾为龚居中的《福寿丹书》作序。

桂绍龙（生卒年不详），字骧云，又字允虞，江西金溪县人，万历三十五年（1607年）进士，迁礼部郎中，儒而通医，与龚居中同里，曾为龚居中的《福寿丹书》作序。

龚廷献（生卒年不详），字献夫，又字鉴猩，江西金溪县人，天启五年（1625年）进士，迁监察御史，儒而通医，名医龚居中族人，曾为龚居中的《福寿丹书》作序。

王尚果（生卒年不详），号一贯子，明代江西金溪县人，太医院院司龚居中友人，儒而通医，曾参订龚居中的《新镌五福万寿丹书》。

吴孔昭（生卒年不详），号不疚子，明代江西金溪县人，太医院院司龚居中友人。儒而通医，曾参订龚居中的《新镌五福万寿丹书》。

邹宗贤（生卒年不详），号亘华子，明代江西金溪县人，太医院院司龚居中友人，儒而通医，曾参订龚居中的《新镌五福万寿丹书》。

郑之侨（生卒年不详），字惠雨，号广惠子，明代江西金溪县人，太医院院司龚居中门生，能医。曾参与编撰增补龚居中的《新镌五福万寿丹书》。

江道源（生卒年不详），明清间江西金溪县人，精医术，游武冈，崇祯年间（1628—1644年）授武冈岷府良医，遂定居于此，著有《尊生世业》，人争传之。

吴煌（生卒年不详），明清间江西金溪人，幼时勤学，后精医术，以医名地方。

张继皋（生卒年不详），明清间江西金溪县人，善用针灸治眼疾，效速，其技神异。

危奂章（生卒年不详），明清间江西金溪县人，以针灸闻名，能望色而决人生死。

杨随（生卒年不详），明清间江西金溪县人，通医药，早年曾在四川泸州开设药店。

周亮工（1612—1672），明清间江西金溪县人，明崇祯十三年进士，曾官户部右侍郎，儒而通医，曾与弟亮节同辑《瑞木纪》，其中辑录和校正唐代孙思邈《银海精微》二卷。

周亮节（生卒年不详），字靖公，明清间江西金溪县人，一作豫章（今江西南昌）人，儒而通医，与兄周亮工同辑《瑞木纪》，其中辑录和校正唐代孙思邈《银海精微》二卷，曾为龚居中《外科活人定本》作序。

康叔达（生卒年不详），明代江西乐安县人，曾任南昌府仓，席弘医门第十一世传人陈会门生。以儒通医，擅针灸。

董极（1506—？），号古南，明代江西乐安县人，儒而通医，曾宦游四川，得“异传医诀”，精医术，曾孙董奇中传其学。

董奇中（生卒年不详），明代江西乐安县人，名医董极曾孙，传承家学，儒而通医，据记载，其“因多次科场未售，逸居授徒，门多佳士，得曾祖古南公（董极）宦游四川异传医诀，活人者众，并不讨利”。

董君和（生卒年不详），明代江西乐安县人，御医，精医术，嘉靖四十一年（1562年）恩例袭太医院籍，历任吏目、给事中、光禄寺馐膳。

董师汝（生卒年不详），明代江西乐安县人，精医术，万历三十一年（1603年）任太医院院士。

董祖奇（生卒年不详），明代江西乐安县人，贡士，精医术，御医。

吴集仁（生卒年不详），明代江西宜黄县棠阴人，太医院御医。

罗宪顺（生卒年不详），字文溪，明代江西宜黄县人，早年以医游新城（今江西黎川县），治病无不立效，新城人德之不让离去，遂家焉，居处与涂国鼎家相邻，后涂国鼎登第荐罗宪顺为太医院吏目，天启丙寅（1626年）冬，县令吴之屏以乡饮大宾礼之，年八十二岁卒。

欧阳开泰（生卒年不详），明代江西宜黄县人，儒生，倜傥负奇，兼精岐黄之术，家藏治痢良方，为异僧所授，百试百效，秘而不传。天启丙寅（1626年），乡中痢疾大作，欧阳制药施济，全活者数以百计。

熊燮和（生卒年不详），明代江西宜黄县崇贤乡人，儒而通医，嘉庆三年（1798年）官医学。

袁起芹（生卒年不详），明代江西宜黄县邑西人，儒而通医，嘉庆二十四年（1819年）官医学。

吴与弼（1391—1469），字子傅，号康斋，明代江西崇仁县人，理学大家，出身于儒门世家，绝仕途崇理学，传播程朱理学，开创理学崇仁学派，学问渊博，无所不通，儒而通医，主张以静时涵养、动时省察为修养的基本功。其平素多病，后与临川县（今临川区）精通医药方术的道士王九鼎交好，习养生之道，有云：“微躯偏幸得春多。”吴与弼曾留宿惠民药局，有诗“江山随处倚高秋，一榻时从药局留……”纪之。

吴道南（1547—1620），字会市，号曙谷，明代江西崇仁人，官东阁大学士、礼部尚书。儒而通医，曾为龚廷贤的《云林医圣普渡慈航》作序。

吴日升（生卒年不详），明代江西崇仁县人，儒而精医。

熊威（生卒年不详），明代江西崇仁县北耆（今崇仁县巴山镇桥北）人，嘉靖年间授本卫医（军医）。

邓则名（生卒年不详），明代江西崇仁县人，儒而通医，官医学训科。

吴阳初（生卒年不详），明代江西崇仁县西耆人，儒而通医，官医学训科。

鄢成可（生卒年不详），明代江西崇仁县二都人，儒而通医，官医学训科。

黄名善（生卒年不详），明代江西崇仁县西耆人，儒而通医，官医学训科。

周伯恕（生卒年不详），明代江西崇仁县西耆人，儒而通医，洪武甲子年（1384年）官医学训科。

张希哲（生卒年不详），明代江西崇仁县四十六都人，儒而通医，永乐癸未年（1403年）官医学训科。

陈伯裕（生卒年不详），明代江西崇仁县二十八都人，儒而通医，宣德丁未年（1427年）官医学训科。

吴时泰（生卒年不详），明代江西崇仁县四十四都人，儒而通医，正统丁卯年（1447年）官医学训科。

吴衢（生卒年不详），明代江西崇仁县四十四都人，儒而通医，官医学训科。

陈医学（生卒年不详），佚其名。明代江西崇仁县二十八都人，儒而通医，官医学训科。

吴锡（生卒年不详），明代江西崇仁县四十四都人，儒而通医，官医学训科。

吴玉旦（生卒年不详），明代江西崇仁县东耆人，儒而通医，正德庚午年（1510年）官医学训科。

詹仲和（生卒年不详），明代江西崇仁县北耆人，儒而通医，嘉靖辛卯年（1531年）官医学训科。

吴挺桂（生卒年不详），明代江西崇仁县西耆人，儒而通医，嘉靖癸卯年（1543年）官医学训科。

李珙（生卒年不详），明代江西崇仁县北耆人，儒而通医，嘉靖己酉年（1549年）官医学训科。

杨廷宪（生卒年不详），明代江西崇仁县一都人，儒而通医，隆庆辛未年（1571年）官医学训科。

谢国俊（生卒年不详），明代江西崇仁县邑西人，儒而通医，万历壬辰年（1592

年）官医学训科。

王九鼎（生卒年不详），明代江西临川县（今临川区）人，道士，以道通医，擅医药方术，善炼丹，与理学大家崇仁吴与弼交好，常有诗赋往来，吴与弼有诗赞之：“何由广借回生手，遍起群生远近痾。”

舒化（生卒年不详），字继峰，明代江西临川县（今临川区）人，授刑部尚书，以儒通医，与龚廷贤交往甚密，万历十五年（1587年）龚廷贤曾向舒化示《古今医鉴》《种杏仙方》《万病回春》，舒化为《万病回春》作序。

徐汝阳（生卒年不详），明代江西临川县（今临川区）人，进士第亚中大夫，以儒通医，与龚廷贤交往甚密，万历十六年（1588年）为龚氏《万病回春》作《叙云林志行记》。

汤显祖（1550—1616），字义乃，号海若，又号若士，自署清远道人，晚年自号茧翁，别号玉茗堂主人，明代江西临川县（今临川区）人，明代戏曲大师，深研岐黄，以儒通医。汤显祖的系列名剧“临川四梦”中反映了其对医学的熟谙，如其《牡丹亭·调药》中首次使用了“道地药材”一词，该词沿用至今。

黄卷（生卒年不详），明代江西临川县（今临川区）人，儒而通医，曾参与校勘龚廷贤的《新刊医林状元济世全书》。

饶九州（生卒年不详），明代江西临川县（今临川区）人，通医，传“拈痛散”等予王文谟，收入王文谟的《济世碎金方》中。

朱均旺（生卒年不详），明代江西临川县（今临川区）人，经商，明万历五年（1577年）在广州商旅中被倭寇掳至日本，被江西吉安医生许仪后相救，其后随许仪后抄写医书。

王文洁（生卒年不详），字冰鉴，号无为子，明代江西抚东（今临川区）人，精医术，推崇古人方脉，尤泥于太素脉，撰《太素张神仙脉诀玄微纲领统宗》《王氏秘传图注八十一难经评林捷径统宗》《王氏秘传叔和图注释义脉诀评林》《合并脉诀难经太素评林》《太乙仙制本草药性大全》。

易大艮（生卒年不详），字思兰，明末江西临川县（今临川区）人，精医术，临床强调“治病贵先识病性”，每证必辨脉求因，审因论治，推究病因及其传变，治案层层设问以析病因病理变化及处方用药，治法以开郁为先，补益随后，撰《易思兰医案》。

刘钟运（？—1616），明代江西临川县（今临川区）人，精岐黄术，嘉靖年间（1522—1566年）为益王府医官，与祝汝享齐名。

祝汝享（生卒年不详），字龙溪，明代江西临川县（今临川区）南栋村人，以儒通医，精岐黄术，官益王府良医正，与刘钟运齐名。

傅白岑（生卒年不详），明代江西临川县（今临川区）人，以儒通医，精医术，撰《善读伤寒论》《善读丹溪书》。

陈朝璋（生卒年不详），字所翼，明代江西抚州（今临川区）人，以贡生考授常州通判，著有《扶正堂医书》。

陈钟盛（生卒年不详），字雅德，号怀我，明代江西临川县（今临川区）人，名医陈朝璋侄，自幼习儒，万历四十七年（1619 年）举进士，官至苏州知府。陈氏留心医药，辑有《奚囊便方》四卷。

陈朝阶（生卒年不详），明代江西临川县（今临川区）人，生平未详，著有《奚囊便方》十卷。《临川县志》著录"陈钟盛《奚囊便方》四卷"，疑陈朝阶为陈钟盛后裔，待考。

饶鹏（生卒年不详），字九万，号东溪，明代江西临川县（今临川区）人，精通医术，挟技游广东，知名于时，正德七年（1512 年），以医功授冠带，著有《节略医林正宗》八卷，黄玠为之作序。

席天章（生卒年不详），明代江西临川县（今临川区）人，名医席肖轩次子，席弘医门十一世传人，擅针灸。

席伯珍（生卒年不详），明代江西临川县（今临川区）人，名医席顺轩三孙，席弘医门十二世传人，擅针灸。

吴率正（生卒年不详），名浒，元明间江西吉源人，以儒通医，研《易经》，精医术，洪武二十四年（1391 年），本县举其为医学训科，并举为贤良方正，后官至太原知府。

王波寸（生卒年不详），明代江西东乡县（今东乡区）二十一都人，儒而通医，官本县医学训科。

吴三极（生卒年不详），明代江西东乡县（今东乡区）人，习儒礼佛，崇道通医，究修身却病之术，撰《心法大要》。

彭光裕（1609—1694），明清间江西临川县（今临川区）东乡艾桥人，幼习举业，及长，因父为时医误治，故弃儒习医，私淑金元四大家及戴思恭、王宾、薛立斋、赵献可、葛乾孙、钱瑛、王肯堂、缪希雍、李中梓等先贤，研读诸家著述，久之深明医理，后悬壶问世，屡起危疾，名噪于时，享年八十六。其长子彭九皋，品行端方；次子彭九万，为郡学生。

王道渊（生卒年不详），明朝樟树市人，全真教道士，性命双修，以医弘道，撰《还真集》。

王显达（1533—1612），字仁溥，明代江西樟树市人，祖籍江西泰和县，太医院医官，以医名世，传承至今有十八代，医名地方，尤其是十一世孙王振兴，以外科闻名，开设有“王振兴膏药店”，“王振兴膏药”专治疮疖痈毒，疗效不凡，在樟树药市独树一帜。

李象，字汉仪，号石泉子，明代江西樟树市人，曾遘重疾，时东阳名医卢和以医术名宁藩（今江西南昌），遂礼致在馆，未逾年疾瘳，而李象亦尽得卢氏之传，后复潜心于《黄帝内经》《难经》诸书，以良医知名。其尝边游海内，至京师，公卿争以礼致之，然必以医往，于荣利漠无所干，撰《医略正误》。

敖英（生卒年不详），明代江西樟树市人，历官陕西、河南学政，儒而通医，曾为李象的《医略正误》作序。

聂素贵（生卒年不详），字原，明代江西樟树市人，嘉靖四十二年（1563 年）贡生，任六合县教谕，儒而通医，精医术，下传十七代，享誉地方。其子聂尚恒（字久吾），传承父学，精儿、妇、喉科，善治小儿痘疹，所撰《活幼心书》详载痘疹治法，规范了痘疹的诊治。张赞臣《中国历代医学略》云：明聂久吾的《活幼心法》和魏桂岩（真）的《博爱心鉴》刊出后，治疗痘疹才有了一定的“标准途辙可循”，这对后世的痘疹诊治有着重要的影响。孙聂杏园亦传承家学，医名地方，擅外科、喉科、痘科，著述颇多，所撰《咽喉说》是国内最早记载咽喉科的专著。

陈恩（生卒年不详），明代江西樟树市人，父良琢，年百岁，陈恩性谦谨，精于医理，诊疾辄效，每岁活人无算，谢绝患者馈赠，云：“吾非利此而为之也。”嘉靖四十二年（1563 年）其上书为征云南军献除瘴方药，用之效，诏赐冠服，临江知府延为医学正科，均辞不就。

聂尚恒（1572—？），字久吾，又字惟贞，明代江西樟树市人，儒医聂素贵子，少习举业，从王龙溪、王荆石游。历官福建福州府教授、宁化县令，因体弱多疾，故兼嗜医学，传承父学，精儿、妇、喉科，撰《奇效医述》《八十一难经图解》《医学源流》《历代医学姓氏》《医学汇函》《导引》《本草总括分类》《运气》《痘科慈航》《活幼心法》《痘疹活幼心法附说》《痘疹惊悸合刻》《医术方旨》《医学源流》。

聂杏园（生卒年不详），明末江西樟树市人，名医聂尚恒子，生平未详，著有《医学集义》《卫生一助》《疔疮论》《咽喉说》。《咽喉说》是我国第一部咽喉科专著。

陈辐（生卒年不详），字正武，明代江西石城人，江西临江府（今樟树市）训导，儒而通医，著有《灵素草》《药性赋》《脉诀钞》。

熊化（生卒年不详），明代江西樟树市人，进士，授一品服，儒而通医，万历三十七年（1609 年），出使朝鲜，促进了中朝医药的交流，从此一些“舶来”的药材开始进入江西樟树市药材市场。

张志（生卒年不详），明清间江西樟树市人，精医术，在樟树镇坐堂行医。

张明（生卒年不详），明清间江西樟树市人，名医张志子，精医术，在樟树镇坐堂行医。

徐山（生卒年不详），明清间江西樟树市人，擅医术，是樟树镇有名的草药郎中。

徐莲莲（生卒年不详），明代江西樟树市人，名医徐山女，擅医术，是樟树镇有名的草药郎中。

张致和（生卒年不详），明末江西樟树市人，业医药，在江西乐平县（今乐平市）开创第一家药店——“张致和药店”。

金永廓（生卒年不详），明末江西樟树市人，业医药，创办樟树帮知名药材行——“金卫生堂咀片店”，常往返于两广交易药材。子孙承其业，皆为樟树医药名人，子金子为名声甚著。

彭毓宝（生卒年不详），明末江西樟树市东乡观上中彭村人，业医药，在湖南聂市开创“彭大兴药店”。子彭如春承其业。

彭如春（生卒年不详），明末江西樟树市东乡观上中彭村人，业医药，随父亲彭大兴在湖南聂市开创彭如春药店（又名彭大成药店）。

方以智（1611—1671），字密之，又字鹿起，号曼公，又号龙眠愚者，安徽桐城市人，后寓居江西。其自幼习儒，崇祯十三年（1640年）进士，授翰林院检讨。明亡，流寓岭表，隐姓埋名，卖药于市。清军入关，其削发为僧，改名弘智，字无可，号药地，曾寓居江西金溪县碧溪佛寺和樟树市阁皂山，在阁皂山开药圃，种药养花，明吏部侍郎熊化之子熊颐曾为方以智六十大寿献诗：“乾坤留药地，阁皂有茅茨。”康熙十年（1671年）赴江西吉安拜文天祥墓，卒于途，享年六十一。方以智博学广识，于天文、地理、律术、音韵、医学莫不通览，因父病，二十六岁学医，精研历代医书，兼取西医，主张以西医解剖学、生理学补充中医，为我国早期持中西医汇通思想之医家。其长于著述，据钱超尘《中国医史人物考》记载，其与医有关的著述有《通雅·脉考》《通雅·方药》《物理小识·人身》《物理小识·医要》《物理小识·医药》，还撰有《明堂图说》《内经经络》《删补本草》《古方解》《东西钧》。其幼子方中履，亦通医理。

邓菀（生卒年不详），字博望，明清间江西樟树市樟树程坊人，顺治八年（1651年）中举，选河西令，致仕后，杜门谢客，以搜罗古籍为务，旁涉岐黄诸书，精贯医理，年七十余卒，著有《一草亭目科全书》一卷。

熊颐（1620—？），明清间江西樟树市人，明吏部侍郎熊化子，与方以智过往甚密，以儒通医，精医术。

聂松臣（生卒年不详），明清间江西樟树市人，名医聂尚恒后裔，精医药，是樟树帮最早在湖南常德经营医药的药商。

聂松园（生卒年不详），明清间江西樟树市东乡松湖村人，名医聂尚恒后裔，以医药享誉湖南常德，经营聂隆盛药店，并坐堂行医。

聂惠和（生卒年不详），明清间江西樟树市东乡松湖村人，精医药，在湖南常德经营药店。

陈伟臣（生卒年不详），明清间江西樟树市黄龙潭村人，精医药，在湖南常德经营药店。

聂松恒（生卒年不详），明清间江西樟树市人，名医聂尚恒后裔，精医药，在湖南常德经营聂隆盛药店。

涂谦（生卒年不详），字衡让，明代江西丰城市化鹏巷人，儒而通医，正统十年（1445 年）进士，曾任山东副使，值东昌诸郡大饥荒，涂氏赈灾，"饲之病，给药饵""所活者弥多"，后因劳疾卒，年三十有九。

万育玹（生卒年不详），明代江西丰城市人，弘治年间（1488—1505 年）任太医院御医，医术高明，处方投剂辄效，人称"万一帖"，传承十八代。

杨孜（生卒年不详），明代江西丰城市人，精医术，撰《证治类方》。

杨廉（1452—1525），字方震，一作方正，号畏轩，别号月湖，明代江西丰城市人，儒而通医，成化末年（1487 年）进士，官至礼部尚书。凡八疏请归，居家三年卒，年七十四岁，赠太子少保，谥"文恪"，留心医学，著有《太极图纂要》《先天后天图学考证》《医学举要》《名医录》。

蔡四兰（生卒年不详），号虚所山人，明代江西丰城市人，浙江江浦名医丁凤门生，万历壬午年（1582 年），为丁氏《痘科玉函》作序。

喻化鹏（生卒年不详），字图南，明代江西丰城市人，能文词，尤精医术，曾悬壶于湖南宝庆，深悟切脉、望色、听声、察形之妙，用药谨慎如临大敌，善用贵重之药，故所治多奇效，撰《医经翼》《医余诗草》。

陈会（生卒年不详），字善同，号宏纲，元明间江西丰城市人，席弘医门第十世传人席肖轩徒，精针术，授徒刘瑾、刘瑜等二十四人，门徒遍及国内多地，撰《广爱书》，后经门人刘瑾校补易名《神应经》，还撰有《全身百穴歌》一卷。

李舒芳（生卒年不详），明代江西丰城市人，以儒通医，精医术，撰《医方摘要》《治胎须知》。

刘良臣（生卒年不详），明代江西丰城市小港乡艾冈人，得四川成都灵隐寺妙法和尚的喉科秘传，专业喉科，医术精湛，常配制吹、漱、擦、敷、腐等药剂，擅以刀、针、火、烙等法治疗咽喉、口舌及鼻部疾病，名重方圆数百里。下传十余代，其后裔刘孔书以喉科名地方。

江满（生卒年不详），字谦之，号日湖，明代江西进贤东隅人，嘉靖八年（1529年）进士，儒而通医，曾任柳州知府，时瑶僮洞长负固纵恣不法，一日闻其患眼病急症，乃借医术之能，“伪为医者往治，戒以静摄屏左右，坐幽室中，遂手刃之，置其首于药笥以归，群瑶骇服”。

支乔望（生卒年不详），字兰嵎，明代江西进贤县人，以医著名，曾县举乡饮。

支乔楚（生卒年不详），字寰冲，明代江西进贤县人，精通医术，名著于时，天启年间（1621—1627年）授太医院吏目。

车国瑞（生卒年不详），明代江西进贤县人，精医术，以医术选入太医院，任吏目。

李应龙（生卒年不详），明代江西进贤县人，字熙寰。性洒脱，待人诚恳，曾任太医院吏目，以医术驰名舒庐间。

饶士守（生卒年不详），字述泉，明代江西进贤县三十八都人，精医术，早年悬壶于南丰县，历四十年，声名大噪，年六十岁归乡，远近赖以全活者不可胜数，为人孝友勤慎，性淳笃，乡闾称之，八十八岁卒。

章益振（生卒年不详），字九河，明代江西进贤县人。以医驰名皖桐间，卿大夫悉敬礼之。

雷时震（生卒年不详），字普奉，明代江西进贤县人，知名于时，早年选授太医院吏目，升御医，封光禄寺丞，为人缜密谦谨，子雷应远，世袭其职。

雷应远（生卒年不详），明代江西进贤县人，太医院御医雷时震子，承父业，亦精医术，世袭父职。

姜宬（生卒年不详），明代江西进贤县人，精医术，万历戊子至己丑年间（1588—1589年），高安县（今高安市）连年灾荒，疫病流行，宬施药济困，所活良多，人咸德之。

熊元会（生卒年不详），明代江西进贤县人，精医术，知名于时，县尹聂公赠“回春妙手”匾额。

杨中行（生卒年不详），明代江西进贤县八都人，儒而通医，官医学训科。

傅敏善（生卒年不详），明代江西进贤县一都人，儒而通医，官医学训科。

傅文郁（生卒年不详），明代江西进贤县一都人，傅敏善侄，儒而通医，官医学训科。

傅椿（生卒年不详），明代江西进贤县一都人，傅文郁子，儒而通医，官医学训科。

杨悦市（生卒年不详），明代江西进贤县人，儒而通医，官医学训科。

杨师正（生卒年不详），明代江西进贤县人，杨悦市子，儒而通医，官医学训科。

胡俨（1361—1443 年），字若思，号颐庵，明初江西南昌县人。文学家、教育家，拜国子监祭酒掌管国学，自少嗜学，于天文、地理、律历、医学无不究览。以儒通医，享年八十三岁。

刘一诚（生卒年不详），明代江西南昌人，寓居山东沾化，精医，擅脉诊，洞人生死，用药多所活，知名于时。

史琳（1438—1506），字天瑞，明代浙江余姚县（今余姚市）人，江西参政，自幼习儒，成化二年（1466 年）进士，博闻多艺，射、弈、书、绘、兵法、地理、占候、方药诸学，无不涉猎，辑有《医说妙方》十卷。

李材（生卒年不详），明代江西南昌府人，生平未详，著有《博济良方》一卷。

熊谦夫（生卒年不详），明代江西南昌人，嗜方术，喜交方士，好读《黄帝内经》《周易参同契》，以善医闻里中，精脉诊，用药多奇中，九十岁卒。

王大国（生卒年不详），字邑郊，明代江西南昌人，尝患痰疾，王大国遇异人治之而愈，遂师事之，潜心研习，医道日精，治痈疽尤多神效，所活无算，王大国仁心神术，以济人利物为志，子王开，传其学。

王开（生卒年不详），明代江西南昌人，名医王大国子，承父学，业医。

王绍南（生卒年不详），字绣谷，明代江西南昌县人，生平未详，通医理，曾与太医院医官王大德合撰《百病回春要紧真方》七卷，刊刻于世。

符观（生卒年不详），明代豫章（今江西南昌）人，通医药，撰《医家纂要》。

喻政（生卒年不详），字正之，明代江西南昌县人，万历二十七年（1599 年）进士，授福州知府，儒而通医，撰有《虺后方》一卷，还撰有《茶书全集》二十六种。

钟大延（生卒年不详），明代豫章（今江西南昌）人，后迁至鄞县（今浙江宁波），治病不持恒方，能自出新意，常奏良效。

朱权（1378—1448），号臞仙，又号涵虚子、丹丘先生、大明奇士，世称宁献王，明代安徽凤阳县人，明太祖朱元璋十七子，洪武二十四年（1391 年）封于大宁，永乐元年（1403 年）改封南昌。朱权好学博古，旁通释老岐黄，重养生，明医理。著有养生及医学书籍《活人心法》《寿域神方》《乾坤生意》《乾坤生意秘韫》《续洞天清录》《运化玄枢》《臞仙神隐》《臞仙修身秘诀》《庚辛玉册》《救命索》《内丹节要》《长生久视书》等。

刘瑜（生卒年不详），字永佩，明代江西南昌人，名医陈会门生，医士刘瑾兄，从陈会习针术，擅针灸。

刘瑾（生卒年不详），字永怀，号恒庵，明代江西南昌人，宁王府医士，名医陈会门生。从陈会习针术，精针灸，遵朱权之旨重校陈会《广爱书》，易名《神应经》。

曾思明（生卒年不详），明代江西人，里居不详，曾寓居江西陈会处，从陈会习针术，精针灸。

吴复谦（生卒年不详），明代江西人，里居不详，曾寓居江西陈会处，从陈会习针术，精针灸。

林唯固（生卒年不详），明代江西人，里居不详，曾寓居江西陈会处，从陈会习针术，精针灸。

姜彦思（生卒年不详），明代江西人，里居不详，曾寓居江西陈会处，从陈会习针术，精针灸。

邹尚友（生卒年不详），明代江西人，里居不详，曾寓居江西陈会处，从陈会习针术，精针灸。

胡思文（生卒年不详），明代江西人，里居不详，曾寓居江西陈会处，从陈会习针术，精针灸。

傅永哲（生卒年不详），明代江西人，里居不详，曾寓居江西陈会处，从陈会习针术，精针灸。

王济方（生卒年不详），明代江西人，里居不详，曾寓居江西陈会处，从陈会习针术，精针灸。

夏国宝（生卒年不详），明代江西人，里居不详，曾寓居江西陈会处，从陈会习针术，精针灸。

尹思正（生卒年不详），明代江西人，里居不详，曾寓居江西陈会处，从陈会习针术，精针灸。

袁绍安（生卒年不详），明代江西人，里居不详，曾寓居江西陈会处，从陈会习针术，精针灸。

王玉庆（生卒年不详），明代江西人，里居不详，曾寓居江西陈会处，从陈会习针术，精针灸。

徐洪（生卒年不详），明代江西人，里居不详，曾寓居江西陈会处，从陈会习针术，精针灸。

徐恭（生卒年不详），明代江西人，里居不详，曾寓居江西陈会处，从陈会习针术，精针灸。

郑宗和（生卒年不详），明代江西人，里居不详，曾寓居江西陈会处，从陈会习针术，精针灸。

邹用霖（生卒年不详），明代江西人，里居不详，曾寓居江西陈会处，从陈会习针术，精针灸。

陈德华（生卒年不详）明代广州人，里居不详，曾寓居江西陈会处，从陈会习针术，精针灸。

卢庭芳（生卒年不详），明代辰州人，里居不详，曾寓居江西陈会处，从陈会习针术，精针灸。

董仕琅（生卒年不详），明代扬州人，里居不详，曾寓居江西陈会处，从陈会习针术，精针灸。

董谊（生卒年不详），明代江西人，里居不详，曾寓居江西陈会处，从陈会习针术，精针灸。

雷善（生卒年不详），明代太平人，里居不详，曾寓居江西陈会处，从陈会习针术，精针灸。

陈一升（生卒年不详），明末豫章（今江西南昌）人，精医术，崇祯年间（1628—1644年）官澄迈县医学训科。

马秉元（生卒年不详），明代江西南昌人，精医术，擅治伤寒。

徐凤（生卒年不详），字廷瑞，明代江西弋阳县人，生平未详，曾游豫章得《席弘赋》，将赋收入其所撰《徐氏针灸大全》中。

鲍山（生卒年不详），字元则，明代豫章（今江西南昌）人，通医药，撰《野菜博录》。

万杏坡（生卒年不详），明代江西南昌人，著名万氏幼科一世，精医术，尤擅幼科，善治痘疹，成化十六年（1480年）游湖北罗田，医术大行，名著当时。其子万筐，孙万全，曾孙万邦忠、万邦孝、万邦正、万邦治、万邦宁、万邦和、万邦成、万邦靖、万邦瑞、万邦化，玄孙万达，皆传承家学，为一方名医。尤其是万全，传承家学，医术精湛，建树颇多，著述有十余种，医名甚隆，与李时珍齐名，明代已有“万密斋的方，李时珍的药”之说，有“儒医”“神医”之赞。

万筐（生卒年不详），字恭叔，号菊轩，明代江西南昌人，著名万氏幼科二世，绍承父业，精痘科，医术大行，成化十六年（1480年）随父客居湖北罗田，撰《痘科世医心法》十二卷。子万全，医名益盛。

万全（1499—1582），字密斋，明代江西南昌人，名医万筐子，万氏幼科三世，成化十六年（1480）随祖父徙居罗田，少习儒，后为诸生。其既承家学，又私淑张仲景、刘河间、李东垣、朱丹溪等先贤，故医学精进，以儿科和痘疹科著称于世，于嘉靖至万历年间享有盛名，长子万邦忠、次子万邦孝、四子万邦治、八子万邦靖，传承家学；撰《素问浅解》《养生四要》《本草拾珠》《伤寒蠡测》《保命歌括》《脉诀约旨》《医门摘锦》《保婴家秘》《痘疹心要》《痘疹格致要论》《痘疹启微》《育婴家秘》《育婴秘诀》《片玉心书》《广嗣纪要》《痘疹世医心法》《片玉痘疹》《万氏家传伤寒摘锦》《万氏家传点点经》《万氏秘传外科心法》《万氏家传妇女科》《幼科发挥》《万氏家传幼科指南心法》《痘疹碎金赋》约二十四种。其辞世后，被清康熙帝追封为“医圣”。

万邦忠（生卒年不详），明代湖北罗田县人，祖籍江西南昌，名医万全长子，通医术，著有《医案》。

万邦孝（生卒年不详），明代湖北罗田县人，祖籍江西南昌，名医万全次子，通医术，著有《医案》。子万祖善，事迹未详。

万邦治（生卒年不详），明代湖北罗田县人，祖籍江西南昌，名医万全四子，通医术，著有《医案》。

万邦靖（生卒年不详），明代湖北罗田县人，祖籍江西南昌，名医万全八子，通医术，著有《医案》。

卢和（生卒年不详），字廉夫，号易庵，一作謷庵，明代浙江东阳县（今东阳市）人，曾寓居江西南昌，精通医术，挟技游江西，以医术名于南昌，曾治愈樟树儒士李象重疾，并授其医术，后李象以医术知名，撰《丹溪纂要》《食物本草》《儒门本草》。

万显（生卒年不详），明代江西南昌人，迁江苏徐州。世业医，得异人术，奇病应手瘥，贫者资以药，子万崇德传其学。

朱鼎臣（生卒年不详），字冲怀，明代江西南昌人，以儒通医，万历年间校正龚廷贤的《复明眼方外科神验全书》，并于万历十九年（1591年）刊印。

万崇德（生卒年不详），字元彦，号惺新，明代江西南昌人，迁江苏徐州，世业医，名医万显子，少习儒，儒而通医，万历三十二年（1604年）进士，授临海知县。

王三才（生卒年不详），字学参，明代浙江萧山县（今萧山区）人，江西提刑按察司按察使，万历二十九年（1601）进士，喜读医书，曾获沈与龄《医便》二卷，喜其简约实用，遂与浙江按察使饶景曜、休宁知县张汝懋重校，刊刻于万历四十二年（1614年）。

万禀初（生卒年不详），明代豫章（今江西南昌）人，儒而通医，曾参与校勘龚廷贤的《新刊医林状元济世全书》。

刘思岐（生卒年不详），明代豫章（今江西南昌）人，儒而通医，曾参与校勘龚廷贤的《新刊医林状元济世全书》。

龚警韦（生卒年不详），明代江西南昌人，儒而通医，曾参与校勘龚廷贤的《新刊医林状元济世全书》。

余世用（生卒年不详），字化民，明代豫章（今江西南昌）人，幼习儒，余父以医学名世，后得父传，从医，曾在四川行医，活人颇多，因罪被絷燕都，步昔周文王狱中演《周易》，于万历三十四年（1606 年）在狱中撰成《医源经旨》。

黄霁明（生卒年不详），字承志，明清间江西南昌人，精医术，明末避乱游武昌，遂家焉，凡以病延请立往救治，治愈多不取酬，人皆德之。

罗享平（生卒年不详），字岚，明代江西南昌人，岁贡生，精于中西算术、天象及医学，著有《医学探精》等。

胡映日，字心仲，明代江西南昌人，博学多识，所著天文、地理、医学等书甚富，主要著作有《图说〈河图〉》《图说〈会通参同契〉》。

李莳（生卒年不详），字德春，自号少溪，明代豫章（今江西南昌）人，徙居应城，世医，精脉法，冥思暗解，出授受之外，未尝预问患者病，先号脉，手指一着腕上，形神忽往，久之指离于腕，徐以一二语发病者隐结，无不汗下吐服，少焉投药，犹掇之耳。

朱谋炜（生卒年不详），字郁仪，明代江西南昌县人，宁献王朱权七世孙，封镇国中尉，性渊静，无异寒士。朱谋炜天资颖敏，贯串群籍，自经史至星纬、历数、农圃、医学、河洛诸学，皆穷其微妙，以儒通医，著述甚富，其医学著作有《岐黄钩玄》《医诠》。

阴有澜（生卒年不详），号九峰，明代浙江太平县（今温岭市）人，曾寓居江西南昌，精医术，官太医院吏目，尝问学于豫章（今江西南昌）胡、郭、邹诸名儒，年八十八岁犹往来讲学，是年殁，祀于阳明书院，临证以五行生克为本，治病奇验，远近求治者踵相接，皆计日取效。其善治痘疹，所治不知千百，撰《痘疹一览》《医贯奇方》《稀痘方》。

傅天镇（生卒年不详），字继屏，明代江西南昌人，随父于嘉靖年间（1522—1566 年）徙居桐梓，性颖悟，贯通经史，因当地禁学，遂不应举，专意于医，有一匕活人之妙，名满滇黔秦蜀间，安车之迎，席不暇暖，年近百岁而殁，著有《增补金镜录》《手制验方》各若干卷，四川巡抚刘公将其著作锓木行世。

何继高（生卒年不详），字泰宁，明代浙江山阴县（今浙江绍兴）人，江西临江府知府，后官江西参政，万历四十一年（1613 年）进士，博学强识，旁及医学，撰《轩岐新意》二卷。

彭子惠（生卒年不详），一作之惠，字学祖，明清间江西南昌人，精通医术，游历山东，定居潍县（今山东潍坊），与益都名医翟良相友善，临证洞见症结，每治病于未发之前，撰《内经详注》《叔和脉经解》《伤寒论辨》。子孙传承其学，后行医于胶州。弟彭子岁，亦以医名。

彭子岁（生卒年不详），明清间江西南昌人，名医彭子惠弟，寓居山东潍县（今山东潍坊），精医理，治病多良效，以医知名，撰《灵素阐义》《针灸图记》。

释海淳（生卒年不详），俗姓吴，明代浙江处州人，修行于江西南昌广福堂，年少从师习佛经，父母殁，入终南山修行，遇一僧授其眼科秘方，依方治病辄效，遂精医术，后云游至南昌，相国张洪阳建广福堂使居之，徒众日聚，士大夫皆礼敬之。

李秋（生卒年不详），字思杏，明末江西南昌人，熟读朱权《庚申玉册》和李时珍《本草纲目》，以医名世，艺高而谦卑，曾两荐乡饮，知府赠其“笃行善士”匾额，九十岁卒。

伍守阳（1565—1644），原名阳，字端阳，号冲虚子，明代江西南昌人，著名道教内丹家，医道相通，撰《天仙直论长生度世内炼金丹诀心法》《金丹要诀》《丹道九篇》《天仙正理》《仙佛合宗》《崔公入药镜注解》。

伍守虚（生卒年不详），明代江西南昌辟邪里人，伍守阳堂弟，道医相通，曾协助其堂兄伍守阳增注《天仙正理》。

伍达行（生卒年不详），明代江西南昌辟邪里人，伍守阳堂侄，著名道教内丹家，道医相通，曾撰文于《天仙正理》（康熙八年涂叔朴刻本）篇首。

魏元旷（生卒年不详），明代江西南昌人，道医相通，曾为《天仙正理》（康熙八年涂叔朴刻本）作跋。

喻龙德（生卒年不详），字明时，别字实实子，号达用生，明代江西南昌人，太医院院司龚居中友人，儒而通医，曾修订龚居中的《新镌五福万寿丹书》。

邓志谟（生卒年不详），江西南昌人，一作江西安仁（今江西余江）人，儒而通医，名医龚居中通家弟，曾为龚居中《外科百效全书》作引。

聂宠（生卒年不详），字荣之，明代江西南昌县人，随父游学安徽六安州，遂家焉。自少学医，得太素脉真诠，驰名州郡。遇贫病倾心救治，不避寒暑，不取报酬，全活甚众，府州对其屡加旌奖，世称高义。

闵钺（生卒年不详），字昔公，明清间江西奉新县人，曾寓居江西南昌，少颖异，傲岸自恃，后与郭日燧、张泰来诸文士相往还，其学精进，顺治年间（1644—1661年）应试，中举人，此后，杜门著述，聚书万余卷，足不出户十余年，晚年旁及医道，熟谙岐黄，辑有《本草详节》十二卷、《脉几经脉发挥》五卷。《南昌府志》记其事。

张遂辰（1589—1668），字卿子，号相期，又号西农，明清间江西南昌人，随父迁浙江杭州，少羸弱多病，久医不效，乃自检方书，私淑扁鹊、朱丹溪、刘完素、张从正、李东垣等名医，终医学大成，医术精湛，早年以国子生游金陵（今南京），时名大起，明末隐居杭州里巷，业医自给，有起死回生之誉，人争迎致之，撰《张卿子伤寒论》《集注伤寒论》《仲景全书》《心远堂要点》《杂证纂要》《医易合参》《张卿子经验方》《简验良方集要》《金匮要略方论》《秘方急验》。

李大成（生卒年不详），字集庵，别号如林，明清间真州人，迁居江西南昌，初习儒，后以为天下将乱，医术最优，抗衡良相，遂习岐黄，声称甚赫，曾治愈左将金虎符濒危奇疾，金虎符以礼致大成，后随金虎符入江西，终至南昌蓼洲行医，日阅数十人，所治疾应手而愈，声赫。

胡小范（生卒年不详），明清间江西南昌人，世家子，儒而通医，曾游南丰县，与名医徐亮交往甚密。徐亮与之谈，知其学有本源，赠之甚厚。

刘渊然（1351—1432），号体玄子，明初江西赣县人，江西新建县（今新建区）西山净明道旌阳公（许逊）第六世传人，师承赵宜真，洪武年间建西山道院，修真传道，医道相通，以医弘道，仁宗赐号“冲虚至道玄妙无为光范衍教庄静普济长春真人”，给二品印诰，领天下一切道教事，其地位与龙虎山张天师同等，撰《济急仙方》一卷，第四十一代天师张宇初曾从之习道术。

张位（生卒年不详），字明成，号洪阳，明代江西新建县（今新建区）人，文渊阁大学士，儒而通医，与龚廷贤交往甚密，万历间为龚廷贤《寿世保元》作序，撰《周易参同契注解》《明心宝鉴》《悟真篇注解》。

张储（生卒年不详），字曼胥，明代江西新建县（今新建区）人，大学士张位弟，多才艺，儒而通医，医卜星象堪舆之术，无不通晓。

张粲（生卒年不详），字宗礼，明代江西新建县（今新建区）人，祖籍汴京，元末名医张正孙，为人治病急人所急，不计报酬，遇疫病流行，便施药周济，遇贫病者则派家童送药上门，宁献王朱权将张粲之医术医德上奏明成祖，永乐十九年（1421 年）被授予“宁府良医”称号。张粲之子张升，承父业，勤奋德馨。孙张元春、张元相、张元龙承其学。

张升（生卒年不详），明代江西新建县（今新建区）人，名医张粲子，承家业，精医术，品德尤佳。

张元春（生卒年不详），明代江西新建县（今新建区）人，名医张升子，传承家业，通医。

张元相（生卒年不详），明代江西新建县（今新建区）人，名医张升子，传承家业，通医。

张元龙（生卒年不详），明代江西新建县（今新建区）人，名医张升子，传承家业，通医。

邵以正（？—1463），号通妙真人，明代江西宁都县人，早年学道于长春真人刘渊然，医道相通。渊然老，荐之于朝，迁左正一，领京师道教事，辑有医学丛书《青囊杂纂》，包括《仙传济阴方》《徐氏胎产方》《仙传外科集验方》《小儿痘疹证治》《秘传外科方》《济急仙方》《上清紫庭追痨仙方》《仙授理伤续断秘方》《秘传经验方》。

邹文才（生卒年不详），明代江西新建县（今新建区）人，早年游三湘七泽间，遇异人传授，遂精医术。过澧县，当地士绅皆尊之，遂定居，子邹易道承其业。

邹易道（1554—1614），字仲仁，号性宇，明代江西新建县（今新建区）人，名医邹文才子，随父定居湖南澧县，少习儒，屡试不利，遂弃儒业医，临证投药辄起，有青出于蓝之誉，中丞袁洪溪赏其术，遂携之入京，于是名噪京师，授御医，延诊者无虚日。

杨季蘅（生卒年不详），明末江西新建县（今新建区）人，以医为业，知名于时，曾为左良玉（1599—1645）幕客，为一时名士。曾荐授武昌守，后辞官归乡，仍操故业。

喻昌（1585—1664），字嘉言，晚号西昌老人，明清间江西新建县（今新建区）人，明末清初三大名医之一（《清代名医医话精华》），出身于医药世家，喻嘉言始祖为西汉南昌名医谕兆徵，谕兆徵施医济困，医德高尚，有子谕钟祥、孙谕周桢、曾孙谕猛（后改姓为喻）。少小，喻嘉言随祖父喻尧荣和父亲喻玉读儒书，父亲喻玉是药房先生，问症发药间，喻嘉言受之影响而医学启蒙，后又“少遇异人授以秘方”（《牧斋遗事》）。喻嘉言《寓意草・自序》云：“昌于此道无他长，自少至老，耳目所及之病，无不静气微心，呼吸与会，始化我身为病身。负影只立，而呻吟愁毒，恍惚而来，既化我心为病心……倘病多委折，治少精详，蚤已内照。他病未痊，我身先瘁。”由此可知，喻嘉言少时已经为人省病诊疾，且医德高尚。及壮，喻嘉言挟医游于新建、樟树、安义、永修、靖安一带，“治疗多奇中”。他悉心体察病患，谨慎议病用药，“然求诚一念，多于生死轮上，寂寂披回”。他积累治验医案，以备撰写《寓意草》。不惑之时，喻嘉言由仕隐医，崇祯三年（1630 年）以副榜贡生入都，上书欲有所为，不见纳，遂归里，居靖安县姐家，以医为业，“户外之履常满焉”，整理医案，于崇祯十六年（1643 年）撰成《寓意草》。花甲之时，喻嘉言由医隐禅，顺治二年（1645 年）清兵入南昌，避诏征，遂削发进南昌城南百福寺为僧。皓首之时，喻嘉言蓄发出禅，以医为业。顺治十年（1653 年），其离乡，挟医游于三吴两淮间（《喻嘉言先生医书全集》)，侨居常熟，结庐虞山之麓，行医且教授生徒，医名震江南。喻嘉言在江南讲温病，门徒云集，江南诸地听讲者众，“大举温症，以建当世赤帜”，竭力弘扬仲景学说，广为传播温病辨治之法，力求拯救疾苦，极大地推动了当时温病学术的发展，名震江南。清代著名温病学家王孟英赞喻嘉言“识超千古”(《温热经纬》)，伤寒学家林北海誉喻嘉言“高出千古”(《温热经纬》)，朴学大师阎若璩将喻嘉言列为清代十四位圣人之一(《潜邱札记》)，江右民众敬喻嘉言“立祠祀之”(《南昌府志》)，礼部侍郎钱谦益以佛龛供奉喻嘉言遗体，颂其为“圣医”(《清代七百名人传》)。喻嘉言一生著述甚丰，著有《寓意草》《尚论篇》《尚论后篇》《医门法律》《(痘疹)生民切要》《喻氏古方试验》《伤寒尚论篇编次仲景原文》《伤寒抉疑》《温症朗照》《会讲温证语录》《伤寒杂论十二则》《伤寒脉证歌》《温热燥论治》《伤寒后论》《张机伤寒分经注》等。

万翱（生卒年不详），字九皋，明清间新建县（今新建区）人，崇祯十六年（1643年）进士，儒而通医，官温州兵备道时，值当地流行瘟疫，万翱立即施药，治人无数。

丁以忠（1499—1573），字崇义，明代江西新建县（今新建区）人，嘉靖十七年（1538年）进士，官至兵部右侍郎，家近西山许逊道庭，故素好方术，晚年尤甚，潜心参悟修身养性之术，颇有心得，撰《世美堂集》。

二、盱江医家医德特色

盱江医家长期践行董奉杏林精神，传播董奉杏林风范。杏林精神的灵魂是“道”与“德”，习医药者凡欲成为杏林中人，必推崇杏林精神。如盱江金溪御医龚廷贤，将家传秘技及家藏秘方汇合，撰成《种杏仙方》《杏苑生春》《万病回春》，奉献社会。明代盱江名医王杏林、万杏坡、聂杏园，清代盱江名医徐杏林、饶杏村，以“杏”“杏林”为名，他们的父辈以董奉为崇，希望儿子像董奉一样为人为医。还有药店名“杏春仁药店”，医药群体名“江西杏林人物”，都是人们推崇杏林精神的体现。由于董奉杏林精神的影响，盱江南昌儿科名医万杏坡之孙万全，德行俱佳，有董奉“杏林”遗风，民众景仰，后来被清代康熙皇帝追封为“医圣”。

杏林精神的核心意义即医为仁术，仁心救人。以“仁”为核心的医学道德观，激励着盱江医家治病救人、无私奉献。盱江医家传承并发扬了董奉杏林精神，治病救人济世，修身养性积德，为后世树立了医德双馨的光辉榜样。盱江医籍中有大量关于医学道德的精辟论述，为后世医学伦理学的发展增添了许多新内容，其中以龚信、龚廷贤父子的贡献最为突出，他们的著作中有大量关于医学伦理道德的专篇论述，如龚信《古今医鉴》所附的《明医箴》《庸医箴》；龚廷贤《万病回春》所附的《医家十要》《病家十要》《人道至要》，《种杏仙方》所附的《十劝歌》《十诫歌》《十莫歌》《十要歌》,《寿世保元》所附的《延年良箴》,《鲁府禁方》所附的《延年廿箴》《劝世百箴》等，系统论述了医学伦理学、医学社会学的诸多问题，分析了正常和异常的医患关系，把医生的医德和道德规范具体化、条理化、规范化，是我国古代重要的医德文献，对我国传统医学伦理学作出了创造性贡献，至今对医德医风建设仍具有重要的研究和参考价值。千百年来，旴江流域仁医辈出，其杏林文化特点体现在以下六个方面。

1. 生为第一，尊重生命

道家强调“生为第一”，尊重生命是道医最突出的人文学特征。医学是性命所托，所以责任重于泰山。《黄帝内经》指出:“天覆地载，万物悉备，莫贵于人。”充分表达了古代医生对人生命的尊重。

旴江医家对生命持有极高的尊重和责任感，行事谨慎，救人无数，享誉四方，这种以人为本的精神体现在旴江医家的文字中。例如，宋代旴江名医陈自明《妇人大全良方·卷十六·坐月门》云:“至灵者人，最重者命。”在救治妇人难产时强调,“医之中惟产难为急，子母性命悬在片时”,“生产之间，性命最重”，强调要把母子的生命安全放在第一位。

旴江元代名医危亦林胸怀“活人济世之心”，强调临证遣方用药要细致谨慎，不可草率从事，贻误病情，表现出对生命的高度珍重。如其《医世得效方·序》曰:“夫病者悬命医师，方必对脉，药必疗病，譬之抽关启钥，应手而决，斯善之有善矣。若中无定见，姑徐徐焉取古方历试之，以庶几一遇焉。虽非有心杀人，而人之死于其手者多矣。”

明代旴江名医李梴认为，医生责任重大，必须具备仁善、诚实、细致、守静的品质，如《医学入门·习医规格》曰:“医司人命，非质实而无伪，性静而有恒，真知阴功之趣者，未可轻易以习医。”

清代旴江名医喻嘉言《医门法律·自序》曰:“医之为道大矣，医之为任重矣……医为人之司命，不精则杀人。”体现了喻嘉言强烈的为医责任感。喻嘉言怒斥庸医“心粗识劣”“临证模糊”“不学无术，急于求售”“以人之身命为尝试”“不问病人所便，不得其情，草草诊过，用药无据，多所伤残”的恶劣作风，他特设医律，明律行医，避免过失。

2. 心存仁义，扶危济困

医乃仁术，医道同源，道家“贵身”与中医“贵人”思想如出一辙。旴江医家“心存仁义”，将医学视为济世救人的“仁术”，以“仁医”自居。

明代旴江名医龚信《古今医鉴·明医箴》曰:“今之明医，心存仁义。”龚信之子龚廷贤认为:“良医济世，功同良相。”他在《万病回春》一书中反复强调医生的道德标准是“忧国忧民天下先”，还在《寿世保元》中提出“损己利人”的道德观，令人敬仰。

清初盱江新建名医喻嘉言《医门法律·卷一·明问病之法》云："医仁术也，仁人君子，必笃于情。笃于情，则视人犹己，问其所苦，自无不到之处。"他在临证中十分关心患者疾苦，爱患者胜过爱自己，《寓意草·自序》曰："昌于此道无他长，自少至老，耳目所及之病，无不静气微心，呼吸与会，始化我身为病身，负影只立，而呻吟愁毒，恍惚而来；既化我心为病心，苟见其生，实欲其可，而头骨脑髓捐之不惜。"《寓意草》中记述了多例喻嘉言照顾患者，亲自煎汤喂药的案例，如"辨黄咫旭乃室膈气危症用缓治法而愈"案中，他辨治精确，敢于负责，自许"愿以三十金为罚，如愈，一文不取"，并"全神照应，药必亲调"，使患者转危为安。

清代南城谢星焕治病救人，崇尚医德，在南城、金溪一带行医四十余年，对求诊者不论路途远近，从不推辞，总是捧出一颗充满仁爱的心。他家兼营药铺，店铺后设有制药作坊，每年端午至重阳他都要自制时令成药"金不换正气丸"布施于人，对无钱看病买药的贫苦患者，则一概不计酬金，受益者不计其数。

民国时期，南昌名医姚国美深悯民间疾苦，若遇贫困者求诊，不仅不收诊费，还时常为其支付药费。有一年各地难民纷纷涌上庐山避难，人多为患，疫病流行。恰逢姚国美因病在山上疗养，他带病坚持到双鹤轩医所夜以继日救治难民。这本来是赚钱的好时机，但他认为救危济困是医者的责任，他日夜操劳救治患者，凡遇无钱买药者，就在处方右角写上"药费请记我的账"。1932 年，庐山脚下的九江城，难民众多，疫病流行，灾情严重，他又变卖妻室首饰在九江梅定坡女儿街搭棚赈灾救疾。姚氏救死济困的事迹在九江广为流传，成为庐山"杏林春暖"新佳话。

近代抚州名医李元馨深怀"仁爱"，常教诲学生："医为仁术，为医必须明医理，重医德。"他数十年如一日悉心为患者服务，忘我工作，活人无数，至花甲之年仍坚持全日门诊，日诊百余人次，为满足远道而来慕名求医者的愿望，经常推迟下班时间，甚至中午不休息，在诊室用餐。他九十高龄卧病在床时，还经常为疑难患者会诊和开处方。他对待患者从不分贫富和地位高低，一视同仁，认真负责。处方用药以切合病机为原则，能用廉价药决不用贵重药，以既提高疗效又减轻病家负担为目的。对经济特别困难的患者常常解囊相助，深受抚州人民的尊敬和爱戴，是"医者仁心"的光辉典范。

3. 仁心治学，德高医精

习医的根本是以术济人，良好的医德是学好医术的前提。因此，中医历代医家都十分重视将"立德"作为"精术"的根本。心怀仁德，医术精湛，方能成为苍生大医。

宋代盱江临川名医陈自明《妇人大全良方·卷十六坐月门》云："勤志方书，常思救疗，每览名医著述，皆志于心。"陈自明怀仁心治学，自幼就熟读家藏医籍，又潜心临床实践，十四岁即能断病，成年后又遍游东南各地，怀仁心而求学，博采众长，医术益进，诊治益精。他在《妇人大全良方·序》中说："世无难治之病，有不善治之医；药无难代之品，有不善代之人。"足见其医德高尚，医术高超，圆机活法，用药灵动，善治疑难。

明代盱江金溪名医龚信、龚廷贤父子撰有《名医箴》《庸医箴》《医者十要》等医文，文中不仅提出了医者的道德规范，而且对医生的素养提出了严格的要求，要求做明医而不做庸医。如《古今医鉴·名医箴》指出："今之庸医，炫奇立异，不学经书，不通字义。妄自矜夸，以欺当世。争趋入门，不速自至。时献苞苴，问病为意，自逞明能，百般贡谀。病家不审，模糊处治，不察病原，不分虚实，不畏生死，孟浪一试，忽然病变，急自散去。误人性命，希图微利。如此庸医，可耻可忌。"龚氏父子的这些医学思想，对于后世的中医教育和人才培养有深刻的影响。

4. 贵贱贫富，皆如至亲

"不为良相，便为良医"，良相医国，良医医民，拯疾救危是医者的天职。盱江医学大家对习医者及医者的品德心性都有严格的要求，要求习医者在素质、品德、知识、技能等方面加强修养，要求医者在对患者的诊治过程中不可有不道德行为，不管贵贱贫富、妇幼老少皆要一视同仁，予以无限关爱和尊重。

陈自明医德高尚，治病不论贵贱贫富，一视同仁，随到随诊，对特别贫寒窘困者不收诊金，甚为痛恨贪人钱财的庸医，斥之"用心不良"。

龚廷贤以好生之德为心，敬重病家，其《万病回春》曰："医道，古称仙道也。原为活人，今世之医，多不知此义。每于富者用心，贫者忽略，此非医者之恒情，殆非仁术也。以余论之，医乃生死所寄，责任匪轻，岂可因其贫富而我之厚薄哉？告我同志者，当以太上好生之德为心，慎勿论贫富。均是活人，是亦阴功也……凡病家延医，乃寄之以生死，礼当敬重，慎勿轻藐。"龚廷贤痛恨嫌贫爱富用心不一者，要求医者"不论贫富，药施一例""博施济众，惠泽斯深"。这种"好生之德为心""敬重病家"的"仁爱"医德观，一直为盱江后世医家所遵循。

李梴对习医者的素质、品德、知识、技能等方面有严格的要求，其《习医规格》云："及其为人诊视，先问证起何日。从头至足，照依伤寒初证、杂证及内外伤辨法，逐一详问。证虽重而门类明白者，不须诊脉，亦可议方。证虽轻而题目未定者，必须仔细察脉。（男必先左后右，女必先右后左，所以顺阴阳升降也。）先单看，以知各经隐曲。次总看，以决虚实死生。既诊后，对病家言必以实，或虚或实，可治、易治、难治，说出几分证候，以验自己精神。如有察未及者，直令帮助，不可牵强文饰。务宜从容拟议，不可急迫激切，以至恐吓。如诊妇女，须托其至亲，先问证色与舌，及所饮食；然后随其所便，或证重而就床隔帐诊之，或证轻而就门隔帷诊之，亦必以薄纱罩手。贫家不便，医者自袖薄纱。寡妇室女，愈加敬谨，此非小节。”李梴提出“不欺而已矣”的行业道德要求，认为：“读《入门》书而不从头至尾，零星熟得一方一论，而便谓能医者，欺也；熟读而不思悟，融会贯通者，欺也；悟后而不早起，静坐调息，以为诊视之地者，欺也；诊脉而不以实告者，欺也；论方用药，潦草而不精详者，欺也；病愈后而希望贪求，不脱市井风味者，欺也。盖不患医之无利，特患医之不明耳。屡用屡验，而心有所得，不纂集以补报天地，公于人人者，亦欺也。欺则良知以蔽塞，而医道终失；不欺则良知日益发扬，而医道愈昌。欺不欺之间，非人之所能与也。”他强调：“欺则良知日以蔽塞，而医道终失；不欺则良知日益发扬，而医道愈昌。”可见，医德与医学的兴衰密切相关。

危亦林急患者之所急，尊重患者，从不怠慢和轻视患者，《世医得效方·集治说》云：“况医者人之司命，有病急召，慎勿远近暑寒而拒之，若至病家，尤须敬谨，勿为他务，以败正事。”

喻嘉言视患者为亲人，爱患者胜过爱自己，《寓意草·自序》云：“始化我身为病身……既化我心为病心，苟见其生，实欲其可，而头骨脑髓捐之不惜。”《寓意草》中还记述了多例喻嘉言为患者“全神照应，药必亲调”的案例，其全心全意服务患者的精神值得弘扬。

龚廷贤胸怀仁心，为患者着想，重视对患者的教育，从十个方面系统地宣传患者就医守则和调护知识，其《病家十要》云：“一择名医，于病有裨，不可不慎，生死相随。二肯服药，诸病可却，有等愚人，自家耽搁。三宜早治，始则容易，履霜不谨，坚冰即至。四绝空房，自然无疾，倘若犯之，神医无术。五戒恼怒，必须省悟，怒则火起，难以救获。六息妄想，须当静养，念虑一除，精神自爽。七节饮食，调理有则，过则伤神，太饱难克，八慎起居，交际当法，稍若劳役，元气愈虚。九莫信邪，信之则差，异端诳诱，惑乱人家。十勿惜费，惜之何谓，请问君家，命财孰贵。”倡导和谐的医患关系，有助于患者快速康复。

5. 义不苟取，诚信第一

盱江医家传承董奉义不苟取、一心救护的高尚医德。在盱江流域的十六部地方志中记载了许多地方名医的事迹，常见有“不计酬报”“施药济人”“不以贵贱详略，不计利之有无”“不索其值，人皆德之”“以药施济贫病”“素重医德，遇贫寒之家，辄施诊医药，义不苟取”等赞颂词句。

名医李医、王医，素有仁德，重义轻利。据洪迈《夷坚志·甲志卷九·王李二医》记载，李医者，忘其名，抚州人。医道大行，十年间，致家贸巨万。崇仁县富民病，邀李治之，约以钱五百万为谢。李拯疗旬日，不少瘥，乃求去，使别呼医，且曰：他医不可用，独王生可耳。时王李名相甲乙，皆良医也。病者家亦以李久留不效，许其辞。李留数药而去。归未半道，逢王医。王询李所往，告之故。王曰：兄犹不能治，吾技出兄下远甚，今往无益，不如俱归。李曰：不然，吾得其脉甚精，处药甚当。然不能成功者，自度运穷不当得谢钱耳，故告辞。君但一往，吾所用药悉与君，以此治之必愈。王素敬李，如其戒。既见病者，尽用李药，微易汤，使次第以进。阅三日有瘳。富家大喜，如约谢遣之。王归郡，盛具享李生曰：崇仁之役，某略无功，皆兄之教。谢钱不敢独擅，今进其半为兄寿。李力辞曰：吾不应得此，故主人病不愈。今之所以愈，君力也，吾何功？君治疾而吾受谢，必不可。王不能强。他日，以饷遗为名，致物几千缗，李始受之。二医本出庸人，而服义重取予如此，士大夫或有所不若也。今相去数十年，临川人犹喜道王李二医之事迹，此事迹亦为周守忠《历代名医蒙求》转载。可知，李医、王医“医道大行”，究其缘由，是因他们儒有仁德、重义轻利、诚心救护，一切以患者为重，故能流芳千古。

名医陈自明，医德高尚，治病不论贵贱贫富，一视同仁，随到随诊，对特别贫寒窘困者不收诊金，甚为痛恨贪人钱财的庸医。《妇人大全良方·序》曰：“有贫乏人惮药贵，而无可得服者；有医之贪利以贱代贵，失其正方也斥之用心不良。”

名医龚信在《古今医鉴·明医鉴》中强调，医者在接诊患者时，要“不计其功，不谋其利，不论贫富，药施一例”，痛斥庸医“误人性命，希图微利”。

名医龚廷贤在《万病回春·医家十要》中亦提出：“勿重利，当存仁义，贫富虽殊，施药无二。”反复告诫医生要做到重义轻利，救困扶危。

名医李梴十分重视习医者的道德修养，其《习医规格》对习医者提出明确要求：“治病既愈，亦医家分内事也，纵守清素，借此治生，亦不可过取重索，但当听其所酬。如病家赤贫，一毫不取，尤见其仁廉也。”

名医陈自明痛斥重利忘义的医者，其《妇人大全良方》云：“人之生产非小事也，而医者图财，侮而致死，此医杀之理又明矣……用之失理，不如不医。”

名医姚国美，医术高超，医德高尚，长期行医民间而深知民间疾苦，他在南昌佑民寺设医所救治平民，贫苦患者不收诊费，且常常赠送药费，南昌民间流传着许多姚国美救死扶弱的动人故事。

6. 广传家秘无量度生

盱江医家大多胸怀济世度人情怀，怜悯世人悲苦，常常毫无保留地公开家藏秘技奇方，无量度生，造福世人，体现了“杏林医风”无私奉献的精神。盱江医家的著述以方书最为著名，如陈自明的《妇人大全良方》《新编备急管见大全良方》、黎民寿的《辑方》、吴曾的《医学方书》、晏传正的《明效方》、危亦林的《世医得效方》、沙图穆苏的《瑞竹堂经验方》、黄大明的《集验良方》、王文谟的《济世碎金方》、龚廷贤的《种杏仙方》《鲁府禁方》、龚定国的《云林女科秘方》、张遂辰的《张卿子经验方》《简验良方集要》、龚居中的《经验良方寿世仙丹》、谢用章的《眼喉药方录》、魏国仪的《式堂集验良方》等，均以方书命名，书中记载了大量作者家传验方秘术，他们将这些验方秘术公之于世，广传天下，利济苍生。

盱江南丰名医危亦林所著《世医得效方》，收录方剂三千余首，其中不乏濒临失传的古代验方及危氏家族五代累积的名医验方。该书特色之一即危氏的独创秘方，例如参附汤、天王补心丹、玉屏风散、养脏汤、苍术散（二妙丸）、五仁丸、草乌散、水肿秘传八方、痈疽秘传十方、伤科二十五味方、伤科清心药方、伤科止痛三方、喉科灌漱破毒妙方、噙化开喉关方等，沿用至今疗效不衰，其中的草乌散为现存世界麻醉史上最早的麻醉处方。危亦林将这些秘方验方公开刊刻，无私地奉献给世人，令人钦佩，王充林在《世医得效方·序》中对此给予了高度的评价："南丰危亦林，先世遇古名医董奉远孙京，受医术，其后世业之。且遍参诸科，至亦林五业，而学益备，技益工，所全活者益众。乃取平昔所用古方，验而无失者，并与其祖、父以来得之师授者，类萃成书，仿《圣济总录》以十三科编次，名曰《世医得效方》，将锓梓以广其传。余观世之人，得一方辄靳靳焉莫肯示人，往往以《肘后》《千金》为解。今危氏以五世所得之秘，一旦尽以公诸人，其过人远矣……今危氏能公其术于人，使家有其书，即人无夭死，其所种者不亦多乎！"

盱江南城名医沙图穆苏在建昌太守任上，博采盱江民间经验良方三百余首，撰成《瑞竹堂经验方》十五卷，其中还记载了独特的炒、炙、煨、爆、蒸、煮、炆、熬、淬、霜、曲、芽、复制等中药炮制法，以及丰富的膏、丹、丸、散等中成药制作技术，他无私地将其镌刻刊出，公之于世，促进了盱江建昌帮的发展，完善了盱江中药炮制技术体系，形成了盱江建昌制药的独特风格，对后世影响深远。理学家吴澄曾为之作序赞曰："盱江郡侯（沙图穆苏）……犹注意于医药方书之事，每思究病之所由起，审药之所宜用……遇有得必谨藏之，遇有疾必谨试之，屡试屡验，积久弥富。守盱之日，进一二医流相与订正，题曰《瑞竹堂经验方》。"

盱江金溪名医龚廷贤，一生著书二十余部，其中《种杏仙方》《万病回春》《鲁府禁方》《寿世保元》《济世全书》《救急神方》载有他行医六十余载积累的丰富秘术和验方，这些书籍刊刻于世，遍传海内外，对我国及日本、朝鲜的医学发展产生了重大影响。

三、盱江医家的发明与创新

盱江流域，名贤迭出，开宗立派，善于创新。盱江医家，亦善于传承和创新，创造了诸多新论、新法、新术，为我国医药学的发展作出了极大的贡献。在医政创新方面，王安石于熙宁年间（1068—1077年）在皇帝的支持下主持变法，在全国范围内推行新法，所行新法中有“市易法”和“三舍法”。在“市易法”的推行下，王安石批准创建“熟药所”，即卖药所，隶属于太医局。药材的收购、检验、管理，以及成药的制作都有专职官员监管，因而饮片、丸、散、膏、丹等制剂的质量优良。王安石倡导的医药政府经营及官药制度，促进了药学事业的进步。政府推广“局方”，将临床验之效佳的“熟药”处方整理汇总成《太平惠民和剂局方》，由此根据“局方”制作的丸、散、膏、丹、酒剂等成药盛行，极大地推动了后世中成药的临床应用及制药工业的发展。

此外，王安石推行新法，不仅设有“医户”户籍，而且建立了有史以来最为完备的医疗制度和人才培养机制，加强了医药和医学的管理及人才的培养，推动了盱江流域药业的进步。盱江流域府、郡、县均创设有药局和惠民局，因此促进了盱江民间药肆的兴旺。在“三舍法”的推行下，医政管理得到了加强。他实行医师考试制度，征集医书、方论并且校订、刻印刊出；设“翰林医官局”负责宫廷医药制作和承诏诊疾；推行医教分离，医学与太医局分开，太医局不再直接从事医学教育；将医学分科，实行十三科制，兴办医学专科学校，使医药教育得到大力发展。因此，在王安石推行熙宁变法时期，宋代的医疗管理体系达到了中国古代最为规范的水平，列宁曾赞誉王安石为“中国十一世纪的改革家”。

据《江西通史·元代卷》记载：盱江流域地方政府设立有医学、医学提举司等机构。医学，既是医学人才的培养教育机构，又是医疗管理机构；医学提举司，负责中央太医院、广惠司、典医监、掌医监、广济提举司等医药机构下达的医药行政管理工作，以及各级医学人才的考校，并且还负责校勘医籍、辨别药材及指导基层医学的工作。这些机构的设立，鼓励了盱江医家的创新和著述，促进了医药的发展，取得了瞩目的成绩。正如《江西通史·元代卷》指出：“许多儒人转而习医，成为儒医。”譬如，盱江南丰州医学学正甘宗罗，鼓励本州医学教授危亦林依太医院所颁医学十三科名目撰成《世医得效方》二十卷，并且将该书上呈江西医学提举司及太医院审核，嗣后江西医学提举司又下达给诸路提举司重校，复白于太医院，后该书经太医院审核颁布刊行天下，广传寰宇，对后世临床全科及专科医学的发展和影响甚为深远。可知，由于地方政府的医政创新管理，促进了盱江医学的发展和传播，盱江医学在多个方面有创新，具体简述如下。

1. 临床医学学科体系创新

危亦林的《世医得效方》完善了中医学临床学科体系，首次将临床医学分为大方脉（内科）、疮肿科（外科）、产科（妇产科）、妇人杂病科（妇科）、小方脉科（儿科)、风科(心脑科)、眼科、口齿科、咽喉科、正骨科、金镞科(创伤科)、针灸科等十三科系统论述，其中首创了咽喉科及正骨科两大临床学科，这是第一部由我国太医院批准刊行的标明“科”字的系统临床分科医学巨著，为划时代的临床医学指南，对后世医学发展影响深远。

2. 病因学说创新

危亦林在《世医得效方》的“时疫”“集病说”“集证说”等节中，创造性地提出疫病的流行是因为六气愆和、饮食劳役、瘴疠之气，疫病具有强烈的传染性，这些观点对后世吴又可“戾气”学说的产生具有承前启后的作用。

危亦林认识到疫病的发生和流行原因，云:“时疫流行，则当审其春合暖而寒，夏合热而冷，秋当凉而热，冬当寒而暖，是皆六气愆和，而生斯疾。”又云:“未有不由隔季所感风寒暑湿，及饮食劳役瘴疠之气为之。”指出了“六气愆和”“饮食劳役”“瘴疠之气”三种因素同时存在，是构成疫病流行的关键。

危亦林认为疫病是通过空气经呼吸道传染的，根据其发病季节和不同症状表现可分为温疫、燥疫、寒疫、湿疫等不同类型，并且指出:“大则流毒天下，小则蔓延一乡一家，必辨其各季所因，不可以寻常微病目之。故重则祸至灭门，轻则病至危笃。”

危亦林认为疫病是可预防可治疗的。危亦林用苏合香丸二十丸煎水，认为“其香能散疫气”；用“雄黄研细水调，以笔浓蘸，涂鼻窍中，与病人同床，亦不相染”；用人参养胃汤、十神汤、不换金正气散、柴胡石膏散等方剂治之。方中多配伍藿香、草果、苍术、厚朴、柴胡、陈皮、半夏、黄芩、茯苓等芳香化浊、辟秽祛邪、清热解毒之品。可见，危亦林在疫病的认识方面已经达到了较高的科学水平，对疫病的病因、流行特点、预防措施及证治分类的认识，早于明末吴又可《温疫论》三百余年。

3. 诊断创新

杜本增订《敖氏伤寒金镜录》，开温病“辨舌用药”之先河，将敖继翁《金镜录》原书中的十二舌苔图增为三十六图，以外感温热病为核心，明晰伤寒温热外感的传变。他细论广义伤寒，补《伤寒论》之未逮；从火热辨舌苔，补河间火热论之缺遗，形成了系统的临床“辨舌用药”体系。《敖氏伤寒金镜录》，辨舌施治，有证有论，有法有方，论从舌出，辨析严谨，为舌诊发展奠定了基础，成为我国刊行最早的舌诊专著。它标志着外感病舌诊法的形成，促进了后世舌诊学的发展，对后世温病学说的形成与发展有着重大的影响。

4. 麻醉术创新

危亦林研创了适宜临床的新麻醉处方和麻醉方法。危亦林在《世医得效方·卷第十八·正骨兼金镞科》中列有“用麻药法”，记载了手术的麻醉过程。术前，根据患者年龄、体质、病情程度给予不同剂量的麻药——草乌散（皂角、木鳖子、紫金皮、白芷、当归、川芎、曼陀罗花、乌药、茴香、草乌、木香等），若发现麻醉深度不够，再用酒调服曼陀罗花和草乌，依麻醉情况逐渐加量，患者“麻倒不识痛处”时立即停止给药。术毕，立即用“盐汤或盐水与服，立醒”。

危亦林研创的草乌散是世界现存有记载的最早的麻醉剂，其手术麻醉原则与现代麻醉术的原理基本相吻合。危亦林的手术施麻经验，对后世麻醉术的发展和完善有着重要的促进作用。

5. 妇科创新

陈自明的《妇人大全良方》是我国现存最早和最系统的妇科专著，为我国妇科学的形成奠定了基础。书中，首次将妇科“经、带”不同阶段的疾病，做了系统科学分类。倡导“医风先医血，血行风自灭”，提出“男子调其气，女子调其血，论治女子之病，注重治血为主”的妇科病治疗大法。首次明确指出不孕症的原因并非完全归咎于女方，男方亦可能为致病因素；首次记录了“直肠阴道瘘”这一病证；首创了“乳岩”病名，并对其临床早期症状与晚期特征进行了翔实描述；最先使用“结核”一名，至今沿用。

6. 妇产科创新

陈自明的《妇人大全良方》，是我国现存最早，内容齐备的妇产科专著。书中首次将妇产科“胎、产”不同阶段的疾病进行了系统科学分类；首创治疗倒产、偏产、坐产、盘肠产等难产的助产方法；首次记载了世界上最早的臀位助产法；首次记载了以兔脑髓为主佐以芳香药物制成的“催生丹”，该药催生效用突出，为宋以前催生诸方之冠，比西方医药学家发现动物脑髓中的脑神经垂体催产素具有催生作用早了近千年。

7. 外科创新

危亦林的《世医得效方·卷第十八·正骨兼金镞科》记载了不少其研创的外伤手术法，以及刀、剪、钳、凿、针、缝合线等手术器械。危亦林主张对开放性骨折、肚肠皮肉破损等施行手术治疗。譬如，治粉碎性骨折“须用麻药与服，或用刀割开，甚者用剪剪去骨锋，使不冲破肉，或有粉碎者，与去细骨，免脓血之祸，然后用大片桑白皮，以二十五味药和调糊药，糊在桑白皮上，夹在骨肉上，莫令差错”。再如，治“肠及肚皮破者，用花蕊石散敷线上，轻用手从上缝之，莫待粪出。用清油捻活，放入肚内。肚皮裂开者，用麻缕为线，或捶桑白皮为线，亦用花蕊石散敷线上。须用从里重缝肚皮，不可缝外重皮”。可见，危亦林对外伤疾病施行的手术方法、步骤及过程，是比较科学可行的，已经达到当时的最高水平。

陈自明首撰我国最早以“外科”命名的专著——《外科精要》，开创了外科局部与全身相结合系统辨证论治之先河。首创体虚背疽忌攻，改用患部针刺泄毒使“肿痛顿退，背重顿去”之治疗新方法；首次提出“大凡疮疽，当调脾胃”的治疗新说，认为“大凡疮疽，当调脾胃，盖脾为仓廪之官，胃为水谷之海，主养四旁，促进饮食，以生气血”。后世朱丹溪的《外科精要发挥》、熊宗立的《外科精要附遗》、汪机的《外科理例》等皆私淑其学，促进了我国外科学的发展。明代薛己对《外科精要》赞曰：“虽以疡科名其书，而其治法固多合外内之道，如作渴、泄泻、灸法等论，诚有以发《内经》之微旨，殆亘古今所未尝道及者，可传之万世而无弊也。”

8. 针法创新

席弘擅针法，有《席横家针灸书》《席弘赋》传世，从宋迄明传衍十二代，门徒遍及江西各地及江苏、安徽、四川、广东等省，针术广为流传，历久不衰，是宋以前最有影响的地区针灸医门及派系。席弘医门，创有“平补平泻”手法，其捻转补泻手法特色最为鲜明，重捻针，善用经脉起止取穴法、循经取穴法、上病下取法、特定穴相配法及局部取穴法等治疗急重症和疑难杂病。古人赞曰：“学者潜心宜熟读，席弘治病最名高。”后世私淑者众，如明代盱江南丰李梴传承其学，创“异穴补泻”“上补下泻”等针法，当今盱江“五官醍醐灌顶针灸法”“五官转移兴奋灶针灸法”“五官通经接气针法”“五官运动针法”“针刺治疗急性创伤性喉炎技术”等，亦由席氏“异穴补泻”及经脉起止取穴法、循经取穴法、上病下取法等针法发展而来。

9. 灸法创新

危亦林的《世医得效方》在灸疗方面有所创新，危亦林施灸善用奇穴，施灸善治实证和热证，突破了前人“热证禁灸”的禁区。《世医得效方》是一部论治灸法较多的方书，全书灸治内、外、妇、儿、五官等各科五十余种病证。

危亦林所用奇穴、施灸部位一百一十五处，列穴名七十余个，并记载了“臣觉”“手逆”“天凭”“卒中”等新奇穴，为他书所未载。危亦林善用灸法治疗实证、热证。《世医得效方》记载了灸治脏腑实热所致的胃中热病、呕吐吞酸、肺痈正作吐脓血、五毒疰、衄血、热毒痈疽、重阳狂痫不识人、上盛下虚的卒中等病证。如治胃中热病，灸足三里三十壮；治肺痈正作，吐脓血不已，灸肺俞二七壮。凡灸疟，必先问其病所发之处，先寻穴灸之可；大椎在第一椎下陷中宛宛中，灸三七壮至四十九壮，不止，或灸第三骨节亦可。危亦林的灸疗实践，证明了“灸有补泻”“热证可灸”“实证可灸”，证实了前人“热证禁灸”并不是绝对的。危亦林上述特色灸法沿用至今，对临床有很好的指导作用。

陈自明擅灸法，其《外科精要》中有十篇灸疗专论，首次系统记载了外科灸法如艾炷直接灸、隔净土饼灸、隔豆豉饼灸、隔药蒜饼灸、隔蒜灸、骑竹马灸法等。首次系统提出了灸治痈疽全病程的方法，强调“痈疽初起，均宜灼艾”“治疽之法，著艾之功，胜于用药”，为外科用灸积累了十分丰富的经验。陈自明外科热证用灸，突破了前人“热证禁灸”的禁忌，为后世灸治热病和扩展灸的治疗范围产生了积极的推动作用。当代盱江名医魏稼倡导的“热证可灸”论即陈自明外科热证用灸的传承和发展。在陈自明的《妇人大全良方》中，首次明确记载了通过艾灸至阴穴来治疗横生逆产的方法。这一疗法被后世医家持续采用，例如，当代盱江名医余鹤龄等人的研究揭示了艾灸至阴穴可以对垂体－肾上腺皮质系统产生效应，该效应可能是艾灸转胎作用的主要机制。该研究荣获了 1987 年中医药重大科技成果甲级奖。由于陈自明推崇灸疗，灸法独到，对后世盱江灸疗影响甚为深远，当代盱江医家陈日新等创立的热敏灸新法被鉴定为世界领先水平，独领“北看天津针，南看江西灸”风骚，现今热敏灸技术已经成为联合国开发计划署重点推广的国际合作项目。

10. 方药创新

盱江医家勤于总结前人经验，广搜名方，善创新方，所撰方书收载方药丰富，如黎民寿的《简易方论》《辑方》、吴曾的《医学方书》、陈自明的《妇人大全良方》《新编备急管见大全良方》、晏传正的《明效方》、陆游的《陆氏续集验方》、沙图穆苏的《瑞竹堂经验方》、徐倓的《易简归一》、葛雍的《刘河间直格论方》、赵宜真的《仙传外科秘方》等，其中以危亦林、沙图穆苏研创的新方影响最为深远。

陈自明的《妇人大全良方》载方一千余首，对后世影响较大的有龙胆泻肝汤、缩泉丸、固经丸、温经汤、仙方活命饮、四妙散、四生丸、夺命丸、夺命丹、夺命散、催生丹等，这些功效卓著的名方受到历代医家的赞誉，沿用至今，疗效不衰。譬如，仙方活命饮为外科治疡圣方，清代医家罗美在《古今名医方论》中称赞其为“疡门开手攻毒之第一方”。

危亦林的《世医得效方》载方三千余首，创制了许多特色秘方，如参附汤、天王补心丹、玉屏风散、养脏汤、苍术散（二妙丸）、五仁丸、草乌散、水肿秘传八方、痈疽秘传十方、伤科二十五味方、伤科清心药方、伤科止痛三方、喉科灌漱破毒妙方、噙化开喉关方等，沿用至今，疗效不衰。其中，草乌散为现存世界麻醉史上最早的麻醉处方。苍术散（二妙丸），药简效宏，后世有诸多化裁方，如三妙丸、三妙散、四妙丸等，现代临床将此方及其衍生方广泛应用于内、外、妇、儿、皮肤等临床各科，此方对关节炎、痛风、湿疹、不安腿综合征、结节性红斑、糖尿病、丹毒、带下病、卵巢囊肿、子宫内膜异位症、肾小球肾炎、过敏性皮炎、多发性神经炎、红斑狼疮、脚气、伤口感染等有良好的疗效。柴苓汤，因疗效显著而后世有诸多化裁方，如柴苓煎、柴苓饮、加减柴苓汤等。柴苓汤在日本特别受青睐，其广泛用于内、外、妇、儿、五官等各科疾病，如糖尿病性肾炎、狼疮性肾炎、IgA 肾病、化疗药所致肾损伤、小儿肾病综合征、肝硬化腹水、慢性肝炎、酒精性肝损伤、系统性红斑狼疮伴血小板减少症、溃疡性结肠炎、类风湿关节炎、妊娠高血压综合征、习惯性流产、妊娠水肿、四肢慢性淋巴水肿、三叉神经痛、面神经麻痹、分泌性中耳炎等。

此外，危亦林勇于实践，敢于创新，临床用药突破了十九畏药物不能并用的禁区。药物十九畏歌诀，最早见于宋代陈衍的《宝庆本草折衷》。危亦林通过实践发现，十九畏药物并不尽然相畏，是可以并用的，而且用得恰当能发挥较好的疗效。《世医得效方》中收入了众多的畏药并用的方剂，如万安丸、十补丸方中，官桂与石脂同用；加味控涎丸和牵牛丸方中，巴豆与牵牛同用。诸如此类，十九畏药物并用比比皆是，主要有人参与五灵脂、乌头与犀角、官桂与石脂、朴硝与硫黄、巴豆与牵牛等并用。虽然这些药物均配伍在复方之中，但它们所带来的功效是肯定的。值得注意的是，危氏畏药并用其实很巧妙，大多应用在丸剂、散剂中，这与今天常用的汤剂并不相同。“丸者缓也”，这可能是危氏畏药并用而不会发生相畏不良反应的奥妙所在。

危亦林善用自然铜治骨伤，经验独到，富有创见。危亦林在《世医得效方》中指出，骨折早期要禁用自然铜，须在“临欲好时”用之方妙。危亦林用自然铜之法颇为科学，骨折和软组织损伤的初期，若内服自然铜容易使局部瘀血难以吸收，且自然铜极易机化而形成“硬结”，无助于损伤的吸收和骨折的愈合。危亦林所用方药，疗效可靠，如内服之自然铜散，外用之活血散等，沿用至今，疗效不衰，此经验宝贵而难得。

沙图穆苏的《瑞竹堂经验方》载方三百余首，选方效验独到，处方醇正，慎用金石，切合临床，历代医家对其重视有加。其中，气血双补方八珍散和明目方夜光丸（石斛夜光丸）首见于《瑞竹堂经验方》，二方疗效卓著，沿用至今，变方甚多，广涉诸科，对后世治疗虚损与目疾方剂的组方配伍产生了很大的影响。后世在二方基础上加减创制出诸多效验俱佳的类方，譬如八珍汤，具有调畅荣卫、滋养气血、补益虚损的作用，沿用至今，广泛应用于内、外、妇、儿各科，对急性粒细胞白血病、白细胞减少症、胎位不正、颈源性眩晕、冠心病、肝硬化腹水、心律失常、风湿性关节炎、缺铁性贫血、骨折延期愈合、先兆流产、中晚期乳腺癌、肿瘤相关性贫血、萎缩性胃炎等有良好的疗效。夜光丸（石斛夜光丸），具有滋阴补肾、清肝明目的作用，后世有石斛明目丸、还睛丸、固本还睛丸、琥珀还睛丸等诸多化裁方，沿用至今，对白内障、青光眼、视网膜炎、脉络膜炎、葡萄膜炎、视神经炎、眼干燥症，以及神经性头痛、耳鸣耳聋、高血压、围绝经期综合征等有良好的疗效。

11. 制药创新

元代，盱江流域建昌和樟树药业保持宋代“官药经营”“设肆制药”之势，在药材和中成药制备及药市经营等方面有了更加长足的发展。如建昌药业，建昌太守沙图穆苏，亲掌医药和制定医药制度，他深入民间调查研究编纂了《瑞竹堂经验方》，指导盱江建昌药业研创和制定了膏丹丸散等中成药的制备技术和规范，研创出独特的中药炮制十三法（炒、炙、煨、煅、蒸、煮、炆、熬、淬、霜、曲、芽、复制），逐渐完善了建昌药材炮制技术体系，形成了盱江建昌制药的独特风格。

如樟树药业，宋元间著名医药家侯逢丙、侯登父子，由宋末至元初坚持在樟树发展“设肆制药”，成为樟树药界的领袖。侯氏父子指导樟树药业在药材炮制方面不断创新，樟树药业研创出独特的炒、煨、炮、煅、烘、焙、燎炮制法，以及洗、淘、泡、润、飞等中药饮片的火制法和水制法，逐渐完善了樟树药材炮制技术体系，形成了樟树制药的独特风格。盱江流域建昌和樟树药业研创的独特制药技术和风格，为后世所遵从，沿袭至今，已远传东南亚诸国。

宋代，盱江流域推行王安石新法——市易法，建昌军创建官办军药局，樟树镇创建“侯逢丙药店”“药师院”，奠定了盱江建昌和樟树药业“官药经营”“设肆制药”的基础。盱江流域推行《太平惠民和剂局方》的膏丹丸散，提倡成方规范、依法炮制，促进了药材交易的繁荣。因此，盱江地区的药业逐步构建起完善的体系，并发展成为全国性的药材加工与集散中心，即“建昌药市”与“樟树药市”。此外，盱江药市所售药材不仅广泛流通于国内各地，亦成为宫廷专用药物，据《清江县志》记载，宋熙宁年间，枳壳、枳实为“贡品”进入皇宫内院。宋代官府医药及民间药肆的兴起，标志着盱江药业的兴旺发达。建昌太守丰侯设立建昌军药局的历史记载，反映了建昌药业的创新与进步，彰显了建昌人在药物鉴别及炮制方面的高超技艺和优势。侯逢丙在樟树开设侯逢丙药店，奠定了樟树药业“设肆制药”的基础，总结并提炼了炮制技术，形成了包括修制、水制、火制、水火合制四个方面的药物炮制新技术规范，为后世所沿承。据《樟树中医药发展简史》记载：“六一散、至宝丹、紫雪丹、回春丸、保和丸、追风苏合丸、黑锡丹等宋代中成药，直到今天，如追风苏合丸、参茸黑锡丸……依然为樟树的著名中成药，畅销不衰。”

12. 正骨创新

危亦林首设《世医得效方·卷第十八·正骨兼金镞科》正骨科专卷，研创了许多正骨方法，使正骨科成为独立的学科，为后世正骨学科的发展奠定了牢固的基础。危亦林研创有悬吊复位法治疗脊柱骨折和牵引反向复位法治疗踝部骨折脱位。悬吊复位法治疗脊柱骨折的操作为：“用软绳从脚吊起，坠下身直，其骨使自归窠，未直则未归窠，须要坠下，待其骨直归窠。”这种方法的使用时间远早于英国医生在 1927 年所采用的类似技术，实际上它比英国医生的方法早了近六个世纪，位居当时世界医学的前列。牵引反向复位法治疗踝部骨折脱位则需注意：“或骨突出在内，用手正从此骨头拽归外；或骨突向外，须用力拽归内，则归窠。”现今骨科临床施行的踝部骨折脱位复位法，是由危氏法发展而来的。此外，危亦林还研创了杵撑法和架梯法治疗肱骨头脱臼及悬吊法治疗髋关节前脱位，现今骨科临床施行的立位杠杆整复法和髋关节前脱位复位法，亦是由危氏法发展而来的。

13. 眼科创新

危亦林的《世医得效方・卷第十六・眼科》专列八廓一节，首创八廓图，完善了眼科八廓学说。宋代葆光道人有八廓之说，但既无图又无定位，更未配八卦与八位，因此无法确定八廓的具体部位。危亦林根据家传和自己的实践，为八廓配上了八卦与八位，充实了八廓眼病的病因和病证。

危亦林首次将八廓配上天、地、水、火、风、雷、山、泽八卦，并且将每一廓配属眼位：“天廓传道肺、大肠，地廓水谷脾、胃，火廓抱阳心、命门，水廓会阴肾，风廓养化肝，雷廓关泉小肠，山廓清净胆，泽廓津液膀胱。”危亦林的八廓配位理论，清晰地阐明了八廓学说，有利于指导眼病的临床诊断和治疗，促进了后世八廓学说的发展。此外，危亦林发微创新，将眼科疾病分为七十二症，每症均列出治疗专方，便于临证辨治施用。同时，他详细记载了洗药、点药、贴药、搐鼻药、针灸等丰富而颇具特色的眼科外治法，这对后世眼科外治法和针灸疗法的发展有深远的影响。

14. 喉科创新

元代盱江文化昌盛，元曲杂剧异彩纷呈，“戏曲”一词最早由宋元间盱江南丰县文人刘埙在《水云村稿・词人吴用章传》中提出。盱江地区戏曲艺术的兴盛，进一步推动了喉科医学的发展，从而促成了我国首位喉科医家范叔清的出现。范叔清的弟子危亦林编撰了《世医得效方・卷第十七・口齿兼咽喉科》中的咽喉科专卷，据史料记载，我国以往的医学文献中仅有关于治疗“咽喉”疾病的记载，未见“咽喉科”作为独立的疾病分类或“咽喉科”医生的称谓记载。《世医得效方・卷第十七・口齿兼咽喉科》咽喉科专卷的出现，标志着咽喉科学科的正式建立。

危亦林首创“喉风十八证”，辨治咽喉病首论针治，次论药治，针药结合，重视体针，有咽喉口腔的局部针刺（喉针）、用药（喉药）或小竹管吹药（喉枪）等特色治疗，此为中医喉科“喉针”流派及喉针、喉药、喉枪应用之肇始，受到后世的推崇和沿用。后世咽喉科医家多遵其法重针治和外治，体现在众多医籍中，如薛己的《口齿类要》、张宗良的《喉科指掌》、郑梅涧的《重楼玉明》、金德鉴的《焦氏喉科枕秘》、李纪方的《白喉全生集》、破头黄真人的《喉科秘诀》、封一愚的《咽喉秘传》、夏云的《疫喉浅论》，以及当代谢强的《盱江谢氏喉科传珍》等。危亦林对后世咽喉科的发展，以及咽喉病临床分类辨治的创新起着至为重要的作用。

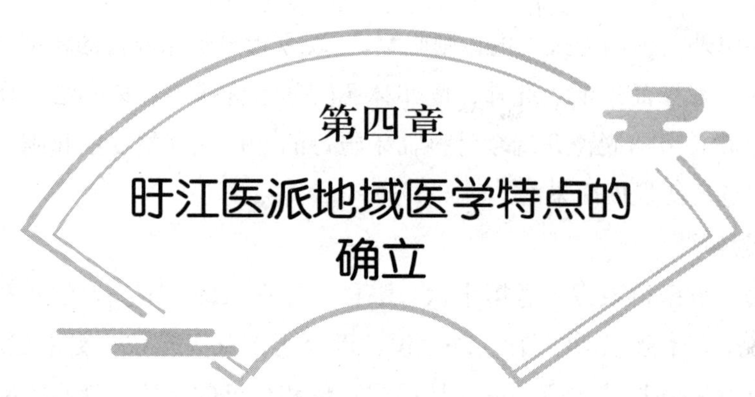

第四章 盱江医派地域医学特点的确立

第一节　道家创教施医是盱江医派的起源特点

江西盱江流域，素有“文化之邦”“宗教之域”“道教之乡”“人才之乡”“医学之乡”“药材之乡”之称。盱江流域开发在先，文明早现，山水清奇，四季分明，地沃田丰。境内三面环山（东、南、西三面），峰岭环峙，江河众多，湖泊星布，构成半封闭的特定自然地理环境，促成了区域文化的相对独立性。

由于盱江流域幽僻一隅，安定富足而少战乱，特有的山水形胜吸引了众多道教先驱来此隐居，修真创教，道风兴盛。道教十大洞天、三十六小洞天及七十二福地，江西占十分之一。盱江流域被认为是最适合神仙栖真之地，因此也是修道人麇集之所。

黄帝时期轩辕黄帝管理家庙主持祭祀的乐官伶伦，春秋时周朝的史官萧史与国君秦穆公之女弄玉，东周末期周灵王太子姬子乔，秦时秦宫廷十武士、华子期及麻姑女，西汉汉昭帝时浮丘公、王衮及郭姒，东汉时期的张陵、葛玄及董奉，晋代的许逊和葛洪等道教先驱隐居盱江流域修行、创教、采药、炼丹、施医，中国最早的正一道、灵宝道、净明道三大教派诞生于盱江流域，涌现出众多的宗教领袖及大道医，道教的兴盛促进了盱江医学流派的兴起。

第二节　医道兼修是盱江医派的传承特点

盱江医家有着医道兼修、医药兼通、传承有序的鲜明特色。道教发祥于盱江流域，张陵、葛玄、许逊之道门、医门，传衍久远，其道教文化和道教医学对后世影响深远。

汉代张陵道门、医门至今依然在盱江流域传承不息，明代朱权拜正一道第四十三代天师张宇初为师，研习道典及医术，弘扬道义及医学，曾撰《天皇至道太清玉牒》《活人心法》《长生久视书》等道学、医学、养生学书籍六十余种。朱权第七世孙朱谋炜承祖学撰《医诠》。1912 年，第六十二代正一道天师张元旭在上海筹建正一道的全国性教会组织“中华民国道教总会”，当年即成立了上海分会。

汉代谕（喻）氏医门，崇尚道家，谕兆徵、谕钟祥、谕周桢施医济困，医风高尚，谕周桢之子谕猛后改姓为喻，其后裔皆以“喻姓”，传承不断，著名的有唐代喻义、清代喻嘉言（少时习方术及岐黄术，老时转习佛），皆有建树，以医闻名。

汉晋时期的葛玄、葛洪道门、医门至今仍在盱江流域的阁皂山、麻姑山传承，樟树帮、建昌帮传承其医药技艺，并且发扬光大。中药炮制技艺传布海内外，如清代建昌帮徐启万远赴南洋开设中药店；民国时期，郑文卿远赴马来西亚开设卫安药行，郑氏经营中药材，至今传承四代……由此盱江医药家将本土的药帮中药“制炒”技艺传播至海内外。

晋代的许逊道门、医门至今仍在盱江流域西山传承不断，唐代胡慧超、宋代刘玉开、元代赵宜真、明代刘渊然、清代道士伍守阳等，崇尚净明，擅内丹，以医弘道，撰《仙传外科秘方》《金丹要诀》《丹道九篇》《崔公入药镜注解》等内丹养生著作，千百年来，净明道道士坚守西山之祖山祖庭，亦道亦医，传播道义，施医济众。至今，净明道的万寿宫在海外多地矗立，净明道文化传遍寰宇。

宋代席氏医门从宋迄明传承十二代，是我国传承最久远的针灸医门，道教针灸特色鲜明，至清代仍有后裔席谨传承，席氏医门不仅内传后裔而且对外授徒，弟子遍传国内多地，其医门《席弘赋》《神应经》等医籍还远传日本。

明代龚氏医门，信奉道教，祖孙三代皆为宫廷御医，其徒孙戴曼公将龚氏医学亲传日本，龚氏医门的《万病回春》成为日本江户时代的第一流医生必读之书，亦为日本后世派必读经典，传承了龚氏医门学术，至今龚氏药方成药畅销日本，为日本人居家防病治病之必备药品。

清代谢士骏医门，崇尚道家，传承至今已有七代，后裔皆精于医药，第三世谢星焕医术高明，被列为“江西古代十大名医”之一；第五世谢佩玉医术精妙，被誉为江西中医界“四大金刚一尊佛”中的一尊佛。

民国时期的郑文卿药门，崇尚道医葛玄、葛洪之中药炮制术，医药兼精，传承至今已有四代。郑文卿远赴马来西亚开设卫安药行，该药行前店后坊，前店看病售药，后坊加工药材，由于药材道地炮制精良，深受当地人们的欢迎。当今，郑文卿的曾外孙高建安、高建江在马来西亚创办了草药加工厂，将本土的中药“制炒”技艺传播至海外。

第三节 道医风格是盱江医派的学术特点

医道相通，中医四大经典《黄帝内经》《难经》《神农本草经》《伤寒论》，以及盱江流域的《仙传外科秘方》《古今医鉴》《万病回春》《寿世保元》《种杏仙方》《复明眼方外科神验全书》《云林神彀》《鲁府禁方》《延寿神方》《神应经》《外科活人定本》《内科百效全书》《幼科百效全书》《女科百效全书》《福寿丹书》《红炉点雪》，无不体现鲜明的道教医学特色。

正如梁漱溟所说："试翻开古医经一看，便晓得中医原从道家来。中医的理论及其治疗方法、一切措施，无不本于道家对于生命生活的体认。"因此，道教医学风格及方术是盱江医派学术的鲜明特色。

道教教众，追求健康不老"长生久视"，因此道教医学是"长生久视"的保障。盱江医家有着鲜明的道教医学特色，在用药方面，擅识药、采药、制药，喜用鲜药，重视道地药材；在思辨及临证方面，重视天人同源、形神统一、元气（精气神）、经络、脉理。

1. 擅识药、采药、制药

盱江医家著作《神仙得道灵药经》《葛氏杂方》《广陵吴普杂方》《炼丹图》《辨灵药经》《种杏仙方》《云林神彀》《鲁府禁方》《本草求真》的问世，使中药炮制的规范逐渐形成，促进了盱江建昌帮、樟树帮的形成。

2. 注重未病先防

盱江医家著作《广爰书》《延寿神方》《寿世保元》《养生四要》《福寿丹书》《寿世新编》《卫生要旨》《寿世传真》的问世，促进了中医"治未病""抗衰老""养生"学说的完善。

3. 注重经络诊治及针灸治疗

盱江医家著作《席弘赋》《广爰书》《神应经》《针灸大全》《小儿推拿方脉活婴秘旨全书》《寿世保元》《红炉点雪》《腧穴热敏化艾灸新疗法》的问世，促进了针灸学的发展，形成了"北看天津针，南看江西灸"的针灸新局面，促进了热敏灸疗法走向寰宇。

4. 重视天人同源、形神统一、元气（精气神）、经络、脉理

明代龚居中的《内科百效全书》《五福丹书》《万寿仙方》《红炉点雪》之天人观、形神观，以及其中的保元、修身、水火既济、外治、接骨等思想及诊疗经验，构成了盱江保元学说的重要理论基础。余绍宁诊治多奇中，制万病无忧丸施布，全活者甚众。

余绍宁著有《元宗司命》《金丹秘旨》，强调天人同源、形神统一、元气等理念，为盱江保元学说的形成作出了关键贡献。

第四节　杏林春暖是盱江医派的医学文化特点

“杏林春暖”是闽籍道医董奉隐居江西七十余年，在盱江下游的豫章（南昌）城内施医治疫，在盱江入鄱阳湖的周边庐山脚下施医种杏，开创庐山“杏林园”而培植树立起来的一面中医药文化旗帜。江西盱江流域的南昌及周边的庐山，为董奉杏林文化的发祥地。

1. 董奉杏林精神在南昌形成

据《江西省宗教志》记载，董奉“赴豫章（今南昌）行医，久之，到庐山卜居”。《建安神医董奉传奇及养生智慧》云：“古豫章城内有个名医叫万贵生……他也是董奉来豫章庐山隐居之后所结交的同道挚友。这一年春天，豫章连降大雨，山洪暴发，抚河（盱江）决堤，城内低洼处一片汪洋，来不及逃生而溺死的人畜无数。”万贵生虑大灾之后，必有大疫，特去庐山请董奉治疫，书云：“董奉赶到豫章，不出所料，医馆内外挤满了患痢疾前来就诊的人。于是，董奉招呼医馆伙计抓紧垒灶架锅熬制藜蒿汤，向百姓施药治病……不几天的工夫，蔓延全城的痢疾得到了控制。”

《董奉：杏林始祖》亦记载：董奉在南昌治愈疫病，董奉向着江西方向昼行夜宿，从不停歇。不知几日，便到达江西豫章。豫章，今指南昌地区，也是南昌的别称。豫章城内有个名医叫夏金民……他是董奉来豫章之后结交的同道挚友。有一年豫章城暴发疫病，夏金民想起了董奉，“我今天去请他坐镇豫章，助我一臂之力，救治百姓”。

2. 董奉杏林文化在庐山树立

据《江西省宗教志》记载：董奉赴豫章（今南昌）行医，久之，到庐山卜居……时时为人治病，极为见效……董奉为人治病，有一个独特的规矩，就是从不收取医药费，只要求重病愈者，栽杏五株，轻病愈者，种杏一株，如此数年下来，竟然计得十余万株，郁然成林。待杏子成熟后，以杏换谷，周济贫苦百姓。从此，董奉“杏林佳话”广泛流传。

据《神仙传》记载：“君异（董奉）后还豫章，庐山下居……君异居山间，为人治病，不取钱物。使重病愈者，使栽杏五株，轻者一株。如此数年，计得十万余株，郁然成林……君异每年贷杏得谷，旋以赈救贫乏，供给行旅不逮者，岁消两万余斛，尚余甚多。”

董奉在庐山免费为民众治病，并且教化民众以杏佐食养生和以杏配方治病，董奉将售杏所得布施于贫病者和无盘费的旅人，“岁二万余人”，人们广受董奉恩惠，便用“杏林春暖”颂扬董奉的德行，以董奉的杏林精神为医德的典范。西晋永嘉元年（307年），朝廷鉴于董奉以医安民、以医报国之高道大德，诰封董奉为“太乙真人”，号“碧虚上监”，在“太乙宫”西南建“董奉国泰庵”，在庐山旁柴桑城建“报恩寺”；宣和二年（1120年），宋徽宗追封董奉为“升元真人”，张扬道教，使一代大医风范永昭后人。

3. 董奉杏林文化大旗在盱江流域弘扬千年

自古以来，盱江医家以董奉德行为榜样，用“杏林春暖”称颂医术高明和医德高尚的良医，奉董奉为“杏林始祖”，出现“董奉崇拜”现象。医者以位列“杏林中人”为荣，医籍以“杏林医案”为宝，医术以“杏林圣手”为赞，医道以“杏林医道”为尚，养生以“杏林养生”为遵，医德以“杏林春暖”为誉。

明代御医龚廷贤最有董奉“杏林春暖”遗风，所著方书“命曰《种杏仙方》，自云：“诚杏林遗春也。”盱江现代著名医史学家杨卓寅将江西医学群体称为“杏林人物”，所撰著作名称为《江西杏林人物》。可见，“杏林”已经成为江西盱江医学流派的标志。“杏林”已经不只是本身意义上的杏林，更是升华成了一种文化现象。“杏林春暖”，已经成为盱江医派的医学文化特点。由于盱江医家长期地践行董奉“杏林精神”，高扬“杏林文化”大旗，传播董奉“杏林精神”，杏林文化逐渐成为整个中医的形象代表，化为中华传统文化的组成部分。

盱江医家长期奉行董奉“杏林春暖”精神，传播董奉“杏林文化”。“杏林春暖”其灵魂是“道”与“德”，凡习医药者欲成为“杏林中人”，必推崇“杏林精神”。如盱江明代名医王杏林、万杏坡、聂杏园，清代盱江名医徐杏林、饶杏村等，他们的父辈以董奉为崇，皆用“杏”“杏林”为孩子命名，勉励孩子要像董奉一样为人为医。还有药店名“杏春仁药店”，医药群体名“江西杏林人物”。由于董奉“杏林”德行的影响，盱江南昌儿科名医万杏坡之孙万全，因德行俱佳，颇有董奉“杏林”遗风，民众景仰之，后来被清代康熙皇帝追封为“医圣”。

“杏林春暖”，其核心意义是医为仁术，仁心救人，是以“仁”为核心的医学道德观。盱江医家传承并发扬了董奉的杏林精神，修身积德，前赴后继一心救人，无私奉献，为后世树立了德艺双馨的光辉形象。盱江流域许多仕途有成者，心怀百姓，痛心民众疾苦，弃仕入医，拯救众生。如盱江明代御医龚廷贤目睹民间疾苦，辞去御医之职，返回民间拯救黎民疾苦，其《万病回春·自序》云：“余弗类龆龄博载籍，有志……登生民于春台和煦之境。寻以数奇谫劣弗售，遂卸仕晋，隐于春云林麓之滨……拯民瘼以寿苍生。”后又将家门世传秘技效方撰书奉献给社会，如《种杏仙方》《杏苑生春》《万病回春》。

盱江医籍中有大量关于医学道德的精辟论述，为后世医学伦理学发展增添了许多新内容，其中以龚信、龚廷贤父子的贡献最为突出，如龚信《古今医鉴》中所附的《明医箴》《庸医箴》；龚廷贤《万病回春》中所附的《医家十要》《病家十要》《人道至要》，《种杏仙方》中所附的《十劝歌》《十诫歌》《十莫歌》《十要歌》等。这些医籍系统论述并且解决了医学伦理学、医学社会学的诸多问题，分析了正常和异常的医患关系，把医生的医德和道德规范具体化、条理化、规范化，是我国古代重要的医德文献，对我国传统医学伦理学作出了创造性贡献，至今对医德医风建设仍具有重要的研究和参考价值。

第五节　湿暖气候造就了盱江流域药源繁茂药业发达的特点

盱江流域位于中亚热带湿润季风区，气候湿润，雨量充沛，阳光充沛，光热充足，生长期长，东、西、南三面环山，地势南高北低，渐次向鄱阳湖平原地区倾斜，丘陵和河谷平原交错分布，中下游渐入赣抚平原，下游入赣江汇鄱阳湖，水网稠密，河湾港汊交织，湖泊星罗棋布，水陆交通便利。

盱江流域，生物和矿物资源丰富，植被以常绿阔叶林为主，具有典型的亚热带森林植物群落。有种子植物 3000 余种，蕨类植物约 400 种，苔藓类植物 100 余种，低等植物中的大型真菌可达 500 余种。淡水鱼类 120 余种，贝类 50 余种，虾类 10 余种，矿物 160 余种。其中，植物药资源 2000 余种，动物药资源 100 余种，矿物药资源 10 余种。

“道地药材”之词，首先记载于明代盱江流域临川汤显祖的《牡丹亭·诇药》。自古盱江制药，追求药材产地道地，药材炮制道地。因得天独厚的中药资源及交通便利，远古时代盱江流域的先民就开创了原始医药活动，逐渐形成享名全国的药帮、药市。盱江医药业源远流长，汉代就有浮丘公、谕兆徵、谕钟祥、谕周桢、张陵、葛玄等在盱江流域识药、采药；三国时期盱江流域便有设摊卖药行医者；唐代辟有药墟；宋代形成药市；明代形成特色药码头；清代成为全国南北川广药材总汇地，逐渐形成享名全国的江西药帮——建昌帮、樟树帮，两者合称江西帮，是全国中药饮片加工炮制技术流派三大药帮（江西帮、川帮和京帮）之一。当代樟树帮发展更为空前，药帮所在地樟树市已经成为全国著名的“药都”。

第六节 三面环山温热难散导致了盱江流域热病多发的特点

人类的活动无不受到地理环境的影响，正所谓“一方水土养一方人”。不同地域的人群均带有其所处地域的属性特征，地域的差异会使不同群体在生活方式、风俗习惯、行为方式及发病因素等方面有着不同的倾向。

江西及其环抱的盱江流域，地理位置独特，位于中亚热带湿润季风区，又地处粤闽中温热水带边缘，地热充足，阳光充沛，由于三面环山，仅北面一个缺口，夏日之时，南风难以直穿群山肆意深入，中央盆地湖泊星罗棋布，面临大湖（鄱阳湖），众多湖泊反射光热，热辐射高，光热充足，高温高压，湿热氤氲，昆虫、寄生虫、病毒及细菌滋生肆虐，植被繁茂，酷热难散，故盱江下游的南昌有中国“四大火炉之一”的称号。冬日，北风因为三面环山的阻碍会失去狂猛的势头，虽为寒冬时节却少见冰冻，因为地热难散。

盱江流域，特殊的高温潮湿和高压闷热的地理环境，使人容易体内伏热且常外受邪热，从而罹患诸多热病和热证，如中医之风温、痘疮、中风、暑温、暑痫、湿温、秋燥、伏温、温毒、温瘴、大头瘟、蛤蟆肿、烂喉痧、白喉等。当代，江西被认定为血吸虫病和流行性出血热的重点分布省份，这两类疾病在盱江流域为高发病。由于盱江流域地暖气热的特有环境的影响，加之人体内之伏热，这些疾病可能开始有寒证表现，但在病程中常化热，最终表现为热证。

长期以来，盱江医家认识到盱江流域因为地暖气热而多发生热病和热证，因此擅辨识热病，如风温、暑温、湿温、秋燥、冬温、温疫等，认为以上疾病是外热或兼有内热导致的。

明末清初，盱江名医喻嘉言注重疾病与自然气候地理环境的关系，他深知盱江流域的发病特点，认为江西地处东南，地势低下，温热多湿，雾露蒙蔽，温邪易聚难散，邪伏于内，蕴生内热，易发温病、痘疹、疮毒等热病。喻嘉言《尚论篇》云：“东南土地卑湿，为雾露之区，蛇龙之窟，其温热之气，得风以播之，尚可耐；设旦暮无风……蒸气中原杂诸秽，益以病气，死气，无分老少。”又云：“是以东南冬月患正伤寒者少，患冬温及痘疮者最多；西北则秋冬春皆患正伤寒，殊无温疫痘疮之患矣，此何以故？西北土高地燥……”喻嘉言《尚论后篇》云：“触冒寒邪之病少，感发温气之病多。寒病之伤人十之三，温病之伤人十之七。”

现代，盱江名医杨志一认为江西地暖，人体伏热易感温邪，因此当地热证为多。他专志研究热病，长期参加本土血吸虫病、肠伤寒、传染性肝炎、疟疾、大叶性肺炎等高发病的救治工作，认为本土血吸虫病、肠伤寒、传染性肝炎、疟疾、大叶性肺炎等病的发病学特点是热邪或湿热之邪为患，而且慢性期常表现有热证。如辨治血吸虫病，《杨志一医论医案集》云：血吸虫病虽为“太阴受病”，但多有热证，多见“湿遏热伏”“水热互结”“干血内结”“瘀热互结”等热证。

当代，盱江名医万友生对家乡盱江流域的多发热病颇有研究，擅于辨治本土热病（热证），认为南方尤其是江西多发热病。譬如，他以流行性出血热为例，指出江西是流行性出血热的重点疫区，“流行性出血热……有些地区（如江西）则多见温疫的湿热”。万友生曾领衔国家“七五”科技攻关中医急症项目“应用寒温统一热病理论治疗急症（高热、厥脱）的临床研究”，选择流行性出血热进行系统研究。他根据亲身在本土治疗热病的经验及古代经典对热病的认识，创造性地提出“热病论”和“寒温统一论”。

上述皆很好地印证了盱江流域本土多发热病的发病学特点。

第七节　寒温统一辨治热病是盱江医派的诊疗学特点

盱江流域高温潮湿、高压闷热的气候环境，使人易体内伏热而多发热病，盱江医家在千百年的医疗实践中，摸索总结了成熟的辨治热病的理论体系和成功的临床经验，弥补了张仲景《伤寒论》治外感热病详伤寒略温病的缺憾，创造性地倡导用六经辨证、三焦辨证、卫气营血辨证治外感热病，既承袭《伤寒论》法又创新发展了《伤寒论》法，完善了《伤寒论》治外感热病的诊疗体系。

盱江医家喻嘉言、万友生是治外感热病的代表人物，他们改变了清代以来伤寒与温病两大学派长期对立的局面。喻嘉言强调“法”，既治疗伤寒又治疗温病，弥补了《伤寒论》详伤寒略温病的缺憾。万友生的《热病学》（《万氏热病学》），建立了热病学科体系。上述理论成果形成了盱江医派寒温统一辨治热病的诊疗学特点。

喻嘉言阐发温病辨治学说，创导温病三纲、温疫三焦治则、三气交病论、内伤杂病发热虚实论、温病治以辛凉、重视保阴“存津液”等理论，如此方可以伤寒法统治温病，弥补了《伤寒论》详伤寒略温病之不足。喻嘉言不仅善治春之风温，还善治秋之燥热，认为江西秋季多燥热之证，他在《医门法律》一书中专列《秋燥论》一篇，对秋燥进行了专门阐述。他对《黄帝内经》“秋伤于湿”之误，颇有卓见，针对温病秋燥，创制著名方剂“清燥救肺汤”，该方影响很大，被后世医家推崇。

万友生尤对热病的诊疗见解独到，体会深刻，他著有《寒温统一论》《伤寒知要》《热病学》等，倡导寒温统一，以八纲诊疗热病，建立了系统而完善的热病学科体系。

他站在寒、温、内、外统一这个新的起点上，倡导八纲统六经、三焦、卫气营血和脏腑的辨证论治学说，以适应现代热病临床诊疗的需要，让中医在现代热病临床中发挥主力军作用。万友生带领研究团队，提出并设计了“应用寒温统一热病理论指导治疗急症的临床研究”课题，该课题被列入国家科委“七五”攻关项目。研究结果证明，以八纲统六经、三焦、卫气营血和脏腑的辨证论治体系，能适应当前热病临床实践的需要，能启迪临床思路，提高疗效，由此该课题荣获江西省科技进步奖二等奖、国家中医药管理局科技进步奖三等奖。

以上很好地印证了盱江流域易发热病和在疾病慢性期易出现热证，须从热证论治的诊疗学特点。

第八节　辨证论治是盱江医派的临证思维特点

“辨证论治”一词，由清代盱江名医陈当务于1763年在其《证治要义》医籍中首次提出。自古以来，盱江医家临证最重辨证论治，辨证活泼，随机择法，善于变通，论治精巧，灵活处置，颇具特色，最具代表性的医家当属陈当务。

陈当务对辨证论治情有独钟，根基仲景《伤寒论》之学，汲取古今107位名医辨治精髓，尤其是盱江医派历代大家如晋代葛洪，宋代陈自明、崔嘉彦、严用和，元代危亦林、萨谦斋、杜清碧，明代龚信、陈会、刘瑾、朱权、万全、聂尚恒，清代喻嘉言等的临证辨治经验，将这些精髓融会贯通，独有心得，其论著《证治要义》充分体现了辨证论治的精神实质。

当代学者陈永灿指出：“陈当务……首倡并论述‘辨证论治’要义，正是其对中医学术发展的巨大贡献……陈氏不仅首次提出‘辨证论治’一词，更重要的是，他还对‘辨证论治’的基本内涵有具体而深刻的论述。”

陈当务《证治要义》（撰于1763年，刊于1775年）医籍中首次提出“辨证论治”一词。陈当务云：“本集前后共计三百八十七方，因古人一方可治数十病，而一病又兼数方，难以重复，故另汇于此。以仲景公之方列前，诸名医之方列后。凡集中辨证论治，旁边有厶角圈者，即是药方，细心查之自见。”并且陈当务对“辨证论治”的基本内涵做了具体而深刻的论述。此后，清代章虚谷《医门棒喝》（撰于1825年）亦用了“辨证论治”一词。20世纪50年代，任应秋开始倡导“辨证论治”，并对中医临床“辨证论治”体系给予了全面阐述，从此“辨证论治”一词得到学术界的广泛认可，逐渐成为具有规范内涵的中医名词术语。

陈当务临证注重辨证论治，重视实践，博采众长，治学严谨，知行合一，《证治要义》体现其辨证论治一以贯之的学术思想。《证治要义》共 10 卷，15 万余言，内容翔实，理法兼备，论述平妥，切合临床。陈当务不只是首次提出“辨证论治”一词，更重要的是他还对“辨证论治”的基本内涵有着具体而深刻的论述。从首卷“辨证”和次卷“论治”的编排中，可以看出陈当务极其重视“辨证论治”并一以贯之。他在书首“凡例”中明确表明：“是集分为十卷，首二卷辨明证候虚实，以为医学提纲。”陈当务对诸科病证辨治甚具特色，临证之时，先“辨证”再“论治”，针对每一疾病皆设有“证治”“集古”“新方”，并且有自己的临床常用方，“叙明致病缘由，及病成而变之理”“总要理路明白，药证相对”，此即盱江医派重视辨证论治之明证。

陈当务注重仲景学说的传承和运用，并有所发挥。他主张辨证论治，善于变通，重视实践，突出实效，知行合一，临证辨证论治颇具特色，所载方药简便效捷，切合实际。陈当务的辨证论治思想及临证经验对后世临床医学的发展有着重要影响，整理总结陈当务的辨证论治思想和经验亦对当今临床思辨有着重要的指导作用，值得进一步挖掘和探究。

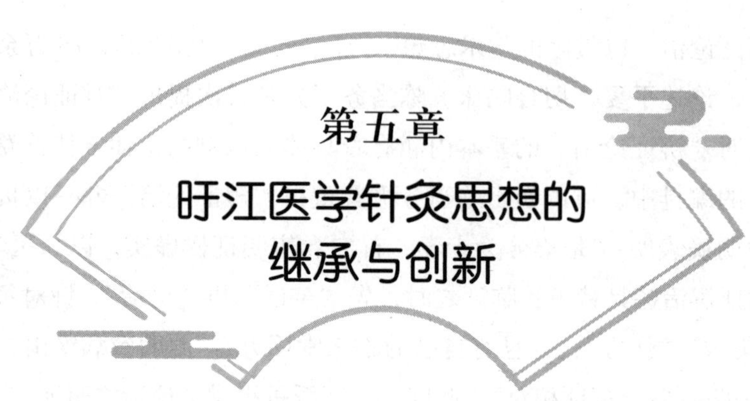

第五章 盱江医学针灸思想的继承与创新

第一节 刺营法

刺营，俗称针刺放血，亦称营刺，即以出血为目的的针刺疗法或针刀疗法。谢强临证极为强调咽科炎症应用刺营微创疗法，此疗法微创伤微疼痛甚至无痛，疗效甚佳，简便易行，备受患者欢迎。

一、刺营微创疗法渊源

刺营法历史悠久，在马王堆帛书中记载的"以碧（砭）启脉"或为刺营法最早的文献记载。《黄帝内经》时期，对刺营法的记载内容更为丰富，如《灵枢・寿夭刚柔》谓："刺营者出血。"《素问・汤液醪醴论》曰："去宛陈莝。"《素问・阴阳应象大论》亦谓："血实宜决之。"《灵枢・经脉》载："凡刺寒热者皆多血络，必间日而一取之，血尽而止，乃调其虚实。"表明当时对于邪实之证采用刺营法治疗已成为重要手段。在《黄帝内经》中，对刺营法的记载还有"刺络""络刺"等称谓，后世多混用之，然而谢强认为，刺营刺激部位必须明确，主要是刺经脉、络脉，以"出血"为目的。而营血主要运行于脉中，如《灵枢・营卫生会》所言："其清者为营，浊者为卫，营在脉中，卫在脉外。"因此，刺营法的刺激部位应以脉为主，如《素问・八正神明论》强调："刺必中其荣。"《灵枢・寿夭刚柔》谓："刺营者出血。"《灵枢・官针》则载："豹文刺者，左右前后针之，中脉为故，以取经络之血者……"络脉为经脉的分支，亦为刺营法的重要刺激部位，但"刺络"仅指刺络脉，不包括刺经脉。如《灵枢・官针》云："凡刺有九……四曰络刺，络刺者，刺小络之血脉也。"《灵枢・经脉》亦谓："故诸刺络脉者，必刺其结上，甚血者虽无结，急取之，以泻其邪而出其血。"由此可知，刺营法应包括"刺经脉"和"刺络脉"，如以"刺络放血"命名则无法涵盖刺营放血部位，故应以“刺营”命名。

二、刺营法临床运用

（一）乳蛾

历代医家在刺营论治乳蛾方面阐述颇多，对放血量的多少、放血的方法和工具、刺激部位的选择等亦多有发挥，并形成了咽喉局部和循经取穴并重的刺营特色。

《黄帝内经》早有刺营法治疗咽喉疾病的记载，如《素问·缪刺论》载：“令人喉痹舌卷……刺手小指次指爪甲上……嗌中肿，不能内唾，时不能出唾者，缪刺然骨之前，出血立已。”据此可知，当时刺营法已作为主要手段应用于咽喉疾病的治疗，针刺部位则以“刺经脉（腧穴）”和“刺络脉”为主。《外台秘要》载，治疗咽喉肿胀“以绵缠长针，留刃处如粟米许大，以刺决之，令气泄，去青黄血汁也”。这为后世针刺咽喉部出血治疗咽喉病证打下了基础。《重纂包氏喉证家宝》载：“凡喉闭不刺血，喉风不倒痰，喉痈不放脓，喉痹乳蛾不用针，皆非法也。”又云：“死乳蛾，双单紧靠蒂丁，不甚痛，饮食有碍，劳则痛，日久咽塞，渐之气闷丧命。于蛾上划七、八刀，令出血，吹药，逐日如是，患平乃止。”《疡科心得集·卷上》辨喉蛾痈论载：“凡蛾有头，如黄色样者，必以刀点之。”清代喉科名家郑梅涧所著《重楼玉钥》一书，共分上、下两卷，下卷专论针治，上卷对针治亦有涉及，对咽喉证尤重刺营放血，并以出血多少和有无出血判断疗效及预后。由此可见，喉核患部刺营放血是治疗乳蛾的重要方法。

邪毒壅滞、痰瘀痹阻是乳蛾发病的病机关键，乳蛾初起多为实证，主要由风热邪毒侵犯，或风寒外袭、入里化热，致使热邪内结、炼液为痰，终致邪毒壅滞、痰火痹阻喉核而为病。乳蛾迁延日久则以虚证多见，主要有阴虚、气虚、阳虚之别，皆以气血瘀滞、痰瘀痹阻喉核为病。如《医学心悟·卷六》载：“喉间肿痛……虚火者色淡，微肿，溺清，便利，脉虚细，饮食减少。此因神思过度，脾气不能中护，虚火易致上炎，乃内伤之火。”

咽喉局部脉络痹阻是乳蛾发病的经络学基础，咽喉是机体内外交通的窍道，与脏腑经络气血构成了密切联系。如《灵枢·邪气脏腑病形》言：“十二经脉，三百六十五络，其血气皆上于面而走空窍。”

对于咽喉疾病与经络之间的关系，历代医家亦有散在论述。如《儒门事亲·喉舌缓急砭药不同解》谓：“十二经，唯足太阳别项下，其余皆凑于喉咙。”《景岳全书·咽喉》则进一步阐释道：“喉痹所属诸经，凡少阳阳明厥阴皆有此证……盖少阳厥阴为木火之脏，固多热证；阳明为水谷之海，而胃气直透咽喉，故又唯阳明之火为最盛。欲辨此者，但察其以情志郁怒而起者，多属少阳厥阴。以口腹肥甘辛热太过而起者，多属阳明。凡患此者，多宜以实火论治。至若少阴之候……凡阴火逆冲于上，多为喉痹……若因酒色过度，以致真阴亏损者，此肾中之虚火证也，非壮水不可。又有火虚于下而格阳于上，此无根之火，即肾中之真寒证也，非温补命门不可。”

总之，咽喉部经络分布复杂，是脏腑经络气血上荣清窍的通道，有赖于脏腑经络气血的濡养以维持其功能活动。当热毒痰火上犯，或脏腑经络气血功能紊乱，可通过经络系统殃及咽喉，导致咽喉局部气血运行障碍而为患。通过咽喉及喉核患部刺营治疗，一方面可疏通咽喉局部脉络，使咽喉部经络气血运行畅利，促进咽喉功能复常；另一方面，可使壅滞于咽喉的热毒痰火得以随营血外泄，从而达到泻火散结、逐邪外出之目的。在少商、少泽、三商等腧穴刺营治疗，通过调整脏腑经络气血功能，可泻热解毒、化痰逐瘀、调和阴阳，从而祛除壅滞于咽喉的热毒痰火，或遏制热毒痰火的生成。近年来，谢强在采用针刀刺营微创疗法治疗乳蛾取得较好疗效的经验基础上，尝试性改用毫针丛刺咽喉部放血以治疗急喉痹（急性咽炎）及慢喉痹（慢性咽炎），亦显示出较佳疗效。谢强认为，刺营法亦应为治疗咽部其他病证的重要方法。对于从刺营论治乳蛾的现代机理研究，目前尚未见文献报道。其认为，疗效的取得，可能与刺营法可以改善咽喉局部微循环、提高机体免疫功能，进而促使咽喉部的炎症吸收或消除有关。

（二）喉痹

喉痹是以咽喉红肿疼痛，或干燥、异物感、咽痒不适、嗓音嘶哑，甚至呼吸困难等为主要表现的咽喉疾病，《黄帝内经》及后世医籍多将咽喉部的急慢性病证归属于“喉痹”范畴。对喉痹的病机证治认识，目前多遵循《黄帝内经》所确立的脏腑辨证论治的原则。治疗手段上，尽管《黄帝内经》已有针灸治疗喉痹的记载，但后世医家多将中药内治作为首选。

在《黄帝内经》中已有刺营法治疗喉痹的记载，如《素问·缪刺》载有：“邪客于手少阳之络，令人喉痹舌卷……刺手小指次指爪甲上，去端如韭叶，各一痏……邪客于足少阴之络，令人嗌痛不可内食……刺足下中央之脉各三痏……嗌中肿，不能内唾，时不能出唾者，缪刺然骨之前，出血立已。”据此可知，当时刺营法已作为主要手段应用于喉痹的治疗，针刺部位则以“刺经脉（腧穴）”和“刺络脉”为主。

《黄帝内经》以降，历代对刺营论治喉痹的阐述颇多，对放血量的多少、放血的方法和工具、刺激部位的选择等亦多有发挥，形成了咽喉局部和循经取穴并重的刺营特色。

对于刺营的具体方法和刺营放血工具，历代多有发挥、改进。如南北朝时期《龙门石刻药方》记载治疗喉痹的刺营法：“以绳缠手大指令瘀黑，以针刺蚕纹。”其用扎缚法迫使血管充盈以增加出血量的放血方法，被后世广泛采用。《扁鹊心书·卷中·喉痹》载：“一人患喉痹……医计穷，用尖刀于肿处刺之，出血一升而愈。”这或是最早记载“针刀”刺咽喉放血的文献。《重楼玉钥·喉风诸方》则独创“火刺仙方”，云：“治一切喉痹，缠喉胀满，气塞不通。命在顷刻者，须急用之……令病患张口，急刺于喉间，俄然吐出紫血。”《疫喉浅论·上卷》则具体记载了增加出血量的方法和喉部放血的专用工具，云：“喉痹肿闭，汤药难下者，急取病人两臂捋数十次，使血聚于大指上，以发绳系住拇指，针刺指甲里侧少商穴，出血如放痧一般……再看咽喉红紫肿痛，已溃未溃，或溃而未深……急用喉针在喉之两旁肿处刺入分许，或一二下，或二三下，吊去紫血，亦能泄热消肿。”

对于刺营部位的选择，则注重咽喉局部和循经取穴并重。《外台秘要》记载治疗喉部肿胀：“以绵缠长针，留刃处如粟米许大，以刺决之，令气泄，去青黄血汁也。”《儒门事亲·喉舌缓急砭药不同解》明确指出：“大抵治喉痹，用针出血，最为上策。”《医学正传·喉病》亦云：“喉舌之疾，皆属火热……甚而急者，唯用砭针刺血，最为上策。”

热毒壅滞、痰火郁结是喉痹发病的病机关键，对于喉痹的病因病机认识，《素问·阴阳别论》载：“一阴一阳结，谓之喉痹。”张介宾注云：“一阴，肝与心主也。一阳，胆与三焦也。肝胆属木，心主三焦属火，四经皆从热化，其脉并络于喉，热邪内结，故为喉痹。”由此可见，《黄帝内经》对喉痹的病机认识主要从“热邪内结”立论。其后历代阐发更详，然不外乎虚实两端。喉痹多为实证，主要由风热邪毒侵犯，或风寒外袭、入里化热，致使热邪内结、炼液为痰，终致热毒壅滞、痰火郁结咽喉而为病。如《诸病源候论·喉心胸病诸候》所言：“喉痹者，喉里肿塞痹痛……风毒客于喉间，气蕴积而生热，致喉肿塞而痹痛……马喉痹者，谓热毒之气，结于喉间。”《素问玄机原病式·六气为病·火类》则简要概括为：“喉痹，痹，不仁也，俗作闭，犹闭塞也。火主肿胀，故热客上焦，而咽嗌肿胀也。”明清时期，对喉痹的病因病机阐释更趋完善，如《古今医统大全·卷六十五》谓：“喉痹之病，属痰属火属风三者而已……病喉痹多起饮酒太过，辛辣肥甘之毒，郁积壅滞，为痰生热，热生风，呕吐咯咳伤，咽系枯槁，饮食不下，甚者痰塞不通声而速死，故曰锁喉。”

喉痹迁延日久则以虚证多见，主要有阴虚、气虚、阳虚之别，皆以痰结咽喉而为病。肝肾阴虚，虚火上炎，灼津成痰，而成痰火郁结咽喉之证。如《景岳全书·卷二十八》云:“阴虚喉痹……但察其过于酒色，或素禀阴气不足，多倦少力者是，皆肾阴亏损，水不制火而然。”脾胃虚弱，清阳不升，咽喉失养，痰浊无以温化而凝滞咽喉；或脾虚失运，痰浊内生，壅滞咽喉，而成气虚痰凝之候。如《医学心悟·卷六》云:“喉间肿痛，名曰喉痹……虚火者色淡，微肿，溺清，便利，脉虚细，饮食减少。此因神思过度，脾气不能中护，虚火易致上炎，乃内伤之火。”此处的虚火，即李东垣所谓脾胃虚则阴火上乘。肾阳亏虚，命门火衰，则下焦虚寒，咽喉失于温养，气化不利，聚津为痰，凝结咽喉；或寒盛于下，格阳于上，无根之火客于咽喉，发为阳虚喉痹（格阳喉痹）。

咽喉局部脉络闭阻是喉痹发病的经络学基础，咽喉部经络分布复杂，是脏腑经络气血上荣清窍的通道，有赖于脏腑经络气血的濡养以维持其功能活动。当热毒痰火上犯，或脏腑经络气血功能紊乱，可通过经络系统殃及咽喉，导致咽喉局部气血运行障碍而为患。

综上所述，从刺营论治喉痹具有成熟的理论基础和重要的临床指导意义。对于喉痹实证，通过咽喉局部刺营治疗，一方面可疏通咽喉局部脉络，使咽喉部经络气血运行流畅，促进咽喉功能复常；另一方面，可使壅滞于咽喉的热毒痰火得以随营血外泄，从而达到泻火散结、逐邪外出之目的。少商、少泽等腧穴的刺营治疗，通过调整脏腑经络气血功能，可泻热解毒、化痰逐瘀、调和阴阳，从而祛除壅滞于咽喉的热毒痰火，或遏制热毒痰火的生成。对于喉痹虚证，历代医籍甚少有刺营法治疗该病的记载，然而根据谢强临床取得的疗效来看，刺营法亦应为治疗喉痹迁延日久（虚证）的重要方式。

第二节　上补下泻转移兴奋灶针灸法

一、针法的理论渊源

上补下泻针灸法，又名上补下泻转移兴奋灶针灸法，是一种既传统又现代的经典针灸术，属异穴补泻法，源于明代盱江医派著名医学家李梴《医学入门》的“上补下泻”针法。谢强受祖母杨满金和导师魏稼的影响，临床提倡李梴针法，强调“近病远治”，重视针刺人体远端下部腧穴以转移兴奋灶，达到缓解上部病灶的兴奋度以治愈疾病之目的，认为“上补下泻”以转移兴奋灶，是针灸起效的真谛，故亦称此针灸法为上补下泻转移兴奋灶针灸法。

自古以来，江西的盱江医家非常重视针灸的临床应用，在针灸治疗五官疾病方面颇具特色。如明代盱江南丰李梴针对历代医家补泻针法纷繁复杂不易掌握的情况，化繁为简，精减精裁，首创异穴分施补泻之“上补下泻”法，以取人体上部或近部（患部）腧穴（应穴）为补，取下部或远部（健部）腧穴（主穴）为泻。

李梴《医学入门》云：“又有一言真秘诀，上补下泻值千金……以不病者为主，病者为应……百病一针为率，多则四针，满身针者可恶。”临床治疗诸疾，往往仅取1～4个腧穴，“头面耳目口鼻咽牙病，曲池合谷为之主”，李氏此法，颇适宜人体五官、胸、背、腹部疾病的治疗。

二、技术简介

（一）技术定义

盱江上补下泻转移兴奋灶针灸法，简称盱江转移兴奋灶针法，源自江西“盱江医学针派”明代李梴《医学入门》“上补下泻针法”，属于异穴补泻针法，是指先在远离病灶的下部腧穴施针（主针）泻之，在病灶的远端产生一个新的强大兴奋灶，以转移病灶的兴奋度，从而缓解病势；后在近病灶周围的腧穴施针（应针），轻刺激补之，以应答主针针气，从而加速病情改善的一种治疗方法。

（二）技术特点

上补下泻转移兴奋灶针灸法，是以“上补下泻”为针法特色的一种“近病远刺”疗法，属于异穴补泻针法。此法手法简单，用穴精少，1～4穴即可，常见速效，减少患者多针的痛楚，用穴精少，效佳安全。正如李梴《医学入门·针灸》指出，“上补下泻值千金”，“百病一针为率，多则四针”。此法简便易学，易于初学者掌握，可以提高临床疗效，减少不良反应，易于普及推广。

本针法的关键点：针刺，分上部（病灶周围）“应针”和下部（病灶下方的远端）“主针”。首先施主针，针刺人体下部远离病灶的腧穴，重刺激，泻法或平补平泻法；然后施应针，针刺上部近病灶的腧穴，轻刺激，补法或平补平泻法，以应答主针的针气。上下相配，互相应答，疏通经络，平衡阴阳，扶正祛邪，从而转移兴奋灶，维系人体自稳态的平衡，改善全身各种疼痛性疾病、炎症、组织增生、功能失调等，以达到治愈疾病的目的。

1. 针分主应，上下应答

针分主应，是本针法的“主应配穴”原则。李梴《医学入门·针灸》强调“上补下泻”，“以不病者为主，病者为应”。近病远治，上下腧穴相配，即以远离病灶的下端腧穴为主针的主穴，以近病灶处的上部腧穴为应针的应穴，应针以应答下部的主针针气，上下相应，针气相接，相互应答。

“主应配穴”，有同经上下腧穴相配、异经上下腧穴相配、左右腧穴相配。如治疗心绞痛，主针腧穴可取下方手厥阴心包经的内关（主穴），应针腧穴可取上端近心区的手厥阴心包经的郄门（应穴），即为同经上下腧穴相配，上下应答。如治疗痛经，主针腧穴选取下肢足太阳膀胱经的委中（主穴），应针腧穴选取上端腹部任脉的关元（应穴），即为异经上下腧穴相配，上下应答。如治疗左侧偏头痛，主针腧穴可取对侧下端右手的列缺（主穴），应针腧穴可取左侧上端头部病灶处的太阳（应穴），即左右腧穴相配，上下应答。

2. 先主后应，重视主针

重视主针，是本针法的“主针为先”原则。李梴《医学入门·针灸》强调“先下主针，而后下应针，主针气已行而后针应针”，“百病一针为率，多则四针”。近病远治，先施远端下部的主针，往往主针针刺后，病情就能缓解，此时也可不施应针，若效果不显著可接着施应针，以应答主针针气。如治疗三叉神经痛，先施主针，取下方手部的合谷（主穴），重刺激，泻之，转移兴奋灶，若头痛缓解可不施应针；若头痛未缓解，则接着施应针，取下关（应穴），轻刺激，补之，应答主针针气。

3. 主泻应补，异穴分施

主泻应补，是本针法的施针手法原则。本针法之补泻，属异穴补泻。近病远治，下端远部的主穴为泻，须用较重针刺手法；应穴为补，宜用较轻针刺手法，即“主泻应补”“主重应轻”“远泻近补”。如漏肩风肩后侧痛，肩内收时疼痛加剧，先施主针，取后溪（主穴），重刺激，泻之，转移兴奋灶；后施应针，取肩贞（应穴），轻刺激，补之，应答主针针气。主应相配，相互应答。

临床上很多医者，常常关注患部病灶处而忽视下部腧穴，多先刺患部，重手法，其后再刺下部腧穴，如此往往取效微，甚至加重病情。某些疾病针刺时不宜强刺激患部，否则有加重患部症状之忧，此时可取李梴“上补下泻针法”，上部病灶处后针之，轻刺激手法。如突发性耳聋出现的暴鸣，对耳部针刺手法重则会增加病灶的兴奋使耳鸣加重，如此兴奋加兴奋，有“火上浇油”之虞。

综上所述，本针法的关键点是首先针刺人体下部远离病灶的腧穴，泻法，重刺激。如此，才能达到“转移兴奋灶”的目的，从而改善全身各种疼痛性疾病、炎症、组织增生、功能失调等，平衡阴阳，维系人体自稳态的平衡，治愈疾病。

（三）理论基础

上补下泻转移兴奋灶针灸法，是以“近病远治”思想为理论基础，以江西“盱江医学针派”李梴《医学入门》“上补下泻针法”“远道刺”为主要手段，结合中医经络理论与西医神经反射学说、神经－内分泌－免疫网络学说而创研的简易经典特色的针灸法。此法侧重针刺远离病灶的下部腧穴，有着“转移兴奋灶”、缓解症状的作用，故谢强《盱医谢强五官传珍》称之为上补下泻转移兴奋灶针灸法。

1. 上补下泻，重视经脉根本

本针法之补泻，不同于习用的同穴补泻，属异穴补泻，重视经气的上下感传。例如，重视经络标本根结学说。标本与根结，是基于十二经脉的路线，皆为向心性循行。根与本、结与标位置相近或相同，其含义相似。根者，本者，部位在下，皆经气生发之地，为经气之所出；结者，标者，部位在上，皆为经气归结之所。因此，经络标本根结学说强调四肢远端腧穴的重要性，经脉气血产生运动的根源在人体下部，根源于四肢，四肢的腧穴（尤其是肘膝以下的五输穴）在针灸治疗中具有非常重要的地位。所以，以远离病灶的下部腧穴为主穴，要先下主针，泻之，强刺激，使主穴的兴奋强度远远高于患部病灶的兴奋度，转移兴奋灶，从而降低患部的兴奋度，缓解患部病灶的病理态势；近病灶的上部腧穴为应穴，要后下应针，补之，轻刺激，以应答主针针气。如此，上下应答，经气沟通，转移兴奋灶，达到调和阴阳、扶正祛邪的目的。

2. 上补下泻，转移兴奋灶

本针法吸收了现代医学神经反射学说、神经－内分泌－免疫（neuro-endocrine-immune，NEI）网络学说，综合了 NEI 网络调节下的“自稳态”思想和中医经络理论的“整体观”核心精神，概括了对针灸调节 NEI 网络治疗疾病这一过程，使之更加直观，易于理解和运用。中医经络理论的整体观和结构与 NEI 网络相关，NEI 网络与中医经络功能系统均对人体内外环境的信息起整体调控作用，这是上补下泻转移兴奋灶针灸法理论融汇中西的依据。

针刺腧穴，分主针、应针。先施主针，通过强刺激远离人体患部病灶的腧穴（主穴），由针刺作用产生一个新的兴奋灶，其兴奋强度远远高于患部病灶的兴奋强度，从而降低患部的兴奋度，可缓解患部病灶的病理态势；后施应针，轻刺激患部病灶周围腧穴（应穴），以应答主针针气；通过“转移兴奋灶”，从而改善全身各种疼痛性疾病、炎症、组织增生、功能失调等，平衡阴阳，维系人体自稳态的平衡，达到治愈疾病的目的。

（1）病理兴奋灶的产生

病证的产生，大多是由于内外刺激因素（创伤、感染、应激等）作用于人体，引起免疫应答或神经兴奋，从而启动 NEI 网络调控功能处理刺激。当刺激超出 NEI 网络的调节代偿能力，内环境稳态被破坏而发病，在局部表现为变质、渗出、增生等亢进的免疫应答或其他神经内分泌功能紊乱，引起红、肿、热、痛等症状或麻木、紧束、异物感等表现复杂的神经症，再由外周神经反馈而被脑部感知。以上过程，概括为局部病灶兴奋性增加，成为一个病理兴奋灶（点）。

（2）治疗兴奋灶的建立

治疗病理兴奋灶，可充分发挥 NEI 网络对人体的调节功能。虽然针灸本身不提供任何外源性物质，但能通过刺激病灶远端的腧穴，引起腧穴局部的神经兴奋。一般取手足肘膝以下的腧穴，其不仅有局部治疗作用，还有全身治疗作用。这一过程概括为，建立一个新的治疗兴奋灶（点），并尽量强化局部刺激，使新的治疗兴奋灶产生比病灶更强的兴奋度。

（3）病理兴奋灶的转移

腧穴局部的神经兴奋，通过外周神经传输到中枢神经，兴奋整个 NEI 网络的调控机制，通过调节内分泌激素、神经递质、神经肽等物质的分泌，使神经功能储备与协同得以改善和调整，抑制功能异常；尤其使 HPA 系统兴奋，分泌 ACTH 调节抗炎和免疫作用物质，以降低局部组织中的 PGE_2、5–HT、HA 的含量，缓解水肿、疼痛等症状，降低炎性反应；抑制 IL–1、IL–6 活性物质，缓解发热症状等；通过转移兴奋灶，改善病灶局部环境和微循环功能，促进炎症吸收、消退和增生组织吸收、软化、消散；最终，使局部病灶的炎症得到控制，神经内分泌功能恢复，重新建立内环境的稳态，达到治愈病证的目的。这一过程，可概括为新兴奋灶（点）对原病理兴奋灶（点）的抑制，即兴奋灶（点）的转移。

三、适用范围

上补下泻转移兴奋灶针灸法，可以广泛用于内科、外科、妇科、儿科、五官科等疾病，尤其适宜炎症、疼痛性疾病、变态反应性疾病、神经功能紊乱性疾病等，如高血压、血管神经性头痛、三叉神经痛、神经衰弱、焦虑症、失眠、功能性胃肠病、慢性胃炎、关节炎、颈椎病、急性腰扭伤、乳腺炎、前列腺炎、网球肘、肩周炎、盆腔炎、痛经、梅尼埃病、耳鸣、突发性耳聋、面肌痉挛、面神经麻痹、青光眼、结膜炎、过敏性鼻炎、慢性鼻炎、鼻窦炎、咽喉炎、扁桃体炎、喉炎、声带炎、复发性口疮等。

四、技术操作

（一）施术前准备

1. 针具

选择常用的普通毫针。

2. 穴位定位

穴位的定位应符合《经穴名称与定位》（GB/T 12346—2021）的规定。具体疾病选穴可根据临床具体情况选取。

3. 体位选择

根据针刺的部位，选择患者舒适、医者便于操作的治疗体位。

常用体位：仰卧位、侧卧位、俯卧位、俯伏坐位、侧伏坐位。

4. 环境

环境卫生应符合《医院消毒卫生标准》（GB 15982–2012）的规定，保持环境安静，清洁卫生，避免污染，温度适宜。

5. 消毒

（1）部位消毒

施针前应该对患者施针部位进行消毒，针区消毒可用 0.5% ～ 1% 碘伏棉球在针区部位由中心向外做环形擦拭消毒。

（2）术者消毒

医者双手应用肥皂或洗手液清洗干净，再用速干手消毒剂消毒。

（二）操作方法

上补下泻转移兴奋灶针灸疗法采取毫针针刺。先施主针，针刺远端或健侧的主穴，针尖向上（向病灶方向）进针，强刺激，泻法或平补平泻法；后施应针，针刺近端病灶周围的应穴，以应答主针针气，轻刺激，补法或平补平泻。留针期间，在主穴可行针 3 次，每次 0.5 ～ 1 分钟，以催气、导气，使针气上行；应穴中途不捻针，以静候应答主针。留针 20 分钟。针毕，先取上部病灶周围的针，后取下部手足的针，以免留邪。

1. 头颈五官病证

依据李梴《医学入门・针灸》记载："通而取之……头取手足三阳……以不病者为主，病者为应……先下主针而后下应针，主针气已行而后针应针……先斗气、接气，而后取气……”因此，主针多取手足三阳经腧穴，应针取头面病灶部腧穴。

2. 胸腹部病证

依据李梴《医学入门·针灸》记载：“通而取之……胸腹取手足三阴，以不病者为主，病者为应……先下主针而后下应针，主针气已行而后针应针……先斗气、接气，而后取气……”因此，主针多取手足三阴经腧穴，应针取胸腹病灶部腧穴。

3. 手部病证

依据李梴《医学入门·针灸》记载：“通而取之……手取足……以不病者为主，病者为应……先下主针而后下应针，主针气已行而后针应针……先斗气、接气，而后取气……”因此，主针主要取下方足部或手部病灶以下的腧穴，应针取手部病灶处腧穴。

4. 足部病证

依据李梴《医学入门·针灸》记载：“以不病者为主，病者为应……先下主针而后下应针，主针气已行而后针应针……先斗气、接气，而后取气……”因此，主针主要取下方足部病灶以下的腧穴，应针取足部病灶处腧穴。

（三）施术后处理

施针后，进针处有时出现少许出血、微痛，无须特殊处理。

五、注意事项

医者应严肃认真，专心致志，精心操作。施针前，应向患者说明施术要求，消除其恐惧心理，取得患者的合作。

临床施针应选择正确的体位，要求患者的体位平正舒适，既有利于准确选定穴位，又有利于施针的顺利完成。

患者若出现晕针反应，应立即出针，使患者平卧，注意保暖，给饮温开水或糖水后，轻者仰卧片刻可恢复正常；症状严重者，用指掐人中、足三里、内关，用艾条灸百会、气海，注意观察患者脉搏、血压等生命体征。

六、针法应用原则

上补下泻转移兴奋灶针灸法，是谢强宗《黄帝内经》“上病下取”之旨，遵循明代盱派南丰李梴首创的“上补下泻”针法思想，根据祖母杨满金所授针灸家技和导师魏稼所传针学而创立的特色针灸疗法。上补下泻转移兴奋灶针灸法，根据临床不同需要共分为两大类，常规针法和特殊针法。特殊针法又分为转移兴奋灶通经接气针刺法、转移兴奋灶运动针刺法、转移兴奋灶升阳祛霾针刺法、转移兴奋灶醍醐灌顶针刺法、转移兴奋灶刺营针（刀）法、转移兴奋灶无创痛针灸法、转移兴奋灶围手术期平衡康复针灸法等。

（一）常规针法

1. 原理及适应证

上补下泻转移兴奋灶针灸法常规针法，适用于由炎症、组织增生、水液代谢紊乱、内分泌失调、神经功能失调等导致的内、外、妇、儿、五官、骨伤、肿瘤等诸科病证，如高血压、中风、中风后遗症、肿瘤、血管神经性头痛、三叉神经痛、神经衰弱、焦虑症、失眠、功能性胃肠病、慢性胃炎、月经失调、不孕、关节炎、颈椎病、急性腰扭伤、乳腺炎、前列腺炎、网球肘、肩周炎、盆腔炎、痛经、梅尼埃病、耳鸣、突发性耳聋、面肌痉挛、面神经麻痹、青光眼、结膜炎、过敏性鼻炎、慢性鼻炎、鼻窦炎、咽喉炎、扁桃体炎、喉炎、声带炎、复发性口疮等，尤其对急症、重症起效迅速且疗效显著。

该针法根据中医学“上病下治”和“上病下取”的取穴原则，通过上方主针和下方应针的上下交感，经接气通，转移兴奋灶，双向调节，调理气血，驱散邪气，重建“阴平阳秘”的动态平衡，促进和强化机体维稳机制，加速机体自愈。

临床施针，首先用主针强刺激病灶下方远端腧穴（四肢），触发反射，利用原本已经存在身体各部之间的信息通路（经络），把不同调控信息输入机体调节系统，在人体远端建立新的高强度兴奋灶，以降低上方病灶患处的兴奋度，转移兴奋灶。然后，用针轻刺激上方病灶周围腧穴以应答主针针气。通过主针和应针的上下交感，经接气通，双向调节，重建“阴平阳秘”的动态平衡状态，促进和强化机体维稳机制，促使机体快速自愈，从而改善炎症、组织增生、水液代谢紊乱、内分泌失调、神经功能失调等，维系机体自稳态的平衡，达到治愈疾病的目的。

2. 临床操作

主要采取上病下取的原则，分主针（主穴）和应针（应穴）先后施针，取穴一般1～4个，根据病情需要也可酌情增加穴位数。先施主针，重手法针刺病灶下方远端的腧穴（主穴），泻法；后施应针，轻手法针刺上方病灶周围腧穴（应穴），补法。亦可以主穴施针，应穴施灸。亦可以在主针上加灸，增强主针的刺激强度，应针上不加灸。亦可以主穴、应穴不施针刺，皆施艾灸，但主穴施灸量要大于应穴，或主穴的施灸腧穴要多于应穴。上述方法无不强调，下方主穴刺激的强度要高于上方应穴，如此才能降低上方病灶的兴奋度，达到转移兴奋灶的目的。

临床上，首先用主针刺病灶下方远端腧穴（主穴），以手足部腧穴或手足肘膝关节以下腧穴为佳，针尖朝上，重刺激，泻法，建立新的高强度兴奋灶，兴奋度远远高于病灶兴奋度，缓解病灶的兴奋度，达到转移兴奋灶的目的。然后，应针刺上方病灶周围腧穴（应穴），针尖朝下以应答感召主针针气，弱刺激，补法。主针所选的腧穴以远离病灶下方为宜，以手足肘膝关节以下的五输穴为佳。留针期间，下方主针行针 3 次，每次 0.5 ～ 1 分钟，以催气、导气、接气；上方应针中途不行针，以静候主针针气，这有助于上下经气交感。留针 20 分钟。此后，也可以根据病情需要，不取出针，而是接着在下方主针针柄上加灸（或悬灸）10 分钟，应针一般不加灸或在针的上方加温和悬灸，以保持下方主穴的高兴奋度。针毕，先取出应针，后取出主针（特殊针法亦如此取针）。

（1）近病远治

近病远治指主针的腧穴离病灶越远越佳，主针以病灶下方远端四肢腧穴为主，常选五输穴。如治疗突聋耳鸣，主针的腧穴可取最远端足心处的涌泉；应针的腧穴，可取上方近病灶耳部的听宫，以应答主针针气。主针刺下方足底部涌泉时，针尖朝上，重刺激，泻法，建立新的高强度兴奋灶，兴奋度远远高于病灶兴奋度，以缓解病灶的兴奋度，达到转移兴奋灶的目的。应针刺上方耳部听宫时，针尖朝下，弱刺激，补法，以应答感召主针针气。近病远治，相互应答。

（2）独取下穴

独取下穴指仅取下方的主穴，当取效显著时可不取上方的应穴。主穴可以取 1 穴，也可取 2 ～ 3 个穴。千百年来，针灸临床中上病独取下穴的奇效经验，数不胜数。如李梴“百病一针为率”，朱权、徐凤《四总穴歌》“肚腹三里留，腰背委中求，头项寻列缺，面口合谷收”等。譬如，治疗急性胆囊炎，主针腧穴可仅取下方手部的足少阳胆经的阳陵泉，针尖朝上，强刺激，泻法，建立新的高强度兴奋灶。兴奋度远远高于病灶兴奋度，以缓解病灶的兴奋度，转移兴奋灶，临床常常有奇效。阳陵泉也是针刺麻醉行胆囊手术的常用穴。

（3）异经上下腧穴相配

异经上下腧穴相配，如治疗急性乳腺炎，主针腧穴选取下肢足阳明胃经的下巨虚穴，应针腧穴选取上方胸部足厥阴肝经的期门穴。主针施针下方下巨虚穴时，针尖朝上，重刺激，泻法，建立新的高强度兴奋灶，兴奋度远远高于病灶兴奋度，以缓解病灶的兴奋度，达到转移兴奋灶的目的。应针施针上方胸部期门穴时，针尖朝下，弱刺激，补法，以应答感召主针针气。上下腧穴相配，相互应答。

（4）同经上下腧穴相配

同经上下腧穴相配，如治疗急性黄疸型肝炎，主针的腧穴可取下方足厥阴肝经的太冲穴；应针的腧穴可取上方胸部足厥阴肝经的章门穴。主针施针下方太冲穴时，针尖朝上，重刺激，泻法，建立新的高强度兴奋灶，兴奋度远远高于病灶兴奋度，以缓解病灶的兴奋度，达到转移兴奋灶的目的。应针施针上方章门穴时，针尖朝下，弱刺激，补法，以应答感召主针针气。上下腧穴相配，相互应答。

（5）左右腧穴相配

左右腧穴相配，指以健侧远离病灶的下方腧穴为主穴，患侧上方病灶周围的腧穴为应穴。如治疗左侧坐骨神经痛，主针腧穴可取右足（健侧）下方足太阳膀胱经的昆仑穴，应针腧穴可取左侧腰部足太阳膀胱经的小肠俞穴。主针针刺下方昆仑穴时，针尖朝上，重刺激，泻法，建立新的高强度兴奋灶，兴奋度远远高于病灶兴奋度，以缓解病灶的兴奋度，达到转移兴奋灶的目的。用针针刺上方小肠俞穴时，针尖朝下，弱刺激，补法，以应答感召主针针气。左右腧穴相配，互相应答。

（二）特殊针法

1. 转移兴奋灶通经接气针刺法

（1）原理及适应证

转移兴奋灶通经接气针刺法，适用于由炎症、组织增生、内分泌紊乱、神经功能紊乱等导致的内、外、妇、儿、五官、骨伤、肿瘤等各科病证，尤其对慢症、顽症疗效显著。

选取患者身体同侧同一经脉的上下腧穴，通过针灸循经施治，通经接气，使针灸的针感、灸感产生的“得气”上达病灶，从而达到通经脉、调气血、驱邪气以缓解或治愈疾病的目的。譬如，针刺时，先选取病灶下方四肢部同侧同名经脉的远端腧穴，进针时针尖宜朝上方病灶方向，使针感反应向上，强刺激，泻法，形成新的高强度兴奋灶，以缓解上方病灶的兴奋性，达到转移兴奋灶的目的；针刺上方病灶周围腧穴，针尖朝下，弱刺激，补法，以应答主针，感召下部远端经气，这有助于上下经气交感。此法能使经气“上下通接”，颇适合治疗经脉循经的内、外、妇、儿、五官、骨伤、肿瘤等疾病，尤其适用于炎症、组织增生、内分泌紊乱、神经功能紊乱等导致的病证。

（2）临床操作

针刺先选取病灶下方四肢部同侧同一经脉的远端腧穴，进针时针尖宜朝上方病灶方向，使针感反应向上，强刺激，泻法，形成新的高强度兴奋灶，以缓解上方病灶的兴奋性，转移兴奋灶；进针后，边运针边候气，同时用语言引导患者感受针感，直至针感反应通达病灶周围为止，若行针时针感反应在途中停止，则应在中止处加针以引气，直至针感靠近病灶周围。然后针刺上方同一经脉靠近病灶的腧穴，针尖朝下，弱刺激，补法，以应答主针，感召下部远端经气，这有助于上下经气交感。留针期间，下方主针行针 3 次，每次 0.5 ～ 1 分钟，以催气、导气、接气；上方应针中途不行针，以静候主针针气。留针 20 分钟。此后，也可以根据病情需要，如虚证可以不出针，而是接着在下方主针柄上加灸 10 分钟，上方应针不加灸。

治疗咳喘胸闷，针刺主要取手厥阴心包经的内关穴（下部）和天池穴（上部）。先针刺下方患侧内关穴，针尖朝上，使针感反应向上，强刺激，泻法，以达到转移兴奋灶的目的，如针感在中途某处中止，再在针感反应中止处加针以引气，如此反复“接力”，引短为长，上达胸部的天池穴。然后针刺上方胸部的天池穴，针尖朝下，弱刺激，补法，以应答主针。留针期间，在下部主穴内关穴行针 3 次，每次 0.5 ～ 1 分钟，以催气、导气、接气；上部应穴天池穴中途不行针，以静候主针针气。留针 20 分钟。最后不出针，而是接着在下方主针内关穴的针柄上加灸 10 分钟，上方应针天池穴不加灸。

临床上，常常会遇到针刺时，半途无传感反应，经气似乎不能通达病灶附近，但是仍然会有潜在的经气通达病灶的情况。只要做到针尖朝上，坚持下部腧穴重刺激，针灸效果依然很好。

2. 转移兴奋灶运动针刺法

（1）原理及适应证

转移兴奋灶运动针刺法，适用于由炎症、组织增生、内分泌紊乱、神经功能紊乱等导致的内、外、妇、儿、五官、骨伤、肿瘤等各科病证，尤其适合受屈伸、转动、深呼吸、咀嚼、吞咽等活动影响的头面、胸腹、腰背、关节等部位出现疼痛的疾病，如血管神经性头痛、心绞痛、胃痛、腹痛、腰疼、痛经、胆囊炎、肩周炎、关节痛、结膜炎、睑腺炎、青光眼、外耳道疖、急性中耳炎、急性鼻窦炎、急性咽炎、急性扁桃体炎、扁桃体周围炎、急性喉炎、口腔溃疡、牙痛等，有迅速缓解疼痛的作用。

转移兴奋灶运动针刺法是针刺配合病灶患部运动的治疗方法。针刺和运动（屈伸、转动、深呼吸、咀嚼、吞咽等）两种方法结合，即针刺的同时运动病灶患部，有迅速缓解疼痛的作用。转移兴奋灶针灸法配合病灶患部运动，以通经脉、调气血、驱邪气，缓解炎性充血、水肿及神经性疼痛，使病灶处的炎症和疼痛迅速缓解，从而达到治愈疾病的目的。

针刺先选取病灶下方四肢部的远端腧穴，进针时针尖宜朝上方病灶方向，使针感反应向上，强刺激，泻法，形成新的高强度兴奋灶，以缓解上方病灶的兴奋性，达到转移兴奋灶的目的。然后针刺上方病灶周围腧穴，针尖朝下，弱刺激，补法，以应答主针，感召下部远端经气，这有助于上下经气交感，又通过配合病灶患部的运动，起到止痛效应，即刻缓解患部的疼痛。

转移兴奋灶运动针刺法，是受何广新提倡的针刺运动疗法启示，并结合盱江李梴的“上补下泻”针法而形成的疗法。针刺与运动，均具有止痛作用，在针刺的时候配合运动患部，疼痛可迅速缓解，而且止痛效果更持久。临床采取针刺和运动两种方法结合以治疗疾病，即在针刺的同时运动患部。运动方法一般有五种：①患部主动运动；②患部被动运动；③按摩运动；④呼吸运动；⑤混合运动（前四种运动的综合运用）。究其止痛机理，可能是针刺激活脊髓上位中枢而发放下行冲动，从而选择性抑制了伤害性神经信号的传入。运动止痛，据研究表明可能通过以下三点完成：第一是运动引起的传入信号和伤害性刺激引起的传入信号，在中枢神经系统内相互作用而产生止痛效果；第二是运动引起的传入信号激活脊髓上位中枢，发放下行冲动，加强下行抑制而产生止痛效果；第三是主动运动时，传出冲动控制伤害性神经信号的传入而产生止痛效果。

（2）临床操作

针刺先针刺病灶下方健侧四肢部的远端腧穴，进针时针尖宜朝上方病灶方向，使针感反应向上，强刺激，泻法，形成新的高强度兴奋灶，以缓解上方病灶的兴奋性，转移兴奋灶；然后针刺上方病灶周围腧穴，针尖朝下，以应答主针，弱刺激，补法，以感召下部远端针气。留针期间，下方主针行针 3 次，每次 0.5 ～ 1 分钟，以催气、导气、接气；上方应针中途不行针，以静候主针针气。此外，留针期间还需嘱患者做适当微运动（如胸腹部、鼻部、喉部疾病做深呼吸运动，腰背部疾病做深呼吸或轻柔微弯腰运动，颈部疾病做轻柔微转头或抬头运动，耳部、口腔疾病做咀嚼运动，咽部疾病做吞咽运动，眼部疾病做眨眼运动，四肢关节疾病做轻柔微屈伸运动等），留针 20 分钟。此后，也可以根据病情需要，如虚证可以不出针，而是在下方所有主针针柄上加灸 10 分钟，应针不加灸。

治疗三叉神经痛主要取下方的外关穴和上方的颅息穴，采取转移兴奋灶运动针法。先针刺下部健侧外关穴，针尖朝上，使针感反应向上，强刺激，泻法，以达到转移兴奋灶的目的。再针刺上部的颅息穴，针尖朝下，弱刺激，中途不行针。留针期间，在下方主穴外关穴行针 3 次，每次 1 分钟，以催气、导气，并且嘱患者做缓慢咀嚼运动，头痛即可缓解；上方应穴颅息穴不行针。留针 20 分钟。此后，不出针，在下方主针外关穴针柄上加灸 10 分钟，上方应针颅息穴不加灸。

3. 转移兴奋灶升阳祛霾针刺法

（1）原理及适应证

转移兴奋灶升阳祛霾针刺法，又名上补下泻转移兴奋灶温督祛霾针灸法，适用于由炎症、组织增生、内分泌紊乱、神经功能紊乱等导致的内、外、妇、儿、五官、骨伤、肿瘤等各科病证，尤其对中风后遗症、眩晕、帕金森病、癫痫、面瘫、面肌痉挛、抑郁症、头痛、白内障、耳聋、中耳炎、鼻炎、鼻窦炎、过敏性鼻炎、梅核气、复发性口疮、口腔扁平苔藓、牙周病、咳喘、小儿遗尿、子宫脱垂、腹泻、脱肛、便血、崩漏、便秘、癃闭、淋浊、遗精、久痢等虚寒性慢症顽症有较好的效果。

此法先针刺下方督脉和足太阳膀胱经的主穴，形成新的高强度兴奋灶，以缓解上方病灶的兴奋性，达到转移兴奋灶的目的；然后针刺胸腹头面病灶局部腧穴应答下方主穴针气，上下感召，升提人体阳气，升清降浊，达到温通补虚、升提气机的目的，以祛除体内湿浊阴霾瘀邪，升阳温煦，促进机体功能恢复，促进炎症及增生组织吸收。

人体赖阳气煦养，阴阳不和，阳气亏虚则清阳不升、浊阴不降，内外湿浊阴霾蒙蔽身体可致各类疾病。而湿浊阴霾源于脏腑之虚，且痰湿水饮等湿浊阴霾亦源于阳气之虚，故治疗应以温阳升阳为法则。督脉，为“阳脉之海”，沟通十二经脉和五脏六腑之阳气，针灸命门，温督益阳，能使督脉阳气充沛，有助于充盈经脉脏腑的阳气，阳气顺督脉而上，又配百会、印堂等穴应答，上下交感，促使阳气上煦通达躯体头面，升清降浊，则湿浊阴霾可散，疾病向愈。正如盱派医家喻嘉言《医门法律》所云：“离照当空，群邪始得垂散。”

（2）临床操作

以督脉和足太阳膀胱经的命门穴、昆仑穴为主穴，百会穴、印堂穴及病灶周围腧穴为应穴，先针刺下方的昆仑穴、命门穴，较强刺激，泻法或平补平泻，形成新的高强度兴奋灶，以缓解上方病灶的兴奋性，转移兴奋灶。然后依次往上针刺百会穴、印堂穴，弱刺激，补法。接着在上方躯干胸腹、头面五官局部选 1 ～ 2 个腧穴，针尖朝前下方，弱刺激，补法。留针期间，在下方主穴昆仑穴、命门穴行针 3 次，每次 0.5 ～ 1 分钟，以催气、导气、接气；上方应穴中途不行针，以静候主针针气。留针 20 分钟。不出针，接着在主针针柄上加灸 10 分钟，或悬灸 10 分钟；应针上方可加温和的悬灸。

治疗眩晕，主要取下方的昆仑穴、命门穴和上方的百会穴、印堂穴、风池穴。先针刺昆仑穴、命门穴，针尖朝上，较强刺激，平补平泻，以达到转移兴奋灶的目的。然后依次往上针刺百会穴、印堂穴、风池穴，弱刺激，补法。留针期间，在下方主穴昆仑穴、命门穴行针 3 次，每次 0.5 ～ 1 分钟，以催气、导气、接气；上方应穴中途不行针，以静候主针针气。留针 20 分钟。不出针，接着在昆仑穴、命门穴的针柄上加灸 10 分钟，应针不加灸。

4. 转移兴奋灶醍醐灌顶针刺法

（1）原理及适应证

转移兴奋灶醍醐灌顶针刺法，适用于由炎症、组织增生、内分泌紊乱、神经功能紊乱等导致的内、外、妇、儿、五官、肿瘤等各科病证，尤其对中风后遗症、眩晕、帕金森病、癫痫、焦虑症、抑郁症、失眠、头痛、面瘫、面肌痉挛、痤疮、白内障、青光眼、耳鸣、耳聋、中耳炎、鼻炎、鼻窦炎、过敏性鼻炎、萎缩性鼻炎、鼻出血、慢性咽炎、慢性扁桃体炎、梅核气、慢性喉炎、声带炎、复发性口疮、牙周病等津液不足、虚火上扰的慢症顽症有较好的效果。

此法先针刺下方任脉和足少阴肾经的主穴，形成新的高强度兴奋灶，以缓解上方病灶的兴奋性，达到转移兴奋灶的目的；并且配合躯干胸腹、头面五官局部腧穴，升提人体阴液、清降虚火、滋养机体，以缓解虚火上炎所致诸症，促进机体功能修复，促进炎症及增生组织吸收。谢强认为，脏腑不和则内外火热上炎而致各类疾病。治疗应以调理任脉、足少阴肾经为主，阴液上承则“醍醐灌顶”，升津滋养。任脉，为“阴脉之海”，沟通十二经脉五脏六腑，任脉阴液充沛则经脉脏腑的阴液盈旺，津液上承，虚火自然清降。

此法以任脉腧穴和足少阴肾经的气海穴、太溪穴为主穴，督脉的百会穴及病灶周围腧穴为应穴，上下交感，从阴引阳，交通任督，阴阳相济，调和水火，达到升提阴液、醍醐灌顶、清润滋养、清降虚火的目的。承浆穴，位居任脉最高位，为任督两经的交会穴，针之可引动任脉的精气，并通过患者在吸气时舌抵上腭，使任督二脉相接与百会穴呼应，阴阳相感，水火相济，醍醐灌顶，浇灭邪火，清宁滋养。气海穴，是肓之原穴，具有很强的升提气机功能，针刺气海穴能够培补元气，元气是升提阴液的动力。气海穴与承浆穴上下相配，可助任脉通达，使阴液上注清养机体。太溪穴为足少阴肾经原穴，滋阴益津，通调任督。诸穴相伍，任督相交，水火既济，阴津上升，醍醐灌顶，清润滋养，清降虚火，则身体清宁。

（2）临床操作

先针刺下方的太溪穴、气海穴，针尖朝上，强刺激，泻法，形成新的高强度兴奋灶，以缓解上方病灶的兴奋性，转移兴奋灶。然后依次往上针刺承浆穴（针尖朝上）、百会穴（针尖朝前下方），弱刺激，补法。最后在上方病灶周围选 1 ～ 2 个腧穴，针尖朝下，弱刺激，补法。留针期间，在下方主穴太溪、气海行针 3 次，每次 0.5 ～ 1 分钟，以催气、导气、接气；上方应穴中途不行针，以静候应答主针针气。留针 20 分钟。此后可以根据病情需要不出针，接着在太溪穴、气海穴的针柄上加灸 10 分钟，应针不加灸。

治疗失眠，主要取下方的太溪穴、气海穴和上方的承浆穴、百会穴、通天穴。如先针刺下方的太溪穴、气海穴，针尖朝上，较强刺激，平补平泻，以达到转移兴奋灶的目的。然后依次往上针刺承浆穴（针尖朝上）、百会穴、通天穴（针尖朝前下方），弱刺激，补法。留针期间，在下方主穴太溪穴、气海穴行针3次，每次0.5～1分钟，以催气、导气、接气；上方应穴中途不行针，以静候主针针气。留针20分钟。在气海穴、太溪穴针柄上加灸10分钟，应针不加灸。

5. 转移兴奋灶刺营针（刀）法

（1）原理及适应证

转移兴奋灶刺营针（刀）法，可以广泛用于内科、外科、妇科、儿科、五官、骨伤、肿瘤、精神科等各科疾病，尤其适宜炎症、痛证、瘀证、疖肿、脓肿、痹证等疾病，如高血压、中风、中风后遗症、血管神经性头痛、三叉神经痛、焦虑症、关节炎、颈椎病、急性腰扭伤、膝关节痛、跟腱痛、乳腺炎、网球肘、肩周炎、痛经、突发性耳聋、面肌痉挛、面神经麻痹、青光眼、结膜炎、咽喉炎、扁桃体炎、鼾症、喉炎、复发性口疮等，起效快，疗效显著。

此法采用三棱针、长毫针或小针刀点刺腧穴，或点刺和刺割病灶患部的方法，通过先针刺下方腧穴及部位使之出血、泄血，形成新的高强度兴奋灶，以缓解上方病灶的兴奋性，达到转移兴奋灶的目的；然后点刺腧穴或点刺、刺割病灶患部，以疏通经络、活血化瘀、宣泄瘀热、消肿排毒、引流排脓，从而达到改善微循环、缓解炎症、促进炎症及增生组织吸收的目的。此法颇适合火热壅滞的瘀血证、郁热证、热毒证。

此外，许多外科病用此法较佳。脏腑蕴热，火热上炎，熏灼肌肤，经络不通，气血壅滞，发为红肿胀痛甚则化腐生脓而为病，治疗应以刺营放血、消肿排脓、清泄热毒为法则。盱派明代宫廷御医龚廷贤很喜欢应用“上病下取”法治疗外科病，先刺病灶下方远端的手指，再刺病灶咽喉处，放血泄毒，可以起到转移兴奋灶的作用，病情可迅速缓解。正如他在《寿世保元·卷六·喉痹》中指出：治咽喉急症“其最不误人者，无如砭针出血，血出则病已”，“畏针不刺，多毙”。他又在《济世全书·巽集卷五·咽喉》强调：“治喉之火与救火同，不容少怠……每治咽喉肿痛或生疮毒……倘牙关已闭，不可针，遂刺少商二穴，在手大指内侧去爪甲角如韭菜叶许，以手勒去黑血，口即开，仍刺喉间，仍以前剂或诸吹喉消肿止痛之药，选而用之。”

（2）临床操作

先用三棱针、长毫针或针刀点刺下部远端手足部末端腧穴或部位，使之出血，每处出血0.5～2mL，静脉处出血可更多些，形成新的高强度兴奋灶，以缓解上方病灶的兴奋性，转移兴奋灶。然后轻浅点刺上部病灶腧穴或患处使之出血，以微出血为宜。

如有红肿隆起或脓肿形成，可用针刀轻浅割刺，以微出血或脓泄出为宜。

高血压头痛：主针主要取下肢的大敦穴、委中穴和头上的太阳穴、角孙穴。医者首先用手捋患者的下肢，从大腿根部一直捋至脚趾约 20 次，使大脚趾血液充盈，再用三棱针点刺大脚趾处的大敦穴使之出血。接着用手拍打患者腘窝处的委中穴，使之血液充盈，用三棱针点刺委中穴出血。大敦穴出血不少于 1mL，委中穴出血不少于 2mL，以形成新的高强度兴奋灶，缓解上方病灶的兴奋性，转移兴奋灶。最后用三棱针刺头上的太阳穴、角孙穴使之出血，每处出血约 0.5mL。

扁桃体炎：主针主要取病灶下方手部的三商穴（少商穴、中商穴、老商穴），应针主要取上方扁桃体病灶处。医者首先用手捋患者的手臂，从手臂的近肩部一直捋至手指约 20 次，使大拇指血液充盈，再用三棱针点刺患者大拇指处的三商穴使之出血，三穴每穴出血不少于 1mL，以形成新的高强度兴奋灶，缓解上方病灶的兴奋性，转移兴奋灶。然后用长毫针轻浅点刺扁桃体表面，每侧刺 5 下，接着用针刀刺割扁桃体隐窝（每次选取不重复的 3 ～ 5 个隐窝口），在每个隐窝口边缘刺割 1 下，刺入约 0.1cm，微出血即可，然后用压舌板挤出脓液或栓塞物。针刀操作结束，嘱患者自行吐出口中少许血液，用锡类散喷扁桃体患处少许（约 0.1g）。急性扁桃体炎每日 1 次，3 次为 1 个疗程；慢性扁桃体炎每周 2 ～ 3 次，10 次为 1 个疗程。此法无痛苦，出血很少，因为扁桃体表面神经末梢分布极少且仅有毛细血管分布，故微出血无痛感。

咽炎：主针主要取病灶下方手部的三商穴（少商穴、中商穴、老商穴），应针主要取上方口咽部（咽后壁、咽侧索、咽后壁淋巴滤泡）。医者首先用手捋患者的手臂，从手臂的近肩部一直捋至手指约 20 次，使大拇指血液充盈，再用三棱针点刺大拇指处的三商穴出血，三穴每穴出血不少于 1mL，以形成新的高强度兴奋灶，缓解上方病灶的兴奋性，转移兴奋灶。然后用长毫针轻浅点刺咽侧索，每侧刺 3 下，咽后壁黏膜刺 5 下，咽后壁淋巴滤泡每个刺 1 下（每次最多刺 5 个），可促进咽黏膜炎症吸收，改善黏膜肥厚。针刀操作结束，嘱患者自行吐出口中少许血液，用锡类散喷口咽患处少许（约 0.2g）。急性咽炎每日 1 次，3 次为 1 个疗程；慢性咽炎每周 2 ～ 3 次，10 次为 1 个疗程。因为咽黏膜上仅有毛细血管分布，故此法微疼痛，出血很少，创伤极微。

鼾症：主针主要取病灶下方手部的三商穴（少商穴、中商穴、老商穴），应针主要取上方口咽部（扁桃体、咽后壁、咽侧索、软腭、舌根）。鼾症多伴有扁桃体肿大、腺样体肿大、肥厚性咽炎、软腭松弛、舌根松弛后坠，使咽黏膜呈弥漫性增生，导致咽腔狭窄，气流通过受限，呼吸不畅。医者首先用手捋患者的手臂，从手臂的近肩部一直捋至手指约 20 次，使大拇指血液充盈，再用三棱针刺大拇指处的三商穴出血，三穴每穴出血不少于 1mL，以形成新的高强度兴奋灶，缓解上方病灶的兴奋性，转移兴奋灶。然后用长毫针轻浅点刺肥厚的咽峡周围的咽侧索、咽后壁黏膜、咽后壁淋巴滤泡、扁桃体、舌根，浅部直刺，疾入疾出，微出血。咽侧索每侧刺 3 下，咽后壁黏膜刺 5 下，咽后壁淋巴滤泡每个刺 1 下（每次最多刺 5 个），扁桃体每侧刺 5 下，可促进咽黏膜炎症吸收，改善肥厚；舌根刺 10 下，微出血，可促进舌部炎症吸收，改善肥厚和增加舌体紧张度；软腭处用针刀划 10 下，勿刺割，勿出血，可促进软腭炎症吸收，改善肥厚和增加软腭紧张度。针刀操作结束，嘱患者自行吐出口中少许血液（仅有少许血液），用锡类散喷口咽患处少许（约 0.2g）。每周 2 ～ 3 次，10 次为 1 个疗程。此法微疼痛，出血量很少，创伤极微。

6. 转移兴奋灶无创痛针灸法

（1）原理及适应证

转移兴奋灶无创痛针灸法，可以广泛用于内科、外科、妇科、儿科、五官科等疾病，尤其适宜于炎症、疼痛性疾病、肿瘤、变态反应性疾病、内分泌功能和神经功能紊乱性疾病等。如高血压、中风和后遗症、肿瘤、血管神经性头痛、三叉神经痛、神经衰弱、焦虑症、失眠、功能性胃肠病、慢性胃炎、月经失调、不孕、关节炎、颈椎病、急性腰扭伤、膝关节痛、跟腱痛、乳腺炎、前列腺炎、网球肘、肩周炎、盆腔炎、痛经、梅尼埃病、耳鸣、突发性耳聋、面肌痉挛、面神经麻痹、青光眼、结膜炎、过敏性鼻炎、慢性鼻炎、鼻窦炎、咽喉炎、扁桃体炎、喉炎、声带炎、复发性口疮等。该疗法安全、无创无痛，疗效较好。

无创痛针灸疗法，是盱派著名针灸学家魏稼提出和倡导的。此法以经络腧穴为基础，针灸原理为指导，运用传统的针灸器具及现代声、光、电、磁等物理、化学、生物的新工具，如激光、微波、超声波、红外线、磁贴、指压、艾条、艾炷、药物、酒、醋等刺激作用于机体表面的经络、腧穴及敏感点进行施治，而不使用"针具"直接刺入体内，对机体无明显创伤和疼痛，这是防治疾病的一种新兴"针灸"方法，具有无（微）创痛、无菌、强度可调、安全、效佳、适用范围广等特点。

此法应用物理、化学、生物的传统工具或新工具、新媒介，先作用于下方远端腧穴，形成新的高强度兴奋灶，以缓解上方病灶的兴奋性，达到转移兴奋灶的目的。然后刺激上方病灶周围腧穴以上下应答，上下交感，畅通经络，升提人体阴液或阳气，以清降虚火或温散上泛阴霾，滋润或温养机体，达到促进炎症及增生组织吸收的目的。此法适宜各类疾病，因为无创无痛，避免了针灸容易出现损伤性疼痛和出血的问题，安全效佳。这种针灸治疗方法，符合当今人们追求无创无痛医疗、享受医疗过程的需求，有助于促进针灸疗法更进一步地走向世界。

（2）临床操作

此疗法通常采用激光、磁贴、艾条、艾炷、药物、酒、醋甚至手指、调羹柄等作用于经络腧穴，适宜各类疾病。不论应用何种物理、化学、生物等工具刺激腧穴或部位，都应该遵循转移兴奋灶针灸“上病下取”“上补下泻”的原则，先刺激下方手足部的腧穴，刺激量宜大，形成新的高强度兴奋灶，以缓解上方病灶的兴奋性，转移兴奋灶。然后刺激上方病灶周围的腧穴，刺激量要小。

该疗法治疗焦虑症，用氦氖激光先照射患者下方手部的内关穴、神门穴和上方头部的神庭穴。下方手足部的腧穴照射量宜大，使手部形成新的高强度兴奋灶，缓解上方病灶的兴奋性，从而起到转移兴奋灶的作用，有助于缓解病灶的病理态势。然后照射患者上方的神庭穴，以应答主针。照射持续 20 分钟。

该疗法也可以用于流感预防和治疗。在医生的指导下，患者可居家简便应用，就地取材，选用筷子或汤勺柄等钝性材料替代针具，根据医学常识，按照针灸经络穴位图谱，按图选穴，用所选的代针器具按压腧穴。遵照转移兴奋灶针灸法原则，先施重手法按压刺激远离病灶的下部腧穴（主穴）如三阴交穴、足三里穴、合谷穴，在人体下方形成新的高强度兴奋灶，转移兴奋灶，缓解病灶的病理态势。然后轻轻按压刺激病灶部腧穴（应穴）如风池穴、迎香穴、廉泉穴，以应答主穴。主穴和应穴，每次各选 2 个，每次按压 20 分钟。

按上述方法，常常施行转移兴奋灶无创痛针灸法，有保健、防病、治病的作用。逢冬春流行性感冒高发时，指导人们居家按压腧穴防病治病，有一定的益气祛邪、提高正气、防病健身作用，有助于流行性感冒的防控及治疗。

7. 转移兴奋灶围手术期平衡康复针灸法

（1）原理及适应证

转移兴奋灶围手术期平衡康复针灸法，有助于患者安全度过围手术期，缩短围手术期过程，加速手术创伤的康复，减少疾病的复发。此法可以广泛应用于临床各科疾病的围手术期，安全效佳。

转移兴奋灶围手术期平衡康复针灸法通过针灸的合理良性刺激，激发和调动机体内的物质能量，使机体在病理状态下进行良性转归，该法分为平衡针灸法和康复针灸法。术前施以平衡针灸法，可以调整患者的身心失衡病理状态（如疾病产生的身体病理性失衡、患者术前恐惧产生的心理性失衡），术后施以康复针灸法，可以促进手术创伤修复，抑制炎症，减少渗液，降低粘连及瘢痕形成，避免旧病复发，促进机体迅速康复。

转移兴奋灶围手术期平衡康复针灸法，既继承了中医理论，又吸收了西医理论。

此法以中医的阴阳平衡学说、心神调控学说和西医的神经调控学说为理论基础，形成针灸与心理、生理、社会、自然相适应的整体医学调控模式；突出人体自身平衡系统，通过针灸使患者实现自身调整。转移兴奋灶围手术期平衡康复针灸法，就是充分利用了人体的平衡原理，通过针灸的作用，刺激经络系统以促使患者机体实现自我平衡，从而达到扶正祛邪之目的。

（2）临床操作

术前施行平衡针灸法。首先全面评估患者术前的身心状况，给予患者必要的心理咨询；然后针刺或艾灸下部腧穴内关穴、神门穴和上部腧穴四神聪穴，使患者具备耐受手术的良好身心条件，调整其因恐惧手术导致的心理失衡；最后针刺或艾灸下部腧穴足三里穴、内关穴和上部患处周围腧穴及风池穴，以提高抗病能力，调整因疾病产生的身体病态失衡。如此，可改善患者的身心状态，增强其对手术的适应性。

术后施行康复针灸法。如针刺或艾灸下部腧穴（主穴）如足三里穴、三阴交穴等，在人体下方形成转移兴奋灶，缓解病灶的病理态势；然后针灸上部腧穴（应穴）肺俞、脾俞、肾俞、心俞、肝俞，以及病灶周围穴位。主穴和应穴，每次各选 2 个，每次针灸 20 分钟。可减少术后创面渗出，加速手术创伤修复，避免术后感染，帮助患者尽快地恢复生理功能，防止各种并发症，实现身体早日全面康复的目标。

七、常见疾病的临床应用

（一）头颈五官病证

1. 头痛

太阳头痛：先施主针，取后溪，重刺激，泻之，转移兴奋灶；后施应针，取风池、天柱，轻刺激，补之，应答主针针气。

少阳头痛：先施主针，取外关，重刺激，泻之，转移兴奋灶；后施应针，取太阳、率谷，轻刺激，补之，应答主针针气。

阳明头痛：先施主针，取合谷，重刺激，泻之，转移兴奋灶；后施应针，取上星、印堂，轻刺激，补之，应答主针针气。

厥阴头痛：先施主针，取太冲，重刺激，泻之，转移兴奋灶；后施应针，取百会、前顶，轻刺激，补之，应答主针针气。

应穴每次各取 1 个，交替取用。

2. 三叉神经痛

先施主针，取下方手足部的合谷、太冲、内庭，重刺激，泻之，转移兴奋灶；后施应针，取四白、下关、地仓，轻刺激，补之，应答主针针气。每次取主穴、应穴各2个，交替取用。

3. 急性结膜炎

先施主针，取下方手足部的合谷、商阳、太冲，重刺激，泻之，转移兴奋灶；后施应针，取眼睛周围的太阳、攒竹、丝竹空，轻刺激，补之，应答主针针气。每次取主穴、应穴各2个，交替取用。

4. 耳源性眩晕

先施主针，取下方手足的足三里、太溪、液门、外关，重刺激，泻之，转移兴奋灶；后施应针，取耳周围的听宫、翳风、风池、百会，轻刺激，补之，应答主针针气。每次取主穴、应穴各2个，交替取用。

5. 落枕

先施主针，取外劳宫，重刺激，泻之，转移兴奋灶；后施应针，取天柱、阿是穴轻刺激，补之，应答主针针气。每次取应穴1个，交替取用。

（二）胸腹部病证

1. 肺炎（轻症）

先施主针，取下方手足部的内关、曲池、尺泽、太溪、鱼际，重刺激，泻之，转移兴奋灶；后施应针，取胸背部的天突、大椎、肺俞、膈俞、膏肓，轻刺激，补之，应答主针针气。每次取主穴、应穴各二个，交替取用。

2. 急性单纯性胃炎

先施主针，取下方手足部的内关、足三里、梁丘、公孙，重刺激，泻之，转移兴奋灶；后施应针，取腹部的中脘、下脘、章门、天枢，轻刺激，补之，应答主针针气。每次取主穴、应穴各二个，交替取用。

3. 急性乳腺炎

先施主针，取下方手足部的内关、梁丘、曲池、足三里、太冲，重刺激，泻之，转移兴奋灶；后施应针，取胸背部的乳根、膻中、天宗、期门，轻刺激，补之，应答主针针气。每次取主穴、应穴各二个，交替取用。

4. 急性盆腔炎

先施主针，取下方手足部的合谷、曲池、行间、中封、太冲，重刺激，泻之，转移兴奋灶；后施应针，取腰腹部的冲门、次髎、中极，轻刺激，补之，应答主针针气。每次取主穴、应穴各二个，交替取用。

（三）手部病证

1. 外伤性截瘫（上肢瘫痪）

先施主针，取下肢的条口和手肘关节下方的手三里、外关，重刺激，泻之，转移兴奋灶；后施应针，取肩背部肩髃、大椎、大杼，轻刺激，补之，应答主针针气。每次取主穴、应穴各2个，交替取用。

2. 肱骨外上髁炎

先施主针，取足部条口和手肘关节下方的手三里、中渚，重刺激，泻之，转移兴奋灶；后施应针，取肩髃和颈背部的大椎、大杼，轻刺激，补之，应答主针针气。每次取主穴、应穴各1个，交替取用。

3. 漏肩风

以肩前区疼痛为主，后伸疼痛加剧：先施主针，取合谷、外关，重刺激，泻之，转移兴奋灶；后施应针，取肩髃，轻刺激，补之，应答主针针气。

以肩外侧疼痛为主，外展疼痛加剧：先施主针，取外关、手三里，重刺激，泻之，转移兴奋灶；后施应针，取肩髎，轻刺激，补之，应答主针针气。

以肩后侧疼痛为主，肩内收时疼痛加剧：先施主针，取后溪、手三里，重刺激，泻之，转移兴奋灶；后施应针，取肩贞，轻刺激，补之，应答主针针气。

以肩前区近腋部疼痛为主且压痛明显：先施主针，取合谷、外关，重刺激，泻之，转移兴奋灶；后施应针，取肩前，轻刺激，补之，应答主针针气。

每次取主穴各1个，交替取用。

（四）足部病证

1. 踝关节痛

先施主针，取足部的冲阳、陷谷、行间，重刺激，泻之，转移兴奋灶；后施应针，取足踝部病灶周围的太溪、昆仑、仆参，轻刺激，补之，应答主针针气。每次取主穴、应穴各1个，交替取用。

2. 膝关节痛

先施主针，取膝关节病灶下方的悬钟、昆仑、阳陵泉，重刺激，泻之，转移兴奋灶；后施应针，取膝关节病灶周围的膝眼、鹤顶、犊鼻，轻刺激，补之，应答主针针气。每次取手足主穴、应穴各2个，交替取用。

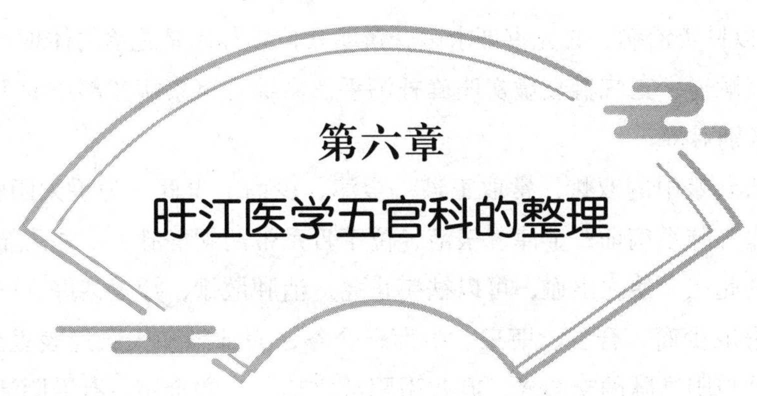

第六章

盱江医学五官科的整理

盱江医学源于汉代，分布于盱江流域十六个市县，古往今来，医家林立，著作丰富，流派纷呈。谢强在整理盱江医家学术思想时，关注到盱江医家在耳鼻喉科方向的著作尤丰，对耳鼻喉科发展作出了较多贡献。

第一节　咽喉病

明代医家龚信援古证今，针对咽喉疾病种类繁多且难以辨识的问题，认为宜按八症辨识。他详细阐述了单乳蛾、双乳蛾、喉闭、双喉闭、子舌胀、木舌胀、缠喉风及走马喉风这八种疾病，并对每一种疾病的症状进行了具体描述，以便准确辨识，并将其病理机制总结为：“盖因湿气上行，转于喉之两旁，近外肿作，以其形似乳蛾，一为单，二为双。其乳蛾差小者，名喉闭，热结于舌下，复生一小舌子，名子舌胀。热结于舌中，舌为之肿，名木舌胀，木者，强而不柔和也。热结于咽喉，肿绕于外，且麻且痒，肿而大者，名缠喉风。喉闭暴发暴死者，名走马喉风。”

明代医家涂绅传承危亦林经验，在《百代医宗》中结合临证体会，列举喉病十八症。涂绅指出，咽喉之病，其症共有十八，如单蛾风、双蛾风、蝉舌风、牙耆风、木舌风、舌黄风、鱼口风、塞喉风、玄耆虫毒风、抢食风、猎颊风、缠喉风、松子风、崩砂甘口风、连珠风、蜂子毒、走注瘰疬风、尸咽谷贼之症。此外，涂绅对每一种咽喉疾病的症状进行了详细描述，以便于更精确地识别疾病。

一、乳蛾

席弘治学谨小而慎微，灵活而不拘泥，针灸治病谨守病机，因证施治。《席弘赋》赋首开宗明义指出：“凡欲行针须审穴，要明补泻迎随诀，胸背左右不相同，呼吸阴阳男女别。”凡以针灸治病，必先审证求因，辨明穴位。补泻是施治的体现与方式，治当据迎随即经气顺逆、正气盛衰虚实明确补泻手法。综合审察病变部位的不同，根据个体生理差异区别对待。

席弘辨治乳蛾中的双蛾，常取玉液、金津、少商。少商，为手太阴肺经的井穴，主治咽喉肿痛等肺系病证；金津、玉液，位于舌系带两侧静脉上，左为金津，右为玉液。通过点刺此三穴使之出血，可以祛瘀止痛、消肿散蛾，疗效甚好。席弘辨治乳蛾中的单蛾，常取少商、合谷、廉泉。少商、合谷，为肺经和大肠经表里配穴；廉泉，属任脉，任脉与阴维脉的交会穴，有收引阴液之功。三穴合用，有滋阴清热、清利咽喉之功。考虑到患者的感受，设法消除其对于针刺放血的恐惧感：“辨治咽喉肿闭甚者，以细三棱针藏于笔管中，戏言以没药点肿痹处，乃刺之，取效迅速，否则病患恐惧，不能愈疾。”如此患部针刺放血辅以吹药的创新治法，令人耳目一新，颇具特色。

沙图穆苏认为哑瘴喉的病因病机多为瘟毒痰火壅喉，当以解毒消痰为治，用“哑瘴哑喉乳蛾方，雄黄（五钱，研），郁金（五钱），白矾（二钱半，生用，研），胆矾（半钱，研）。上为极细末，以竹筒吹入喉中，立能言语。”可见，沙图穆苏善用外治法治疗喉疾，注重局部治疗，故能收到立竿见影之效。

龚廷贤对治疗乳蛾急危症颇具心得，所用方药简便易得，每投必应，活人于须臾。譬如，“治乳蛾气绝者，即时返活。单蛾，用巴豆一粒打碎，入绵茧壳内塞鼻，在左塞左，在右塞右。若双蛾者，用二粒塞两窍，立效”。可见，龚氏外治法治疗乳蛾气绝者，疗效卓著。龚氏擅用外用药直达病灶，救急救危，活人于斯时。

涂绅认为，喉病之标在于痰，所谓“病在上者，因而越之，非涌法不可”。其治疗喉病注重患部用药，运用喉枪（竹管、芦管）把药末吹入咽喉口腔患部，如“清金散……咽疮如烂者，竹管吹入”。辅以烟熏、搽药等法，涌吐痰涎，消肿利喉，迅速解除气道堵塞，以起死回生。对于喉核肿痛、梗阻咽喉的乳蛾病，通过患部用药，清热解毒、吐痰消肿。书云：“青龙丹，治咽喉闭塞、肿痛、单双乳蛾大，效如神……每用少许吹入喉中甚妙，此是秘方。”此外，涂氏匠心独运，吹药同时配合热粥、热茶送服，以防格拒，云：“吹喉神效散，治咽喉肿痛、急慢喉闭、悬雍双蛾单蛾，咽物不下……先用生姜切片搽舌上，每用一钱，芦管吹入喉中，吐出涎痰，又用热茶吃下。再吹第二次，便用热粥。三次再吹，用热茶或热粥，乘热食之，再加朴硝少许。”涂氏治疗喉病，通过吹、熏、搽等法，使药物直达病灶，有吸收快、见效速、方法简便等优点。

龚居中详识鹅风，勤于临床，辨证精当，处方灵活，擅用外治之法，噙、熏、内服、针刺、吹等多法并施，效验显著。《外科百效全书》中描述了鹅风的病位并提出了其治疗原则，认为："双鹅风，咽喉间生两枚疖毒于两边。不可针，先用角药（雀粪，或生捣，灶碁罨）与摩风膏（川乌尖、灯心灰为末）打和些子，用鹅毛挑入毒上，令病人闭口噙，良久，满口痰吐出。如未破，用熏药三味散（红内消一两，芦都根二两，金毛狗脊五钱为粗末）去金毛狗脊，加江子肉七粒，如法熏之。如破后，服地黄散（红内消二钱，仙女乔、赤芍、牡丹皮、黄连各五钱，土生地黄汁共为末）、紫正散（紫金皮二两，荆芥五钱，防风一两，北细辛二钱，薄荷、泽兰各五钱，共为末）及针合谷、风池、少商、颊车穴。单鹅风，是咽喉间只生疖毒在一边，如莲子样。若未起尖者，只用熏药三味散，出痰后服铜锁匙（偏竹根）、地黄散，针法同前……返魂浆……治喉风，不拘双单鹅风，诸症临危可救如神。土牛膝红肿节者佳，洗净捣烂，入浓糯米泔三茶匙，同取出汁来，再将茶子仁捣烂，入妇人乳二茶匙，同取出汁来调和。右喉风吹入灌左鼻，左喉风吹入右鼻，双鹅风两鼻俱灌，三五次毕，竟吐痰而愈，后切忌热毒物，或单用土牛膝与奶乳同汁灌鼻亦妙。"

王文谟治疗乳蛾颇具心得，外治内服，疗效卓越。譬如他所创的双蛾、单蛾仙方，针对喉风肿毒，双蛾、单蛾、木舌等症，治疗牙关不开，饮食不下，言语不得，悉皆神效。书中记载，该方由薄荷五钱，龙胆草五钱，黄连五钱，硼砂一钱，胆矾二钱，山豆根一钱，枯矾一钱，明矾二钱，冰片三分，雄黄二钱，熊胆一钱组成。上为细末，每用一字，吹入喉中，间服解毒汤（甘草、栀子、连翘、薄荷、升麻、枳壳、桔梗、玄参、牛蒡子、羌活、防风、赤芍、当归尾、滑石、石膏）可增强疗效，即刻可愈。若是牙关紧闭，先用开关散。开关散，用牙皂、北细辛、熊胆各等分，细末吹入鼻中，打嚏吐痰，醒开关。若痰多风重，又要吐痰，后再进吐痰丹。吐痰丹，善吐顽痰，用雄黄一钱，生胆矾一钱，生滑石一钱，上为细末，大人五分，小儿三分，白汤调服，一时即吐顽痰，回生转死，活在人心。王氏治疗乳蛾提倡内外兼治，吹喉方中以薄荷、冰片、熊胆清热利咽，山豆根、龙胆草、黄连、硼砂解毒消肿，枯矾、雄黄攻毒散结，胆矾、明矾祛风除痰。诸药为末，吹入喉中，使药力直达患处，肿痛立除。配合内服解毒汤除其病根。方中以甘草、连翘解毒消肿，薄荷、升麻、牛蒡子、玄参清热利咽，桔梗祛痰排脓，石膏、栀子、滑石清热泻火，羌活、防风祛风除湿，枳壳、当归尾、赤芍行气活血。诸药合用，清热解毒、消肿利咽。此外，王氏还提出乳蛾变证的处理：当乳蛾患者出现牙关紧闭时，即用开关散吹鼻，取嚏开窍；当乳蛾患者痰涎壅盛、汤药不进时，即用吐痰丹涌吐痰涎。

黄宫绣治疗乳蛾，采用局部给药于咽喉部位的方法，通过探吐取痰涎而达到消肿宽喉的效果。同时，应用胆矾搅咽喉以消蛾利喉，具体方法为："胆矾……治喉痹乳蛾，用米醋煮真鸭嘴胆矾为末，醋调探吐胶痰即瘥。"

叶风治疗乳蛾颇具心得，注重消肿开关，所用方药简便易得，每投必应。譬如，治喉风、喉痹、双蛾、单蛾，用火硝、硼砂、雄黄、僵蚕、冰片研末，以鹅翎管吹喉诸药合用，以清热解毒、消肿利咽，吹入喉中，使药直达患处，肿痛立消。又如，"治双蛾，用枸杞根舂损，细绢包，入醋中浸湿，取出口即效"。可见，叶风治乳蛾，善用各种外用药，通过局部给药，直达病灶，简便效捷。

万潜斋治疗喉蛾颇具心得，注重消肿开关，所用方药简便易得，每投必应，活人于须臾。对于一些急症的治疗独具特色，譬如，创制小儿喉蛾神方，治疗双鹅。书云："喉间起疱，肿痛甚者，两两肿塞，名为双鹅。勺水不能下咽，治稍迟缓，呼吸气闭，往往致毙，此方可保不发，大人亦可用。"小儿喉蛾神方，用"断灯草数茎，缠指甲就火熏灼，俟黄燥，将二物研细，更用火逼壁虱（即臭虫，烧透，略存性）十个，一并捣入为末，以银管向所患处吹之，极有神效"。喉间方觉胀满起疱者，急以食盐自搓手掌心，盐干，复以新盐搓之，数刻即消，此方亦最简便。并提出如壁虱一时难取，不用亦效，有则更妙。

二、骨鲠

葛洪治疗骨鲠在喉，哽哽不利，常用单味药取效，如吞服嚼过的薤白，或服饴糖、鹿角末、虎骨末、杏仁泥、蝼蛄脑等，皆可引骨鲠随之而出。据记载，他还用温呷酒煎化的腊月鳜鱼胆治疗骨鲠，并指出，若无鳜鱼，蠡鱼、鲩鱼、鲫鱼也可。葛洪对治疗误吞诸物梗阻咽喉的病证有丰富的论述，如食干薤或生麦菜治疗误吞钗，食肥羊脂或肥肉治疗误吞钉、箭、针、钱铁等物，服烧炭末、腊月米饧、蜜、饴糖、艾蒿水治疗误吞钱，用锻石、硫黄研末酒调服治疗误吞金银，服乱发烧灰或鹅羽烧灰治疗误吞发绕喉不出。除此之外，葛洪还创造出世界上最早的咽部金属异物吸除术，如治小儿误吞针，"用磁石如枣核大，磨令光，钻作窍，丝穿，令含，针自出"，即用磨光的磁石吸出铁针的咽部异物取出术。

龚廷贤对治疗诸骨鲠喉有详细论述。记载如：朱砂、丁香各一钱，血竭、磁石、龙骨各五钱，为细末，用黄蜡三钱为丸，朱砂为衣制成丹丸，治诸骨鲠喉，其骨自随药带下或吐出，如神。或以象牙末吹之，其效甚妙。或将白饴粉大口嚼咽，其骨即下。或将硼砂大块，水洗净，日夜噙化咽，其骨自软。在《鲁府禁方》中，龚廷贤记载了诸多治疗骨鲠的外治验方。譬如，治鱼刺方，用山楂一味，煎滚，先入鱼刺化之，即温服，速化如神。治刺在肉中不出，宜研蛴螬汁敷，立出。治医人折针肉中，以鼠脑涂之，出。治鱼鲠，取橄榄核为末，流水调服，愈。治骨鲠，用香椿树子不拘多少，阴干，每用半碗许，擂碎，热酒冲调服之，良久即连骨吐出。咽喉，呼吸吞咽出入之要路也，骨鲠咽喉，此病甚急。可见，龚氏外治法治疗骨鲠，用药皆简便易得，多为经验独到的小方奇术，疗效立竿见影。《种杏仙方》中亦记载了诸多治疗骨鲠的外治方，如治诸骨鲠用饴糖如鸡子大吞之，如不下更作大团吞之，至十团无不下。或用象牙屑，以新汲水一盏，浮牙屑水上吸之，其骨自已。治鱼骨鲠，另取鱼骨一根，插于患人头发内，不必言须臾即下。治鸡骨鲠，用金凤花为末，醋调稀放舌上慢慢咽下，不可犯牙。治鸡骨等骨所鲠，用细茶浓煎，连吃五七碗，以饱为度，却用老鸭刀子擂烂，冷水调服即吐，如不吐将鹅翎探喉，即吐其骨。

龚居中在多部著作中记载了治疗误吞诸物的方法，如："误吞铜铁碗瓦，万病解毒丸（大黄、大戟、连翘、寒水石各一两，白玉簪、白芷、黄芩、茯苓、石膏、天花粉各三两，甘草、薄荷、葛根各四钱，山慈菇六两，贯众一两半，青黛五钱）。为末，绿豆粉糊丸，弹子大，每服一丸，薄荷汤磨下。治一切中毒，能化铜铁碗瓦，同嚼化为粉，卒此其验也。"同时龚居中也记载了误吞禾芒刺喉、误吞蜈蚣等病的独特疗法，在当时取得了显著疗效。在治疗骨鲠方面，龚居中记载了许多行之有效的良方，如："用人指甲烧存性，吹入喉中，立效。"其在《外科百效全书》中亦记载，"治骨鲠所苦，口不能食，用白糖饧（饴糖）慢慢食下，顷觉无恙"等。

王文谟善用解毒消散之草药消肿缓鲠，并附图文描述以供后人使用，大多随手可得，简便效验。譬如，运用玉簪根研末吹喉，化骨下鲠，即"下骨仙方"。此方可用于治疗被鸡、鱼等骨卡住喉中者，不上不下，命在须臾，用之神效，堪称绝妙。书中记载，用骨见消草根为细末，每服一字，用气管吹入喉中，三五次即下。甚者用根擂醋，将竹管灌入喉中，其骨即消矣。此药不可近牙齿，若沾牙齿，即落牙。此外，此药又可消腐骨。药叶如车前草，花、根如灯心，即玉簪花也。此药浑如车前草样，只是叶更尖些，梗更大些，生山谷间。又如，用斩蛇剑根捣烂为丸，温水送服，下骨鲠。此为治鸡鱼等骨插入喉中仙方，斩蛇剑根削些下来，临时捣碎成如黄豆大小的丸子，每次用温水送服一丸。若异物未排出，可再服一丸，直至异物排出为止，甚重者不过十丸即下。

黄宫绣通过局部用药治疗骨鲠。譬如，应用蝼蛄末吹喉治骨鲠，"蝼蛄……骨鲠入喉不下，末吹即能见愈"。又如，以栗荴灰吹喉下骨鲠，"栗荴烧灰存性，能治骨鲠在喉，吹入即下"。再如，以橄榄汁或橄榄核研末治骨鲠，"橄榄……及治鱼骨之鲠，橄榄嚼汁即下，无橄榄用核研末，急流水调下亦效"。

叶风认为，咽喉据呼吸吞咽出入之要路，若异物鲠喉，甚急甚险，宜进食藕粉、稀粥之类，久之痰涎黏裹，自然活脱而出。叶风记载其十三岁时，鱼骨刺喉，百方不出，后一人教此法，遂得宽松，三日之后，咯出大骨一块……后以传人，用之皆验。

此外，对于治疗鸡鱼骨刺喉的方法，叶风亦有记载：“用银壶瓶撞碎，细绵缠，弹子大，用线带住茶，吞下喉内，去拽线转来，吐出骨即愈。如不出，用甜蒲根，醋一大碗，煎至一小盏，用竹管引入喉内，骨自烂。”可见，叶风以外治法治疗骨鲠，救急救危，用药皆简便易得，多为经验独到的小方奇术，即使不懂医技，寻常百姓亦可自救。

梅启照擅于局部用药治疗诸般鲠喉。譬如，治诸骨鲠喉云：“凡为诸骨所鲠，骨大难咽者，以鹅翎入喉探吐之，或用筷子重按舌根即吐。或用白砂糖一大匙，和铜绿末半匙，入麻油少许，茶汤调服，即吐出。骨小者，用威灵仙三钱煎浓汁，时时噙咽，其骨自软如棉而下。”又如，治鱼骨鲠喉云：“橄榄研烂……愈后戒食鲠鱼。”再如，治鸡骨鲠喉云：“用香油煎滚温服。又方，用水仙花根捣汁水服，或用鸡毛烧灰水冲服，或用核麻根捣汁饮之。”

三、声病

葛洪治声病以祛邪开声为主，或药物外治，或内服，或施以针刺，简便而效佳。其书中记载，治疗卒失声，声噎不出，以橘皮五两，水三升，煮取一升，去滓，顿服，倾合服之。又方，浓煮苦竹叶，服之，瘥。又方，捣蘘荷根，酒和，绞饮其汁。又方，通草、干姜、附子、茯神各一两，防风、桂、石膏各二两，麻黄一两半，白术半两，杏仁三十枚，十物捣筛，为末，蜜丸，如大豆大，一服七丸，渐增加之。又方，针大椎旁一寸五分，又刺其下停针之。又方，矾石、桂，末，绵裹如枣，纳舌下，有唾出之。又方，烧马勒衔铁令赤，纳一升苦酒中，破一鸡子，合和饮之。若卒中冷，声嘶哑者，以甘草一两，桂二两，五味子二两，杏仁三十枚，生姜八两（切），以水七升，煮取二升，为二服，服之。又方，针大椎旁一寸五分，又刺其下停针之。对于中风不语，葛洪则用《经验后方》方治疗，以独活一两（锉），酒二升，煎一升，大豆五合，炒有声，将药酒热投，盖良久。温服三合，未瘥再服。又方，治中风不语，喉中如拽锯声，口中涎沫。取藜芦一分，天南星一个。同一处捣，再研极细，用生蜜为丸，如赤豆大，每服三丸，温酒下。

席弘对急性发作的咽喉肿痛甚至失音的针灸治疗，独有见解，他指出：“咽喉最急先百会，太冲照海及阴交。”此属本虚标实，阴虚火旺之证。百会属督脉，为督脉、膀胱经、肝经、胆经等经脉交会穴，主治头面咽喉部病证；太冲，肝经之输穴、原穴，泻肝经风热，消肿止痛；照海，属肾经，为足少阴肾经和阴跻脉的交会穴，两脉均循行于喉咙，取之能调两经经气；三阴交，足三阴经交会穴；此四穴同用，使虚火得清，阴液得存，咽得濡润，肿消痛止，咽喉利而声复。

陈自明是盱江医学喉科流派的主要创始人，他对声音异常之声病病因病机辨识精确、详尽，细致地描述了失音不语、声嘶、失喑、暴不能言等各种不同的声音异常之声病的临床表现，详述了喉喑、喉癖、子喑等声病的临床辨识。认为辨识主要有四：一是声音异常不一定是有病，须悉心辨识不可妄以药治，如妊娠不语非病。他指出："孕妇不语非病也，间有如此者，不须服药……产下便语……得亦自然之理，非药之功也。"二是声病急起，多为风客会厌或风客心脾二经，指出："风寒客于会厌之间，故卒然无音……若失音不语者，风邪客于心脾二经。"三是声病日久多为阴虚火炎，他指出："声嘶音远，其蒸在肺。"四是声病经年不愈多为气血亏衰，他指出："（妇人）经年崩漏不止，面黄肌瘦，发黄枯槁，语言声嘶……伏龙肝散。"认为气血劳伤、冲任虚损亦可导致声病。

危亦林用秘传降气汤加减治疗咽喉生疮及闭声不出，同时善于运用针灸手段治疗声病，如"治失音颊车蹉，灸背第五椎一日二七壮。又灸足内踝上三寸宛宛中，或二寸五分，名三阴交穴"。

龚信对于喉病声哑、阴伤于下、痰热壅于上的病况，治以滋阴降火、化痰开音。书中记载他用清音散治声音不清，方用诃子三钱，半生半泡熟，木通二钱，半生半泡熟，桔梗生用，甘草三钱，半生半炙，水煎，用生地黄捣烂，入药贴。方中，诃子能降能收，兼得其善，盖金空则鸣，肺气为火邪郁遏，以致声哑，用此药降火敛肺，则肺窍无壅塞，声音清亮矣；木通，利心窍除郁热，心为声音之主，心郁既通，声音即出；配以桔梗、甘草、生地黄，滋阴清热、祛痰开音。全方偏重降火化痰，辅以滋阴敛肺，祛邪不伤正，立方严谨。又如，钱笛丸。（眉批：此方治失声之剂，治声失音，或不清。）方用当归一两，生地黄一两，熟地黄一两，天冬五钱，盐炒，黄柏一两，蜜炙，麦冬五钱，盐炒，知母五钱，人参三钱，白茯苓一两，去皮，诃子五钱，阿胶五钱，乌梅十五个，人乳一碗，牛乳一碗，梨汁一碗。上为末，炼蜜为丸，如黄豆大，每服八十丸，诃子汤下，或萝卜汤下亦可。方中，以二冬、二地、当归、阿胶、人乳、牛乳、梨汁滋阴之品，养阴生津润喉开音；人参、白茯苓，健脾化痰；知母、黄柏，清热降火；诃子、乌梅敛肺。全方偏重滋阴生津，主要用于久病之阴伤音哑，有滋阴清热、消肿利咽、开音化痰之功。再如，辨治小儿麻疹所致喘咳声哑，用"黄连、黄芩、连翘、玄参、知母、桔梗、白芍、杏仁、麻黄、葛根、陈皮、厚朴、甘草、牛蒡子各等分，水煎服"，亦是清热养阴、化痰开音并重的治法。

龚廷贤在《寿世保元》中运用其父龚信之方，云："一论声嘶失音。钱笛丸，当归酒洗一两，怀生地黄一两，怀熟地黄一两，天门冬去心盐炒五钱，麦门冬去心盐炒五钱，黄柏蜜炒一两，知母一钱，人参三钱，白茯苓去皮一两，诃子五钱，阿胶炒五钱，乌梅肉十五个，人乳一碗，牛乳一碗，甜梨汁一碗。上为细末，炼蜜为丸，如黄豆大，每服八九十丸，诃子汤下，萝卜汤亦可。”本方主要用于火热伤阴所致之喉喑，有滋阴清热、消肿利咽、开音化痰之功。龚廷贤《万病回春》云：“心为声音之主，肺为声音之门，肾为声音之根。讴歌失音者，火动也；声音不出者，肾虚也。”针对讴歌所致的失音，龚廷贤主张用响声破笛丸临卧时噙化，徐徐咽下；对声音不出者，则用肾气汤水煎，于五更初，肾气开时，不许咳唾言语，默默服之奏效。龚廷贤治疗久失音声哑，选用嘹亮丸重汤煮热，不拘时服，白滚水送下。又方：将甘草、桔梗、乌梅、乌药各等分，水煎，食后频频服，用于治疗声哑。由此可知，龚廷贤认为声哑其根本是肾虚，有别于历代医家认为声哑以肺脾虚损为多的观点，体现了其治病必求于本的精神。《种杏仙方》中记载了诸多治疗喉喑的外治方。如一方治声哑、言语不出，用蜜调水饮一碗遂愈。一人声哑，用木香少许频嚼而瘥。治失音，“用槐花，新瓦上炒熟，怀之，随处细嚼一二粒，久久自愈”。

李梴辨治久嗽失音，善用诃子散，取去核诃子、去皮尖杏仁、通草、生姜，水煎去渣温服，开音止嗽，效佳。

聂尚恒治疗喉喑，注重辨证，尤其对于病因病机较复杂的病例，聂尚恒善于洞悉其病变本质及要点，随证用药，每每获效。譬如，《奇效医述·卷二·治咳因于寒服凉药失声用发散得效述》中有一案：“一亲友以善医自负，禀性素热，惯服凉药。在京朝觐，因伤风又咳求方于予。予曰，咳因风寒，必先除寒邪而后可以清热，制方先用桑、杏、麻黄、防风等品。此友自是己见，以为素不用燥药，单用枝芩、花粉等凉剂服多一日，声哑不出来请予治。予戒之曰，公能任吾意用药，勿参己见则声可立出，若要自用则不敢与闻，友事急不得已而听予。因制加味三拗汤与之，服完一剂，坐饮未毕而声出矣。加味三拗汤。杏仁拣去双仁者不去皮尖二钱五分，麻黄二钱，生甘草五分，羌活、桔梗各八分，防风去芦一钱，生姜三钱切细，水煎热服。”案中患者因感寒而咳，却拘于“禀性素热”，执于己见，擅服凉药，病情加重，引发喉喑。聂尚恒临证思路清晰，患者素体虽热，但此时主要病机在于风寒束肺，肺气不宣，风寒之邪客滞喉窍、阻滞脉络，使声门开阖不利，而致金实不鸣，故治以疏风散寒、宣肺开音，并大胆判断其预后“公能任吾意用药，勿参己见则声可立出”。非经验丰富，何来如此底气？患者“服完一剂，坐饮未毕而声出矣”，聂尚恒用药取效，其应如响。再观其方药，聂氏根据辨证，选用经方三拗汤，随症加减。方中，以麻黄、生姜疏散风寒；杏仁宣降肺气，助麻黄宣肺散寒；羌活、防风相合，重在散寒开闭；桔梗宣肺利咽，载药上行；甘草利喉开音，调和诸药。全方以辛散药为主，水煎带热服，使风寒得散，肺气得宣，声音能彰。聂氏辨治风寒证喉喑的临证思维，仍为今之临床所借鉴。

涂绅继承先学，创新发微，擅治声病，在《百代医宗·卷一·声音论》中引用

《仁斋直指方》的观点，指出："心为声音之主，肺为声音之门，肾为声音之根，或风寒暑湿气血痰热，邪气有干于心肺者，病在上脘，随证解之，邪气解散，则天籁鸣矣。"明确声病与心、肺、肾相关，病起于邪犯上脘，治疗声病初起应以散邪为法。在《百代医宗·卷一·失声哑声不同论》中指出："人病失声哑声，其疾何由而致。余曰痰火上升而塞于肺孔，故至于失声也。其失血真阴咳嗽，肺气散而不收，故人之声哑。盖人之心肺若钟磬，然悬虚则鸣，实之不响，击之亦不鸣矣。今去痰火，犹去钟磬中之实物也。声哑者，如钟磬中有塞物，须击至破，有声而无音，故治各不同矣。失声者，不治自愈而复鸣可待。声哑者，治而不瘳有矣乎。"涂氏认为，失声与哑声当须细辨。失声多因痰火为病，属实证，治疗当以祛邪为主，预后较好；哑声则多因阴血耗损，肺气不收，属虚证，治疗当以补虚为主，但较为难治。对于咽痛、声哑的喉喑病，涂氏亦提倡运用喉部吹药的方式治疗，以解毒消肿、利喉开音，云："通隘散，治喉痛生疮声哑。方用白硼砂二钱，儿茶一钱，蒲黄六分炒，青黛一钱，滑石一钱，寒水石一钱，黄柏末五分，牙硝六分，枯矾六分，片脑二分，黄连五分。"

龚居中在《红炉点雪》中也详细阐述了自己对声病的理解，他认为咽喉发声与心肺关系密切，认为人之语声，有赖心神的主宰和肺气的鼓动，才能圆润洪亮。他指出："愚谓言者，心之声，声者，肺之韵。肺体清虚，以气鼓迫之则鸣，犹钟磬之悬架，其内空虚，击之则鸣。"他的见解契合了《黄帝内经》"心主神明，肺主气"之旨。人之言语声音，是在心神的主宰和调节下，由肺所主之气迫击肺体、鼓动声户（声门）而产生的，其原理有如气体敲击座钟的钟摆发声一样，这一理论为喉科的嗓音理论发展铺垫了基石。此外，在其著作《新刻幼科百效全书》中指出，声哑惊风，声哑辨治须慎，以慢惊声哑尤慎，云："慢惊多发于大病之后，或误汗下，或吐泻久而脾胃虚弱，虚热生痰，凝滞咽喉，如牵锯之声，时复瘈疭，口气四肢俱冷，面青白，二便利，露睛啼哭，忽如哑声，皆脾肺虚弱故也。"龚氏进一步提出："治宜保脾土为主，甚不可攻击。症虽有痰，只以六君子汤加天麻、钩藤、炮姜主之。"此外，龚氏强调，慢惊风总由急惊风治疗延误或治疗不当所致，辨治急惊风"此症有声可治，无声不治"，宜掐威灵穴急治之，及时正确辨证急惊风则无转为慢惊风之虞。可见，龚氏治疗慢惊风声哑，多从脾肺气虚论治，"治宜保脾土为先，甚不可攻击"，以防变为他症。而对于口软失语，当从心肾不足论治。他认为，五软者，头软，手软，肌肉软，脚软，口软是也，皆由胎气不固，生下精髓不充，又为六淫所袭而致。龚氏指出："口软者，心神不足则舌本不通而不能言语也，宜用人参、石菖蒲、麦冬、远志、川芎、当归各二钱，乳香、朱砂各一钱为末，蜜丸，米汤化下。又有禀气不足，则髓不能充骨而齿不生者，宜十全大补汤加知母、黄柏主之。"可见，龚氏治疗口软失语，从心肾不足考虑，善用丸剂，丸者缓也，以图和缓补益取效。

余世用认为久病失音多有肾虚，治宜补肾利喉开音。如治久失音声哑，用响声丸（薄荷叶、百药煎、川芎、砂仁、诃子、大黄、连翘、桔梗、甘草共为末，鸡子清为丸，如弹子大，每服一丸，临卧时噙化，徐徐咽下）。治声音不清可用桔梗、诃子、木通、甘草水煎，用生地黄捣烂入药服。治男女声音不清用白茯苓、黄柏、生地黄、当归、熟地黄、天冬、诃子、阿胶、知母、麦冬、乌梅、人参、牛乳、人乳、梨汁共为细末，炼蜜为丸，如黄豆大小，每次服八九丸，诃子煎汤送下，或用萝卜煎汤送下。可见他在治疗嗓音失哑上不拘一格，善用丸剂，注重简便快捷。

王文谟治疗喉喑，既重视散邪利窍，又顾及敛气益气以彰音，所用内外方药简便易得，每投必应。譬如，针对火郁咽喉的不能言语，王氏运用随手可得的“丝瓜种笃”（丝瓜种笃疑为丝瓜络）、百草霜、食盐研末吹喉，清热散火、利喉开音。王氏记载如下：“消毒散，专治男、妇卒然咽喉生泡，不能言语，吹之神效。丝瓜种笃即赶絮干壳，尽处是。百草霜即锅底黑煤，同食盐三钱，三味各等分，共为细末。临用吹一字入咽中，其泡即碎，血出即愈，不可轻传。”又如，针对寒证、虚证失音者，王氏治疗为鸣金散内服，以益气散寒、宣肺开音，其云：“鸣金散，专治男、妇或因寒、因气失声者，神效。诃子，升麻，苦梗，人参，杏仁。上为散，煎，不拘时服。”方中桔梗、杏仁宣肺散寒；人参、升麻益气升阳；诃子敛肺利喉，又防发散太过。诸药合用，使风寒得散、肺气得宣、宗气内充，故声音自彰。

梅启照治疗声病哑喉，灵活变通，不仅内服更兼外治，擅用药物含化咽津，以清喉利窍而开音。代表方剂如哑喉奇方，书云：“哑喉奇方，硼砂一两，元明粉三钱，胆星二钱，百药煎三个，诃子肉二钱，冰片三分，共研极细末，用大乌梅肉一两捣如泥，作丸如龙眼核大，每用一丸噙化咽之，奇效。”

四、咽喉生疮

葛洪治上焦有热所致的口舌咽中生疮伴咳吐脓血，用桔梗、甘草为末，煎服。治连月饮酒导致的喉咽烂、舌上生疮，用大麻子（蓖麻）、黄柏为末，和蜜为丸服之，清热解毒，使热毒有所出之路，口咽烂疮立解。治虚中有热而致的口舌咽干伴咳嗽脓血，用黄芪、甘草为末，吞服或置茶点羹粥中服。

陈自明对咽喉口舌生疮的防治颇有心得，且将治未病思想融入其中，他认为，心经有热易发此疾，尤其是患痈疽之人，热毒冲心更易发生咽喉口舌生疮。譬如，陈自明指出，患痈疽之人“当先服犀角散，防有此证（咽喉口舌生疮）”。其云：“凡发背疽之后，不曾服内托散，致使热毒冲于心经，必使后来咽喉口舌生疮，甚至黑烂，合先服犀角散，以解其毒，免有此证。犀角散方：生犀角屑、玄参（去芦）、升麻、生黄芪（去芦，切）、赤芍药、麦冬（取心）、生粉草、当归（酒洗，去芦，焙）各一两，大黄（微炒，二两）。上为粗末，每服三钱，水一盏半，煎至七分，去渣温服，不拘时。若已病，又肾水枯涸、心肾不济、虚火炎上或心经热盛，咽喉口舌生疮尤甚。倘若又有痈疽热毒冲心则其证险恶，可急用加减八味丸以滋阴补肾、降火敛疮。”陈氏擅用琥珀犀角膏、加减八味丸治疗咽喉口舌生疮，尤其是治疗痈疽变证热毒冲心所致的咽喉口舌生疮，取效甚捷。陈氏指出：“琥珀犀角膏方，治咽喉口舌生疮菌。真琥珀（研）、生犀角屑各一钱重，辰砂（研）、茯神（去木皮）各二钱重，真脑子（研，一字），人参（去芦）、酸枣仁（去皮）各二钱重。上人参、茯神、犀角为细末，入乳钵内，别研药味和匀，用炼蜜搜为膏子，以瓷瓶收贮，俟其疾发，每服一弹子大，以麦冬去心浓煎汤化服，一日连进五服取效。”

危亦林致力于运用和研究临床验方、效方和秘方，一直坚持“方虽传之古人，药必出于己手”的原则。他用升麻散加薄荷、黄芩治上膈壅毒导致的口舌生疮、咽喉肿痛；用甘露饮治血热口舌生疮、咽喉肿痛。

龚信辨治喉科急症，提倡“急则治其标……标则用丸散以吐痰散热”。其治疗喉病注重喉部吹药，应用喉枪（竹筒、苇筒）把药末吹入咽喉患部，以涌吐痰涎、排脓消肿，迅速解除气道堵塞，救危难于顷刻。如运用通隘散吹喉，解毒消肿、利喉开音，治疗喉痛生疮声哑。书中记载的通隘散方如下：白硼砂二钱，孩儿茶一钱，蒲黄六分，青黛一钱，牙硝六分，枯矾六分，片脑二分，黄连五分，末，滑石一钱，寒水石一钱，黄柏五分，末。上共为末，以苇筒，药少许，吹入喉中，即效。若喉病日久，阴虚火旺，相火不位，喉痛，并喉生疮，喉闭热毒，龚信治以降火补虚、引火归位，方用清火补阴汤。书中记载的清火补阴汤如下：当归一钱，川芎一钱，白芍一钱二分，熟地黄一钱二分，黄柏一钱，童便炒，知母一钱，生用，天花粉一钱，甘草一钱，加玄参三钱。以上诸药一剂，水煎，入竹沥，温服。方中以当归、川芎、熟地黄、白芍养肝血补肾精，强肝肾之真阴，制妄动之相火；复以黄柏、知母、天花粉、玄参、童便引上逆之相火下行。诸药合用，滋阴降火，肝肾阴足，相火归位，喉症自除。

龚廷贤认为，喉疮者，喉间生肉色赤，层层相叠，饮食吞咽有碍，是血虚火升，喉痛生疮之故，治以养血降虚火，病愈如风送，治宜加味四物汤，并作歌诀“黄柏知母藏，桔梗天花粉，甘草水煎尝，清上薄荷叶五钱，一分熊胆与青盐，硼砂一钱胆矾许，雄黄五分一处研，白糖化丸荧实大，一丸舌下化之吞”。

喻嘉言对于咽伤生疮、音声不出者，认为应用《伤寒论》之苦酒汤，病由少阴水亏、虚火上炎、痰火郁结所致，故不可用辛热之桂枝，亦不可过用苦寒之药，故用半夏、鸡子涤饮润咽，更借苦酒之消肿敛疮，以胜阴热也。方中半夏，辛燥可涤痰饮；鸡子，清润可清热养阴而润燥；苦酒，酸敛可消肿敛疮而止痛。此外，对于咽喉生疮，脾肺虚热上攻之症，喻嘉言也记载了诸多治法。譬如，麦冬一两，黄连五钱为末，蜜丸梧子大，每服二十丸，麦冬汤下；蓖麻仁一枚，朴硝一钱，同研，新汲水服，连进二三服，效；蓖麻仁、荆芥穗等分为末，蜜丸，绵包噙咽之；灯笼草炒焦，研末，酒调呷之；吴茱萸末醋调贴两足心，隔夜便愈，其性虽热，而能引热下行；喉中生肉，以绵裹筷头蘸盐揩肉上，日六七度易；咽喉妨碍，如有物，吞吐不利，杵头糠、人参各一钱，石莲肉炒一钱，水煎服，日三次；吞发在咽，取自己乱发烧灰，水服一钱。可见，喻嘉言善用噙、裹、敷等导引法治疗咽中生疮、生肉、妨碍之疾，养阴润肺、化浊、引火下行，使之消于无形。

涂绅治疗咽喉生疮注重患部用药，运用喉枪（竹管、芦管）把药末吹入咽喉口腔患部，如“清金散……咽疮如烂者，竹管吹入”，辅以烟熏、搽药等法，涌吐痰涎，消肿利喉，迅速解除气道堵塞，以起死回生。

龚居中的《红炉点雪》，记载了他注重局部施药，通过噙、吹、滴、点、贴、涂等法施药于咽喉患部治疗疾病的经验，其操作简单易行，疗效快捷迅速。他治疗咽喉生疮声哑，擅以海上方“白硼砂一钱，蒲黄六分，孩儿茶一钱，牙硝六分，青黛一钱，枯矾六分，黄连五分，片脑二厘，黄柏五分，寒水石一钱，滑石一钱”药末吹喉，立效。

王文谟治疗咽喉口舌诸般肿痹喉症，机灵妙投，每每内外兼治、针（刀）药结合以消肿开痹，既注意祛邪，又兼顾护正。譬如，针对咽喉疮肿，王氏运用苦参末吹喉以消肿止痛。记载如下：“解围散，专治男、妇喉生风核，吞咽不下者，神效。以苦参不拘多少，为极细末，吹入一字，神效无比。”又如，针对咽痛咳嗽，王氏以药末内服来消肿止咳，其书载有咳嗽咽痛仙方：“紫菀四两，洗去泥土，蒸过，款冬花一两，大雄黄二钱，瞿麦一钱，雷丸三钱，远志去心，净，五钱。共为细末，每用二钱，米泔水调服。”方中辅以米泔水调服以护胃和中。再如，针对咽闭急症，王氏用“喉内咽闭吹药”消肿宽喉，喉内咽闭吹药用“石榴皮五钱七分，没药八分，血竭一钱，共为细末，吹入喉中即安”。此外，针对双鹅风、牙病肿痛等肿甚的喉科急症，他常用针刀刺营出血泄除热毒以消肿。上述诸法，清热泄毒、化痰消肿，能够较好地缓解咽喉肿痹、开窍宽喉。

五、梅核气

陈自明对辨治梅核气犹有心得，论述甚详，认为此病多为七情所伤，患者以妇人居多。他指出："妇人情性执着，不能宽解，多被七气所伤。喜、怒、悲、思、忧、恐、惊之气结成痰涎，状如破絮，或如梅核在咽喉之间，咯不出，咽不下，此七气所为也。"以四七汤治疗，"紫苏叶（二两），厚朴（三两），茯苓（四两），半夏（五两），上咀，每服四钱。水一盏半，姜七片，枣一个，煎至六分，去滓热服"。尤其值得借鉴的是陈自明强调产妇罹患梅核气，切不可因产后气血俱虚，觉紫苏叶耗气而不肯服用，须以香附久服方可取效。

危亦林在《世医得效方》开宗明义："人之有生，血气顺则周流一身，脉息和而诸疾不作，气血逆则运动滞涩，脉息乱而百病生。"他指出，气血亏虚之人，疾病发展快，愈后也较差，临床当引起重视，"血消气沮之人，偶或伤之，病在顷刻，中之则名中暍"。他认为治疗喉疾，应该重视调理气血，"调顺荣卫，通流血脉，快利三焦，安和五脏"。他从气论述梅核气，云："凡此七者，证虽不同，本乎一气。脏气不行，郁而不舒，结成痰涎，随气积聚，坚大如块，在心腹间，或塞咽喉，如粉絮梅核样，咯不出，咽不下，每发欲绝，逆害饮食。"该理论深入浅出，十分精妙。

谢星焕善治梅核气，常用理气、清火、消痰、平肝等法，同时重视精神调治。如《谢映庐医案·冲逆门·七情郁结》中记载："吴敬伦，年近六旬，得噎食病，每食胃中病呕，痰饮上泛，久投香砂六君、丁蔻、理中等药，毫无一效，诸医辞治，自认必毙。谢星焕诊得脉无紧涩，且喜浮滑，大便亦调，吞吐维艰，咽喉如有物阻，胸膈似觉不开。谓之曰，此症十分可治。以四七汤合四磨饮，一服而胸膈觉开，再服而咽喘稍利，始以米汤进十余剂，始得纳谷如常，随以逍遥散间服六君子汤，调理二月而病渐愈。"

六、喉闭、喉风

对于气机不畅所致咽喉肿痛、喉风等肺系急症，席弘指出："谁知天突治喉风。"一语点明天突主治病证。天突属任脉腧穴，居咽喉下部，有宣肺通气，利咽开音之功效，是治疗咽喉气机不畅症的常用要穴。

陈自明治疗喉科危症颇具心得，主张急用神仙追毒丸，书中记载其方用文蛤三钱，山慈姑二两，麝香三钱，千金子一两，红牙大戟一两半，用糯米煮浓饮为丸，分为四十粒，每服一粒，用井花水或薄荷汤磨服，未隔宿者，生姜蜜水磨灌一粒下，即苏，取效快捷。治疗急喉闭擅用神圣北葶丸，云："急喉闭者，男左女右，以一丸鼻中嗅之，立愈……神圣北葶丸（出《灵苑方》），北葶（去砂石，研）、没药、木香、当归各一分，芫花、莪术各半两，巴豆（去皮膜心）四十粒。上先研磨北葶、没药、巴豆如粉，用好米醋三升同煮成稀膏，然后将余四味为细末，入于膏内搜合成块，用新瓦合盛。”

黎民寿治疗喉风诸病注重散结消肿，宽利喉窍，善伍以涤痰散瘀、宽利咽喉之品。譬如，用雄黄、郁金、巴豆研末为丸，热茶清送服。方中雄黄祛痰镇惊、解毒消肿，郁金活血止痛、行气解郁、清心凉血，巴豆峻下寒积、逐水消肿，三药共用，可治缠喉风、急喉、闭喉、失音不语、咽喉肿痛等热毒壅喉急证。

危亦林善用咽喉口腔的患部小竹管吹药（喉枪）特色治疗，云：“雄黄散，治缠喉风喉闭，先两日胸膈气紧，取气短促，忽然咽喉肿痛，手足厥，气闭不通，不治。巴豆（七粒，三生四熟，生者去壳生研，熟者去壳灯上烧存性）、干桑黄菇（二片）、雄黄（一块，皂角子大，透明者，细研）、郁金（一枚，蝉肚者，研为末），上再研匀。每服半字，茶清少许下。如口噤咽塞，用小竹管纳药，吹入喉中，须臾吐利即效。”可见，危氏临证，理法方药详细明晰，在喉风危候中救人性命于顷刻。

沙图穆苏对喉风诸症也有较好的治疗经验，他认为，喉风多为风邪火毒困结喉窍所致，治疗当以散风泄毒为重。常用方法为：“墙上土蜂巢（一个，碾极细），上先用楮叶，将病人舌用叶擦破，微令血出，将蜂巢土用醋调，用鹅毛蘸药于喉中捻之，令痰涎出为效，后用扁竹根擂碎，调冷水与病者，只服三口，利三行即愈，就用冷水漱口，立愈。”此方内外结合，先外治散风泄毒消肿，后内服清热解毒消痰，并且还可用于治疗单双乳蛾。如遇急喉风，情况紧急，救喉如救火，沙图穆苏具体治法为：“上将灯草用新瓦一个盛之，又用新瓦一个盒之，以火焚烧成灰，再将盐一大匙头，于就瓦上炒存性。二物和合，用苇筒一个，用药一捻，吹于喉中，涎出为效，吹三次立愈。”此法妙在探吐痰涎，救危于顷刻。沙氏辨证缜密，认为喉闭亦可为寒痰困结所致，临证当以温喉消痰为治。譬如，以膏注治喉闭，用当归、附子、川芎、防风、白蔹、升麻、细辛、侧柏叶、萆薢、甘草、桑白皮、白及、垂柳枝、桃仁、黄芪、白芷、僵蚕、杏仁、雄黄、麝香、硫黄、黄丹制为膏剂，“膏注……喉闭含化咽津液下”。可见，沙氏熟谙《伤寒论》少阴咽痛含咽之法，切合临床。

朱权认为，喉风一症，发病迅速，多为风邪火毒困结喉窍所致，治宜散风泄毒。譬如，治缠喉风气不通，宜用白僵蚕（直者，炒去丝嘴）、枯白矾各等分，为末，每服三钱，生姜蜜水一钟调下，不拘时服。又如，治缠喉风咽喉堵塞、水浆不下，宜用尖草乌二钱，淮乌二钱，川芎四钱，麝香二分，为末，每服一字多，冷水一点调下，忌热汤。方中草乌、淮乌泄毒消肿，川芎、麝香开窍止痛，白僵蚕、白矾祛风化痰，诸药合用，祛风解毒消肿。朱权认为，喉闭多由风痰热结聚喉窍所致，临证当以祛风化痰散结为治。譬如，治风热闭塞咽喉，遍身浮肿，以牛蒡子一合，半生半熟，捣为末，热酒调下一钱。针对喉闭重舌，真铜青不计多少，用好米醋浸，擂烂，以鸡毛蘸入喉中，涎出即愈。治咽痛风痰壅塞，气不得出入喉内，痰响欲死者，用马兰草白根一大握，洗净，米醋半盏，研烂，绞汁灌下，吐出风痰即瘥。又如，治咽喉闭塞，用盐梅肉，并硼砂同研烂，噙化；或用大黄一两，僵蚕半两，微炒，碾为末，蜜丸如弹子大，口噙化，妙；或用巴豆去壳，不拘多少，以皮纸裹，捶破，压令油渗纸上，去豆收纸。遇有患者，以纸作捻，用火点着，有焰起吹灭，带火刺喉内肿处；病势重者，再刺之，有痰出或血出即愈。咽喉闭塞如口噤不开，以此药一团安瓶中，烧熏两鼻孔内，喷嚏即便口开；或用鹅项草花、白芷根上皮、花椒树根皮，洗净，阴干，研末，将疮口刺破，用芦管吹疮口上，即效；或用蛇蜕一条，无问大小，用瓷器内烧过存性，研末，用芦管吹入喉内少许，不过三次，其喉自开，最妙。

龚廷贤针对风痰壅阻喉腔的喉风急危重症，擅以暴悍之药涌吐风痰，直治其本。譬如，治诸喉风，云："用猪牙皂角一两，去黑皮并弦，锉碎。水二钟，煎至一钟，去滓，加蜜一匙，如无，以鸡清半个，和匀服之，随即吐出风痰。如牙关紧急，用巴豆三五粒，去壳，研油于纸上，作捻熏两鼻中，苏矣。"可见，龚氏治疗喉风急症，积学深思，经验独到，用药简便，实为灵验可贵。

李梴救治喉风肿痛急症，善用冰梅丸。取鲜南星、鲜半夏、皂角、白矾、食盐、防风、朴硝、桔梗、略熟梅子为丸，瓷罐收贮起霜，含咽，痰出自愈，其效如神。救治风热咽喉闭塞急症，善用金锁匙，取朴硝、雄黄、大黄，为末，吹入喉中，散邪开窍，痰出消肿，亦神效。可见，虽然"种种咽喉总是火"，治疗诸般喉症总以涤痰泄热为要，但是李氏认为邪客清窍，一味苦寒则邪凝难去，只有巧配辛香温散之品，才能冀图开散客邪，达到消肿宽喉、救急于危难之目的。

吴文炳善结合吹喉、噙化、喉针等多种方法治疗喉病。譬如，治喉风，不问阴阳，内外急难症肿塞者，用千两金丸"蚵蚾草半两，铜青、大黄、牙硝各五钱，研末，以白梅肉研烂，捣匀，每一两作五丸"，以新棉裹，噙化有顽涎吐出，吐后服甘桔汤甚妙。治一切风热咽喉闭塞，用金锁匙吹喉。治缠喉、急喉痹，用二仙散吹喉。治风热喉闭、缠喉风，用玉钥匙吹喉，神效。并有一吐痰妙方，治缠喉风、喉痹及一切喉症，牙关紧急，痰涎壅盛者，"用珠子草（俗名五爪龙草），取根捣入陈米醋调灌下，用牙皂、桐油、鹅翎探吐，或千两金丸、二圣散、白矾散、一字散选而用之"。

喻嘉言辨治喉风，多从太阴肺经论治，认为火热之毒，强聚于肺，表之里之，温之清之。譬如，急喉痹风不拘大人小儿，"玄参、鼠粘子（半生半炒）各一两，为末，新汲水服一盏，立瘥"。急喉痹塞，牙关咬紧不通，蓖麻仁研烂，直卷作筒，烧烟熏吸，即通，或只取油作捻，尤妙，名圣烟筒。木贼以牛粪火烧存性，每冷水服一钱，血出即安。喉风痹塞，"用灯心一握，阴阳瓦烧存性，又炒盐一匙。每吹一捻，数次立愈”，“一方用灯心灰二钱、蓬砂末一钱，吹之”，“一用灯心草、红花烧灰，酒服一钱，即消”，“又用红蓝花捣，绞汁一小升，服之，瘥。如无鲜者，以干红花浸湿，绞汁，煎服，亦效”。治缠喉风痹，饮食不通欲死者，“返魂草根（一名紫菀，南人呼为夜牵牛）一茎，洗净，纳入喉中，取恶涎出即瘥，神效。更以马牙硝津咽之，即绝根”。缠喉风肿，可用“天名精，俗名臭夫娘子草，实名鹤虱，根名杜牛膝，细研，以生蜜和丸弹子大，每噙一二丸即愈，干者为末，蜜丸亦可，名救生丸”。可见，喻嘉言治疗喉风急危病证，总能力拔千斤，出神入化，活人无数。

聂尚恒对于痘毒攻喉引发的喉风，认识详尽而深入。在《活幼心法·卷之五·痘症》中记载：“痘有咽喉呛水者，顺逆不同，须当分辨。若痘灌脓浆时呛水者，喉中有痘也。外痘成浆，则内痘亦成浆，壅于会厌门而呛也。盖是门乃饮食所进之处，既有所壅，则饮水必溢入气喉而发呛。若食物有渣，自能咽下，不犯气道，故不呛也。待外痘靥则内自痊，不药而愈矣。然此虽呛水，其喉亦不甚痛也。若痘未行浆而喉先呛水，此则毒气壅塞，其喉必痛，宜用利咽解毒汤。”从聂氏治疗痘毒攻喉并发症的经验中，可以看到，无论是对病证的认识还是治疗方案，其治疗喉病经验丰富，颇具心得。

涂绅对于咽喉肿胀、痰涎壅塞、水浆不入的喉风急症，常以胆矾、白僵蚕研末吹喉，以涌吐痰涎、消肿开闭。例如，书中记载其治疗：“治缠喉风、急喉痹，鸭嘴胆矾二钱，白僵蚕炒五钱，右末用少许吹入喉中即愈。”此外，当患者牙关紧闭无法配合治疗时，涂氏灵活变通，通过鼻道给药，使之口开，云：“开关散，治诸喉痹、牙关紧急，用此药吹入鼻中，喷嚏即开，后可进药。”或用烟熏鼻窍，取涎开闭，云：“巴豆去壳，用纸包豆肉，竹管压出巴油，取油纸作一纸撚，点灯随即吹灭，用烟熏入左右鼻孔，令其患人口鼻流涎，牙关开矣。”对于痰火壅盛、闭阻窍道之喉病，涂氏治以清热解毒，祛痰消肿，云：“山豆根汤，治热喉闭。”本方用于治疗实火肺热，咽肿喉闭之喉病重症。方中山豆根降泻肺火，为治喉病实热之要药；射干清热解毒，散血消肿，除痰散结；升麻清热解毒，升举阳气，载药上行。三药重用，量大力专，清热降火，消肿开闭。又如“玄参散，治悬痈肿痛不可食”，本方专治火盛上逆，悬痈肿痛，咽阻不能下食者。方中玄参滋阴降火，解毒散结；射干、大黄清热解毒，消痈散结；升麻气味俱薄，浮而升，引药上行；甘草甘平除热，调和药性。以苦降之品，少佐辛凉，再少使以甘平，先噙后进，徐徐咽下，使药力上达，使上逆之热缓缓下行，病自减矣。

龚居中对治疗喉风急重症颇具心得，注重消肿开关，直治其本，每投必应。譬如，治缠喉风、喉闭，其症先两日胸膈气紧，出气短促，蓦然咽喉肿痛，手足厥冷，气闭不通，顷刻难治，须用雄黄、巴豆、郁金，上三味研细，每服半匙，茶调，细呷。如口噤咽塞，“如口噤咽塞，用小竹管纳药吹喉中，须臾吐利即醒。如无前药，用川升麻四两锉碎，水四碗，煎一碗，灌入”。龚氏治疗喉风急重症，积学深思，经验独到，诸药合用，解毒消肿，药物吹入喉中，使药力直达患处，肿痛立消，救急救危，颇具创新。龚氏亦擅用推拿疗法结合外用药治疗小儿喉病。譬如，治小儿喉痹及喉风所致喉中痰壅喘甚，“用巴豆一粒，捣烂，作一丸，以棉花包裹，男左女右，塞鼻，痰即坠下”，配合掐精宁穴，治小儿气促痰涌气急，即掐即散。

明代王文谟精于临床，通晓诸科，私淑善治喉病的盱江喉科名医范叔清、危亦林，撰有《家藏喉风方》，专治十八种喉风。王氏对于喉风暴发，呼吸不出，汤水不进之病，提倡通过局部吹药，使药力直达患部速治其标，救危难于顷刻。他对喉风类型加以辨析以指导诊治：风痰壅喉者，当以治痰为法，涌吐痰涎；无痰喉闭者，则当以通窍为法，开窍宽喉。其后再予药物内服治其本。譬如，针对寒束于外、热郁于内的喉风急症，王氏先以吹药祛痰消肿，再以汤剂内服散寒除热。云：“喉风吹药……先用吹药打痰，白矾五分，硼砂五分，紫金皮二钱，胆矾三分。上为末，吹入喉中，即吐痰。甚者，加常山末五分，后服煎药。喉风煎药，升麻，荆芥，黄芩，黄连，甘草，桔梗，防风，玄参，黄柏，大便秘结加大黄。”喉风吹药方中，以胆矾、白矾涌吐风痰，硼砂、紫金皮（紫荆皮）解毒消肿，药味不多，取效甚捷。喉风内服方中，以荆芥、防风、升麻外散风寒，黄芩、黄连、黄柏内清里热，玄参、甘草、桔梗化痰利咽。诸药合用，使外寒得散，内热得清，喉症自除。又如，针对痰热互结、壅阻喉腔的喉风急症，王氏先以吹药祛风涤痰，再以汤剂内服清热消肿。吹药之喉风仙方：全蝎（十八个，去头、足、尾），僵蚕、皂角刺、硼砂、雄黄、明矾各一钱，胆矾少许，共为细末，每一字吹入喉中，即愈。后服：连翘三钱，黄芩一钱半，大黄一钱半，薄荷一钱半，人参一钱，甘草一钱，栀子一钱，芒硝一钱，白附子八分，黄连五分，煎服。吹喉方中，以全蝎、雄黄攻毒散结；僵蚕、胆矾、明矾涌吐风痰；硼砂、皂角刺解毒消肿。诸药合用，速祛其痰。内服方中，以大黄、芒硝、黄芩、黄连、栀子泻热解毒；大黄、白附子合用祛痰消肿；连翘、薄荷清热利咽；辅以人参、甘草顾护胃气。诸药合用，共奏泻热解毒、祛痰开窍之功。此外，针对牙关紧闭，无法配合吹药的喉风急症，王氏灵活变通，撬开口或通过鼻窍给药，探吐风痰、通窍开关喉。譬如，用“家藏喉风方”（猪牙皂角7枚煎水，入少许蜜或鸡子）撬开口灌入，使患者吐出风痰毒涎，专治十八种喉风。或用“祖传方，红牛膝，取自然之汁，吹入鼻中，即打嚏、吐痰、开关，其风即愈。又方，用细辛、雄黄、皂角为末，吹入鼻中，尤妙。”王氏运用撬口灌药吐涎或吹药入鼻取嚏等开关宽喉缓解喉风之法，实为灵验可贵。

谢星焕临证丰富，积学深思，提出救治喉风的基本思想：“治牙紧唇肿，咽喉壅塞，以及缠喉风之最急者，悉遵经旨火郁发之、甘以缓之之义。”《谢映庐医案·风火门·牙紧唇肿》中记载：陈元东，连日微恶寒，耳痛及脑，然饮食自若，吴医诊治，予川芎茶调散。下咽即浑身大热，面红目赤，牙紧唇肿，咽喉窒塞，瘾疹红块，攒发满项。吴医见状束手，数医未敢用药，有谓此非桂附不可治者。谢星焕细察病情，遂将吴医原方加甘草五钱，并曰立可呈效。药一入喉，微汗热退疹消，头目俱清，一时人事大爽。因谢氏谙熟“火郁发之”之理，一剂，其伏邪只到肌表，发犹未透，故逼蒸发热，头目赤肿，皮肤疙瘩，乘机再剂，解肌败毒，攻其汗出，则邪可尽达，自然风静火平。

黄宫绣采取咽喉局部给药的方式，促使患者涌吐痰涎、排脓消肿、开窍通气以起死回生。应他用巴豆救治缠喉风，“缠喉急痹，缓治则死……或用纸捻蘸巴豆油，燃火刺喉，或捣巴豆绵裹，随左右纳鼻中，吐出恶涎紫血即宽”。

叶风认为，喉风一症，发病迅速，痰壅喉肿，瞬间可发生窒息死亡，“走马看咽喉，不待少顷”。危氏针对痰热互结、壅阻喉腔的喉风急症，擅以吹药祛风涤痰消肿，用黑砂丹吹喉，黑砂丹方：硼砂、明雄黄、厚黄柏（蜜水炒黑）、白茅根（烧灰）、胆矾，以上共为末。方中，硼砂、雄黄解毒散结，白茅根、胆矾清热祛痰，诸药合用，速祛其痰。此外，若遇牙关紧闭，无法配合吹药的喉风急症患者，宜用醋磨大黄，刷牙关，患处针之，以药吹之，立痊。

陈当务辨治咽喉疾病，注重从咽喉的功能及发病机理和症状入手，系统而全面地论治咽喉病。陈氏认为：“喉连于肺，而实领五脏之气，咽连于胃，而实领六腑之气。若是外感，治去其邪而自愈。若是内伤，当有阴阳两辨。”譬如，引用薛立斋所述：“少阴主喉，任督二脉之会，咽喉肿痛，谓之缠喉风。如肿处溃白，一派虚证，谓之慢喉风。肿处皱赤，一派实证，谓之喉痹。若声音不出，牙关紧急者，谓之哑瘴喉风。若舌头搅动，痰涎堵塞者，谓之弄舌喉风。若相火上炎，咽干咽肿，如冻榴子色者，是为喉疳。若初觉痛痒，渐生苔藓，是为喉癣……若喉内生疮如蚕蛾者，谓之喉蛾风。疮形胀大，谓之喉瘤，皆急症也。”陈氏治咽喉急症，认为：“咽喉红肿痛胀者，宜泻宜针，溃白软痛者，宜温宜补。此证呼吸性命所关，不可一毫差错。”可见，咽喉急症极为凶险，须重视喉病从肺论治及咽病从脾胃论治，方为切中肯綮。

梅启照指出：“凡治锁喉风、喉闭险恶喉症，总以取吐出痰涎为主，多有得生者。”譬如：“用猪牙皂角和醋捣烂取汁，滴入喉内四五匙，痰涎大吐后，以便将元珠丹吹入，再将所余之醋捣牙皂，涂敷痛处颈上外面，干即易之，其乳蛾即破，喉闭即开而愈，极效。”又如：“此散无论喉风一切喉疮喉毒等症，均能吹治之，屡经验效。青鱼胆一钱，黄瓜霜一钱，梅花冰片一分，共研极细末，用瓷瓶收贮，勿令泄气，吹时俟喉中流吐痰涎，即愈。”

万潜斋认为，喉闭多由风痰结聚喉窍所致，临证当以治痰宽喉为法，吊痰、涌吐痰涎。书中记载的万潜斋经验方如下。治风痰喉闭宜辛乌散（京赤芍、草乌、皂荚、荆芥穗、紫荆皮、北细辛、桔梗、赤小豆、甘草、生地黄、北柴胡、连翘），诸药不宜火焙，放日中晒燥，共研细末，瓷瓶收入，勿走气临用，以井水调噙，为取痰圣药。如痰盛者，加摩风膏（川芎、灯心灰）四五匙浓汁入之，效更速。口外肿处用药调搽，又作洗药，以荆芥同煎水洗之。如悬旗风，加南星末少许（三四匙）。可见，万氏治疗喉闭颇具心得，以通俗易懂方式提出救治喉风的基本原则，以吊痰、吐痰宽喉为先，善用各种外用药，或搽或洗，实为灵验可贵。

七、咽喉肿痛

葛洪疗咽疾，用药重在消肿止痛、开窍利咽、清热利咽等，如初得伤寒，咽喉肿痛，同时伴有身重腰痛，面赤发斑，烦闷发狂，脉浮者，名中阳毒，治疗上宜急用“雄黄、甘草、升麻、当归、椒、桂各一分，水五升，煮取二升半，分三服，温覆取汗，服后不汗，更作一剂”。若毒病上攻，喉咽肿痛，“切商陆，炙令热，以布藉喉，以熨布上，冷复易”。又方，“真蔄茹，爪甲大，纳口中，以牙小嚼汁，以渍喉，当微觉异为佳也”，嚼汁渍喉，咽喉微有异感时效果更佳，此为喉科的嚼化之法。

陈自明灵活运用《太平惠民和剂局方》之方辨治咽喉肿痛，治疗寻常咽喉肿痛，常外用“咽喉痛方”（百药煎、硼砂、生白矾、甘草）含咽，或内服升麻葛根汤，或如圣汤、玉屑无忧散、脑麝三黄圆。若伤寒咽喉痛者，认为多是阳气上熏致咽喉痛，症状轻者，用升麻葛根汤加苦梗煎或如圣汤；重者咽痛日久不愈，用洗心散、四顺饮、犀角消毒饮。若痰涎壅盛者，则用圣胜金铤、雄黄圆，疗效极佳。若上焦壅热咽喉肿痛，咽物有碍者，可予甘露饮、牛黄凉膈圆、薄荷煎、鸡苏圆、硼砂圆、碧雪。若咽喉肿痛甚者，用洗心散、四顺饮、脑麝三黄圆、小三黄圆。若咽物有碍，水浆不下者，用圣胜金铤、石龙散、无忧散。

危亦林辨治热邪上犯咽喉不利，常用药有连翘、薄荷、牛蒡子等品，发散风热；大黄、黄连、黄芩、石膏、淡竹叶、栀子等品，清热泻火；射干、山豆根、白滑石、车前子等品，清热解毒；天冬、麦冬、石斛、枇杷叶等品，清热养阴；多佐以舟楫之桔梗，以载药上行，祛邪利咽。由此衍生出的治疗咽喉肿痛常用方剂，如三黄丸、大三黄丸、八正散、甘露饮、薄荷煎、天竺黄散等。

龚信传承盱江喉科流派先贤葛洪、席弘、范叔清、危亦林等的“喉针”经验，对喉科急症先以针刺放血散火宽喉，再以患部用药救治。如绵球散，“用乌梅去核，拈作饼，包药末在内，仍以药末掺之。以绵裹缚筋头上，先用鹅翎管，削针刺破，将绵球蘸淡醋缴喉中患处，去痰为度”。可见，龚信先以尖鹅翎管刺肿处，出血泄毒“火郁发之”，待火散肿消，喉腔见宽，继而患部用药以祛痰消肿，取效旋踵。龚信治疗喉病擅用外敷法，将药物直接作用于喉周患部，有吸收快、见效速、方法简便等优点。如运用醋调赤小豆散外敷喉周腮帮肿处，解毒消肿，以防邪毒攻喉。赤豆散，研赤小豆为细末，醋调敷肿处。又如，运用醋调白灰散外敷治疗痄腮，以散郁热消痈肿。（眉批：此方治痄腮之剂。）石灰不拘多少，炒七次，地下窨七次，醋调敷肿处，立消。

龚廷贤在《万病回春》中记载了多种治疗咽喉肿痛的办法。如破棺丹：治咽喉肿痛，水谷不下。将青盐、矾砂、硇砂各等分。上为末，吹患处，有痰吐出立效。救急方：治喉风口噤不语，死在须臾。胆矾（半生半枯）五分，熊胆、木香各三分。上为细末，用番木鳖磨井水调和，以鸡翎蘸扫患处，如势急口噤，以箸启之用药，扫下即消。吹喉散：治一切咽喉肿痛，并喉舌垂下肿痛者。胆矾、白矾、朴硝、片脑、山豆根、朱砂，先将鸡肶内黄皮焙燥，共前药研为极细末，用鹅毛管吹药入喉即效。大凡咽喉肿痛，或喉闭急症，用山豆根磨水噙漱立愈。

涂绅对于寒包于外、热郁于内之咽喉肿痛，治以疏风清热、散火利喉。如“清咽利膈汤，治咽喉肿痛，痰涎壅盛”，方中荆芥、防风疏散外邪；连翘清热解毒；黄芩、黄连、栀子清其里热；桔梗、玄参、牛蒡子解毒散结，清利咽喉；薄荷辛凉清宣，以利咽喉；大黄、朴硝荡涤肠胃之实热，所谓“釜底抽薪”也。又如，“甘桔汤，治风痰上壅，咽喉肿痛，吞吐如有所碍”，方中，桔梗苦辛清肺，外散风邪，排脓消肿；甘草甘平解毒而泻火。二药合用，取其辛苦散寒、甘平除热也。

喻嘉言对于咽喉肿痛灵活运用《伤寒论》猪肤汤，喻嘉言认为，心手少阴之脉上挟咽喉，肾足少阴之脉上循喉咙。因此少阴病阴虚有热，迫肠下利，下利则阴虚更甚，津液亏耗，少阴虚热循经上浮，熏于咽喉则有咽痛之症。喻嘉言云：“下利咽痛，胸满心烦，少阴热邪充斥上下中间，无所不到，寒下之药不可用矣。”本证下利，乃少阴阴虚液泄，不同于热邪下迫的热证，禁用寒下之品，故予猪肤汤以滋肾润肺而清虚热。方中，猪肤可滋养肺肾之阴，清少阴虚热，颇适宜少阴虚热喉痹。喻嘉言对猪肤用法，强调应“但用外皮，去其内层之肥白为是”，可增强其养阴润燥之力，并配以白蜜生津润燥以止咽痛，白米粉炒香则和胃益脾而止下利。

喻嘉言的《喻选古方试验》中提出，咽痛多从少阴君火、寒包热论治，少阴咽痛乃经络所系，少阴脉上贯肝膈入肺循喉咙，系舌本，故有咽痛之患。书云：“治痰涎壅滞，喉肿水不得下。天名精连根叶，捣汁，鹅翎扫入，去痰最妙……杜牛膝，鼓槌草同捣汁，灌之，不得下者，灌鼻，得吐为妙。又方，土牛膝春夏用茎，秋科有根，一把，青矾半两，同研，点患处，令吐脓血痰沫即愈。”又云：“咽喉闭痛，箬叶、灯心烧灰等分，吹之甚妙……喉中热肿，牛蒡根一升，水五升，煎一升，分三服。肺热喉痛，有痰热者，甘草炒二两，桔梗一两，每服五钱，水一钟半，入阿胶一片，煎服。悬痈喉痛，风热上搏也。牛蒡子（炒）、生甘草等分，水煎含咽，名启关散……少阴证二三日，咽痛者，桔梗一两，甘草二两，水三升，煮一升，分服。发斑咽痛，元参升麻汤，元参、升麻、甘草各五钱，水三盏煎一盏半，温服。”

龚居中辨治咽痛，重视滋阴抑阳。他指出“龙雷之火，不可水伏”，惟“滋阴抑阳”，使水升火降，津液复生，咽喉得其濡养则痛止。阴虚之火，不宜苦寒直折，龚居中提出：“治亦不宜专攻，但以主剂中倍以益阴之品，少增畅利之味，庶几得法。若以苦寒直折，则阴火愈炎，立见倾危也，慎之慎之。”反复强调治不宜苦寒专攻，应倍用滋阴之品，稍加畅利之味，肾水既补，水升火降，津液复通。龚居中辨治火病咽喉痛、口舌生疮，专列利咽良品以清咽止痛，常用蜜炙甘草去咽痛，与桔梗同用去肺热；蜜炒知母，泻肺火，利咽痛；去心麦冬，治虚热上攻咽痛；玄参，滋肾水清无根之火，利咽痛。以上五味，皆痰火咽痛两利之品。并且，龚居中书中专列有中成药甘梗汤和大温丸，以清利咽喉口舌、消肿止痛。书云：“甘梗汤，治喉痛，并声音不出。用桔梗（去头）二两，甘草（略煨）一两，荆芥（去梗取穗）五钱，每服四钱，生姜 3 片引。”又云：“大温丸，治口舌生疮，服俱凉药不效者。大附子（童便煮一炷香）一枚，人参（去芦）三分，桔梗（去头）一钱，生地黄一钱，蛤粉五分，玄参七分，升麻四分。上七味，共为细末，炼蜜为丸，金箔为衣，薄荷汤下，神效。”龚居中在《寿世仙丹》中还提到了对喉疳的治疗，龚居中辨治喉疳，多从火毒攻喉论治。譬如，治喉疳久不愈，用甘石散（炉甘石、瓦楞子、冰片、红粉霜），纳少许入笔管吹喉，立愈。方中，炉甘石、红粉霜拔毒祛脓，瓦楞子、冰片清火化瘀。可见，龚居中治疗喉疳，擅用喉药、喉枪（笔管），将药末直接吹喉，以泄毒宽喉、排脓消肿，其应如响。

万潜斋治疗咽喉口舌诸般肿痹喉症，机灵妙投，每每审证求因，据证立法，依法处方，在寒热虚实真假疑似之辨方面颇具功力，故治病屡见奇效。譬如，治初起喉痛，以消风、利膈为主，荆芥、防风、枳壳、桔梗、甘草数药，最不可少。审其风寒外感，加羌活、独活、川芎之类。审其风热外受，加僵蚕、薄荷、玄参之类。阴虚阳浮者，加龟板、阿胶、牛膝之类。火重者，当用黄芩、黄连、栀子诸品。但凡初起，皆宜先吹药，如冰硼散吹患处，开关后，次日去麝香，此药须研如灰尘，方见效。万潜斋赞冰硼散：“平淡四味，实有夺造化之奇功，回生之妙术，大抵喉科得此数方，功已十居八九矣。”

八、喉痹

席弘辨治喉痹，常取颊车、合谷、少商、尺泽、经渠、阳溪、大陵、二间、前谷。喉痹实证多与肺胃有关，少商、经渠、尺泽分别为手太阴肺经的井穴、经穴、合穴；二间、阳溪、合谷为手阳明大肠经的荥穴、经穴、原穴。上述两经腧穴表里相配，共奏宣肺利喉之功。前谷为手太阳小肠经的荥穴，大陵为手厥阴心包经的原穴，颊车为足阳明胃经的腧穴，上述三穴清肺泻胃，大陵穴燥湿益脾肺，喉为肺系之所属，肺气清，则喉窍润利。

朱权辨治喉痹，善从热毒论治，急以外治而泄热消肿宽喉。如针对急喉痹重症，擅以吹药散热消肿。治热盛咽喉肿塞，口舌生疮，用吹喉散："蒲黄一两，盆硝八两，青黛一两半。上用生薄荷汁一升，将盆硝、青黛、蒲黄一处瓷罐盛，慢火熬干，细研。用一字或半钱，掺口内，良久吐出痰涎。如喉中痛，用竹管吹药半钱入咽膈内，立效。"针对急喉痹逡巡不救，"皂荚生研末，每以少许点患处，外以醋调，厚封项下，须臾，便破出血，即愈，或捼水灌之，亦良"。又如，喉痹壅塞不通者，"用红蓝花，捣绞取汁一小钟服之，以瘥为度"，或用海螵蛸、银朱各等分，研匀，吹入喉咙。此外，朱权有治诸喉痹针法：针少商，出血立愈，在两手大指内侧，三棱针针之；或针合谷二穴，在虎口，针五分，尺泽二穴，在臂中横纹，出血，妙；或将患人两耳上下撮，中耳尖对耳门，于尖处针出血，最妙。可见，朱权治疗喉痹，机灵妙投，针药结合以消肿开痹，急则治标，缓则治本，喉痹迅除。

龚信从痰火论治喉痹。龚信认为咽炎多由于痰火燔灼后局部红肿，导致咽喉狭窄，所以一部分咽炎的患者有吞咽困难表现。例如：治疗咽喉肿痛，缠喉风闭塞，用春风散（朴硝、白矾、黄连、青黛研末，吹喉）。治疗喉中热毒肿痛、喉闭、乳蛾等证，用清上丸（薄荷叶、熊胆、青盐、硼砂、胆矾、雄黄）。治疗虚火上升，辨证为热毒，咽喉疼痛合并生疮，多用清火补阴汤（知母、天花粉、甘草、玄参、当归、白芍、熟地黄、黄柏、川芎）。可见，龚信治疗喉痹多从痰火论治，急则治其标，缓则治其本，用药手段多样，汤丸结合，治标则用丸散以吐痰散热，治本用汤药以降火补虚。

龚廷贤对喉痹的病因病机特点也有详细的论述，他在《寿世保元·卷六·喉痹》中对《黄帝内经》"一阴一阳结，谓之喉痹"的观点展开详尽论述。前人多认为："一阴者，手少阴君火，心主之脉气也；一阳者，手少阳相火，三焦之脉气也。二脉并络于喉，其气热则内结，结甚则肿胀，肿胀甚则痹……"龚廷贤以君相二火的特性，进一步解释喉痹的"痛"与"速"的特征，指出："言嗌干、嗌痛、喉肿、颔肿、舌本强，皆君火为之也。惟咽痹急速。相火所为也。"且描述病程缓急，指出："夫君火者，犹人火也，相火者，犹龙火也。人火焚木其势缓，龙火焚木其势速。”形象生动，见解独到。君相二火，独盛则热而为病，也解释了为何“《内经》之言喉痹，则与咽舌其两间耳”，是“其病同于火，故不分也”。龚廷贤治疗喉痹以虚实为纲，从风、火、痰等进行调治，遣方用药，随机应变，以恢复“君火以明，相火以位”的平衡状态为目的。他指出：“一论咽喉肿痛，痰涎壅盛，初起或壮盛人上焦有实热者可服清咽抑火汤。连翘一钱五分，片芩一钱，栀子一钱，薄荷七分，防风一钱，桔梗二钱，黄连一钱，黄柏五分，知母一钱，玄参一钱，牛蒡子一钱，大黄一钱，朴硝一钱，甘草五分。上锉一剂，水煎，频频热服。”此方由凉膈散（去竹叶）合黄连解毒汤加减，再酌配清热利咽之品而成。针对君火独炎、上熏蒸咽喉之证，用大苦大寒之药，抑阳而扶阴，泻其亢盛之火，而救其欲绝之水。龚廷贤强调“上焦有实热者可服”，非实热不可轻投。君火痞塞，气血壅滞咽喉而肿，则散火解毒。龚廷贤指出：“龙脑破毒散出御院方，治不测急慢喉痹，咽喉肿塞不通。盆硝（另末）四两，白僵蚕（微炒去嘴研末）八钱，青黛八钱，甘草生八钱，蒲黄五钱，马勃三钱，片脑一钱，麝香一钱。上各为细末，称足同研极匀，瓷盆收贮，每服一钱，用新汲水少半盏调匀，细细呷咽。如是喉痹，即破出血便愈，如不是喉痹，自然消散。”龙脑破毒散，针对外邪内犯或久病生痰瘀等引起君火痞塞，上壅咽喉，而咽喉经脉气血不畅之喉痹，有祛风止痉、清热消肿之功，对慢喉痹有祛痰化瘀、散结利咽之效。体现了龚廷贤对《黄帝内经》“火郁发之”的运用，治火为主，兼治风痰瘀。对于喉痹急症，通过局部给药，涌吐痰涎，排脓消肿，能迅速解除气道堵塞，以起死回生。龚廷贤指出：“一论喉痹肿痛，汤水不下，死在须臾，用此一吹即活。牛黄二钱，硼砂一钱，雄黄三分。上为细末，每用一分五厘，吹入喉内。”除此之外，龚廷贤与其父龚信传承盱江喉科流派葛洪、席弘、范叔清、危亦林等的“喉针”经验，重视以针刺放血治疗喉痹，认为治喉痹急症应首用外治放血法，并解释其原理，云：“《内经》火郁发之，发谓发汗，咽喉中岂能有汗，故出血者，乃发汗之一端也。”如：“昔余治一妇人木舌胀，其舌满口，诸医不愈，余以银针小而锐者砭之五七度，肿减，三日方平，计所出血，几至盈斗。”可见，于患部针刺放血，郁火散而气血自行，气血行则肿自消，疗效卓然。

龚廷贤辨治喉痹，善从痰火论治。喉痹一症，多为痰火壅盛，痹阻脉络，壅塞咽喉，病变迅速，所谓“走马看咽喉，不待少顷”。龚廷贤针对痰火互结、壅阻喉腔的喉痹重症，擅以吹药涤痰散热消肿。譬如，治咽喉肿痛，用吹喉散（牙硝、硼砂、雄黄、僵蚕、冰片），共为末，吹喉散方中，硼砂、雄黄、僵蚕，化痰散结；牙硝、冰片，清热解毒。诸药合用，化痰散结、解毒消肿，神效立见。此外，若遇急喉闭，云：“于大指外边指甲下根，不问男女，左右用布针（锋针）针之，令血出即效。如大势危急，两手大指俱针之，其效尤捷。”可见，龚廷贤治疗喉痹重症、急症，针药并用以消肿开痹，急则治标，缓则治本，有不可胜道者。龚廷贤在《云林神彀》中指出，喉痹者，分急喉痹和慢喉痹，急喉痹多以风邪外袭、热邪客聚及痰火壅盛为主，常以咽红肿痛、发热、灼热、干燥为主症。龚廷贤总结为：咽喉忽肿痛，风热痰火重，外要吹咽喉，内把清凉用。并以歌诀记载：“吹喉散白矾，银朱量入研，频频吹患处，肿痛立安然。咽喉肿毒死须臾，细辛为末一钱齐，巴豆五分同捣烂，纸卷塞鼻免灾危。”针对喉痹单鹅风肿痛，他的歌诀云：“喉痹单鹅风肿痛，山豆根研细末用，雄胆和丸绿豆大，鸡肫为衣二味共，一丸放在舌根下，徐徐咽之立可中。”龚廷贤治疗喉痹，常用清凉散（桔梗、栀子、连翘、黄芩、黄连、枳壳、防风、当归、生地黄、薄荷）与清咽利膈散（黄芩、黄连、栀子、连翘、荆芥、桔梗、甘草、玄参、薄荷、朴硝、大黄、牛蒡子、金银花、防风）。外治以灸喉痹法为要：灸耳垂下三壮，神效。可见，龚廷贤治疗喉痹，每每内外兼治、急则治标，缓则治本，灵活运用患部吹药、外灸等法，散火消肿，吐痰宽喉，活人于须臾也。

吴文炳辨治喉痹，善从火热调治，并云：“喉痹不归之火，相去远矣。”针对火热壅阻喉腔的喉痹，吴文炳擅以苦寒之品直折亢盛之火。譬如，治热肿喉痹，用桔梗汤内服。治风热上壅咽喉，咽喉肿痛，生乳蛾，用牛蒡子散内服。治缠喉风，急喉痹，双蛾肿痛，水米不下，用解毒雄黄丸内服。治咽喉肿闭，出疮或舌根肿痛，用麝香朱砂丸内服。吴文炳辨治喉痹，并非都以寒凉药物治之。譬如，治疫疠，夏为寒变及非时感寒，少阴脉微弱自汗，咽不利，名肾伤寒，用半夏桂枝汤内服，以辛热药攻其本病，顺气阴阳，则水升火降，咽痛自已。并强调不妄用寒凉之剂，以防中寒复起，不可治矣。

喻嘉言认为少阴病若热邪不能尽解，传入厥阴，则热深者，其厥亦深，而咽痛者，转为喉痹。《黄帝内经》曰：“一阴一阳结，谓之喉痹。”一阴，指手少阴心经之火，心为君，故心经之火为君火；一阳，即手少阳三焦经之火，因厥阴心包经与三焦经互为表里，可知三焦相火来源于心包，心包为心之相使，故三焦经之火为相火，二经并络于喉咙，君相二火独盛，致气热而内结于咽喉，结甚则咽喉肿胀，肿胀甚则为喉痹。喻嘉言认为，“十二经中，言嗌干、嗌痛、咽肿、颔肿、舌本强，皆为君火为之也。惟喉痹急速，相火之所为也。《内经》之言喉痹，则咽与舌在其间耳，以其病同是火，故不分也。治喉痹之火，与救火同，不容少待。《内经》火郁发之。发谓发汗，然咽喉中岂能发汗，故出血者，乃发汗之一端也。”因此，喻嘉言指出厥阴咽痛为热深厥深之火热证，应该用“火郁发之”的刺营放血法治疗。发指发汗，而喉痹之病位在咽喉，不能发汗，因血汗同源，衄可代血，故以刺营出血为发汗之法。正如《灵枢·寿夭刚柔》

谓:“刺营者，出血。”可见，刺营法是治疗喉痹的重要方法。此法至今仍被广泛应用于各种咽喉病证，疗效卓然。

喻嘉言在《喻选古方试验》中提出，喉痹多为少阳相火所致，喉痹急速，相火之为也，有嗌疽俗名走马喉痹，杀人最急。喉痹乳蛾，“乌龙尾、枯矾、猪牙皂荚以盐炒黄，等分，为末，或吹或点皆妙”，“用墙上壁钱七个，内要活蜘蛛二个，捻作一处，以白矾七分一块化开，以壁钱惹矾烧存性，出火毒，为末。竹管吹入，立时就好，忌热肉硬物”。还有治法如喉痹将死，“以蠡鱼胆点入少许即瘥，病深者水调灌之”。喉痹疼肿，“石蟹磨水，饮，并涂喉外”。走马喉痹，“马勃、焰硝各一两为末，每吹一字，吐涎血即愈”。可见，喻嘉言治疗喉痹善用涌吐法，立取即效。

涂绅承盱江喉科流派先贤葛洪、席弘、范叔清、危亦林等的“喉针”经验，重视以针刺放血治疗喉病。涂绅指出:“古方通谓之喉痹，皆因相火之所冲逆耳……火性急速，故病发暴悍。治之之法，必当先涌其痰，或用铍针刺其肿处，此急则治标之法也……火主肿胀，故热客上焦而咽喉之肿胀也，其肿胀甚者，急宜砭出其血，实为上策。”可见，涂绅强调喉病急则治标，不仅要涌吐痰涎，更要重视“火郁发之”，以针刺咽喉肿处，出血以发之，发散郁火而消肿宽喉，救危难于顷刻。

龚居中在《内科百效全书》中记载，喉痹之症，素有痰火，胃与肝肾忽然火动而发，上攻咽喉，内外肿痛，水浆不下，其症可谓急矣，应急以药吹之，后服凉剂以解热毒，若事在危急，用针刺破，血出即好。如：治风热上攻咽喉肿痛或生痈疮溃烂，宜牛蒡子散内服。治咽喉干燥痛，宜加味四物汤内服。治咽喉闭塞肿痛并单双乳蛾，宜青龙胆（青鱼胆、鸭嘴胆矾和黑牛胆装白硼砂，阴干为末，净用二钱，山豆根末一钱，冰片三分，点至蛾上，或吹入，如有熊胆、牛黄各加三分，尤妙）。可见，龚居中治疗喉痹，灵活运用患部刺血、吹药等法，散火消肿，吐痰宽喉，活人于须臾。除此之外，龚居中善结合熏、吹、噙等多种用药方法治疗喉痹。譬如，龚居中记载了一张喉痹主方：胆南星、半夏、白矾、防风、桔梗、皂荚、芒硝、盐，拣七分熟梅子大者一百个。先将芒硝、盐水浸一周时，然后将各药碾碎，水拌匀，将梅子置水中，水过梅子三指为度，将梅子入瓷罐密封。用时以薄绵裹梅子噙口中，令津液徐徐咽下，痰出即愈。此外，龚居中还记载了其他喉痹常用方，如:“喉痹，语音不出，用李实根皮一片，噙口，更李根皮水搽项。”又如:“喉痹，取蛴螬虫汁，点在喉中，下咽即开。”龚居中认为，喉痹之症多为郁火困聚咽喉所致，治宜凉剂以清郁火。譬如，治咽喉疼痛，内服清火汤（桔梗、葛根、黄连、玄参、甘草、黄芩、牛蒡、前胡、防风、荆芥、薄荷），食后温服，取微汗而解。龚居中指出:“此症多因肾水不足，火炎于上，不可就用凉药冷住热邪，所谓火郁则发之。”方中，虽多用清热泻火药，但佐以玄参、甘草补气养阴，清火而不伤正。或用清凉散（硼砂、山豆根、甘草、冰片、熊胆、雄黄，研细末）吹喉。龚居中治疗喉痹，指出郁火不可骤用凉药，宜发而散之，其经验之独到，不言而喻。

谢星焕提出治疗喉痹须注重辨证，不可妄用苦寒，谢星焕承喻嘉言之学，提出邪火分阴阳，在用药方面，不囿于以补益肺肾、滋养阴液为主的传统喉痹治法，更注重从脾胃入手，随机应变，用药不奇，但每投必应。如《谢映庐医案·杂症门·咽喉肿痛》中有一案：陈继曾尊堂，体素清癯，高年无病，旧冬患伤风咳嗽，疏解已痊，随患咽喉微肿，小舌垂下，盐点无益，守不服药之戒，渐至喉间窒塞，饮食维艰，始延医治。投疏风化痰之药，口舌糜烂，啜芩连知梗之属，喉痛愈增，吐出蛔虫二条，人事大困，肌肤发热。医者群至，俱称风火，然见高年形衰色败，究竟不敢下手。余视牙关甚松，会厌口舌一带俱白，细思咽主胃，喉主肺，今肺家无恙，故呼吸无碍，其吞吐甚艰，是病在于咽，而不在于喉也。又赤色为阳，白色为阴，今满口色白，其为阴火明矣。若果阳火为患，咽喉出入之地，岂能久待累月乎？必高年脾胃既衰，中土聚湿，新进水谷之湿不能施化，与内中素蕴之湿，挟身中生生之气，郁蒸如雾，上冲咽喉，故作痛楚，延于口舌则糜烂，浮于肌肤则身热，是少火变为壮火，良民变为匪类矣。奈何反进苦寒戕胃，致中土湿而且寒，故蛔虫外出，而成种种危候。急与理中丸五钱，青黛为衣，令其口含噙化，是夕咽痛减半，意得安睡，继进连理汤数剂而安。

余世用认为："喉痹之症，其人膈间素有痰涎，盖火动炎上而为痰热。"并指出，治病之法，宜急则治其标，用暴悍之药吐痰散热，或针刺其肿处；缓则治其本，用汤药降火补虚。如治一切实火、咽喉肿痛等症，宜用清喉凉膈饮："栀子、连翘、黄芩、防风、枳壳、黄连、当归、生地、甘草各一钱，桔梗二钱，人参、麦冬、天花粉各八分，薄荷七分。上灯心一团，细茶一撮，水二钟，磨山豆根同服。"治风热上壅、咽喉肿痛或生痈疮，如有肉核，宜牛蒡子汤。治喉风喉痹肿痛，十八种喉病皆治，宜冰梅丸："熟梅子一百个，鲜南星二十五个，鲜半夏五十个，皂角、白矾、食盐、防风各四两。上先将盐以水化开，然后入各药，研碎拌匀，方将梅子入水浸三指深许，晒至水干，用瓷罐收贮，起霜最妙，用时丝绵裹定，噙口中，令津液徐徐咽下，痰出取愈。"可见，他治喉痹多从风痰热论，认为该病宜吐痰散热，但不可骤用寒凉药物，以防中寒复起，而发喘不休不可治矣。

黄宫绣善用清热降火、化痰利咽的药物来治疗咽喉诸病，常用贝母、白矾、硼砂、柿蒂、儿茶、射干、大青叶、山豆根、龙胆草、黄芩等药，泻火解毒，降火利咽。云："喉痹咽痛，多属痰火瘀结，宜用射干以开之。"又云："射干苦能降火，寒能胜热，兼因味辛上散，俾火降热除，而血与痰与毒，无不因之而平矣。（泻火清热解毒，散血消痰。）是以喉痹咽痛、结核疝瘕、便毒疟母等症……无不可以调治……《千金》之治喉痹用乌扇膏，擂汁醋和噙之。”黄宫绣亦常采取咽喉局部给药的方式，取涎利喉开窍而开音。应用远志末吹喉利声，云：“昔人治喉痹失音作痛，远志末吹之，涎出为度，非取其通肾气而开窍也。”应用鳢鱼胆点喉救治喉痹重症：“鳢鱼胆……凡喉痹将死者，点入即愈。”应用蓖麻子油烟熏喉，治疗喉痹舌胀，云：“蓖麻子（专入经络诸窍）……既有收引拔毒之能，复有开窍通利之力……至于口噤鼻塞、耳聋、喉痹舌胀，用油烟熏即开。”

叶风认为，喉痹之症，为膈间素有痰涎，宜急则治其标，用暴悍之药吐痰散热，或针刺出血。譬如，针对风痰喉痹，用吐法，“白矾半斤，巴豆一十五枚，上二味同炒，去巴不用，为末，加皂角末五钱，和匀，每以鹅毛蘸陈醋，并末药姜汁引吐，立效”。方中，白矾、皂角末，涌吐风痰、解毒消肿，加姜汁增进涌吐之力。又如，喉痹，水不能通，死在顷刻，用针法，一刺即愈，针少商穴去甲如韭叶许，白肉宛宛中是也，两手皆刺出血，其水米即通。干霍乱，药不能治，唯此刺法神效，屡试屡验。除此之外，叶风还善于结合塞、吹、含等多种用药手法。譬如，治十八般喉痹，“青梅二十个，盐十二两，自初一日腌梅至初五日，以梅汁拌后药，白芷、羌活、桔梗、甘草各二两，明矾三两，猪牙皂角三十条。上六味为细末，以梅汁拌湿，又将药末拌梅，入罐，每用薄棉裹一枚，噙口中咽津，痰出即愈”。此外，叶风还记载了治喉痹三方，夺命筋头散：胆矾四钱，草乌四钱，碌矾六钱，雄黄一钱。上为末，用一筋头点上咽喉内，急吐涎沫立应。次以大黄、甘草等分，俱为粗末，每服三钱，水一钟半，煎至一钟，去滓，化乳香一粒，温服。七宝散：僵蚕（白直者）十个，猪牙皂角（去皮弦）一挺，全蝎（头角全者，去毒）十个，硼砂、雄黄、明矾各一钱，胆矾五分。上为细末，每用一字，入喉中即愈。龙脑破毒散：盆硝（研细）四钱，白僵蚕（微炒，去嘴，为末）八钱，甘草（生）八钱，青黛八钱，马勃末三钱，蒲黄半两，脑子一钱，麝香一钱。上同研令匀细，用瓷盒子收，如有病证，每服用药一钱，用新汲水小半钟调匀，细细呷咽，如是喉痹，即破出血便愈，如不是喉痹，自然消散也。

九、咽喉结核

龚居中 1630 年撰成《红炉点雪》（又名《痰火点雪》）四卷，该书为国内最早的“痨瘵”病专著，书中首次记载了咽喉结核病，云：“夫结核者，相火之所为，痰火之征兆也。”一语点明结核的病理因素为相火。结核始于真阴竭、相火迫津凝结，“日积月累乃成”。他指出，结核的病机为肾阴亏竭，相火亢盛，熏迫津液结聚于喉，日积月累，发为咽喉部结核。龚居中辨治咽喉结核，重视益水清金兼开结消痰。他指出：“治之之法，亦必益水清金，滋阴抑阳，兼以开结理气之品，务使水升火降，津液流通，核消块散，庶无后虑矣。”结核乃相火熏迫津液结聚而成，益水清金降相火，开结理气散核块。咽喉结核据病程长短和治疗早晚，可有未溃已溃之分。未溃者，龚居中认为：“初无痰火诸证，形体如故，而但见核者，惟在开结降火，消痰理气，核消结散则已，犹火迫卤而为碱，得水浸润复解之义。”直取散结降火、化痰理气之法，结核消散则病愈。已溃者，龚居中则提出：“若初犹豫怠缓，致诸核遍溃，形体消瘦，则潮汗遗血，自是蜂起矣……法以清金益水为君，抑阳养阴为佐，开结降火为使，必使水升火降，津液流通，溃者敛而结者散，庶亢害承制，五脏气平，是犹寒谷一枝，而嘘阳和之一例也。”此时阴虚至极，相火益盛，宜益水清金主治其本虚，滋阴抑阳散结降火佐治其结核，水升火降，津液流通则溃敛结散。除此之外，龚居中还善于用局部用药的方法来治疗咽喉结核，如以涂药贴膏法治疗结核，如：“消核散结，用大蒜同食茱萸捣涂；消痰核，用夏枯草煎膏贴之，数日立消。”

十、白喉

梅启照擅治白喉，且对喉症的诊察辨识有着独到的经验和心得，他重视四诊，望诊详察咽喉体征，闻问慎识寒热虚实，切脉明辨脏腑变化。梅氏辨治白喉经验丰富，详察病机，内外兼治，机灵妙投，治法多样。梅氏指出，白喉“发虽不一，治法皆同。凡遇恶寒发热，有似感冒之症，当问其咽喉疼痛否，必先看其喉中红肿否，切不即用表散之剂”。他认为，白喉初起，多以发热恶寒、头背胀痛、汗出、咽痛、咳嗽等表证为主，是为火热上浮，且白喉好发于春秋两季，温燥主令，人体津液尚不足，若投以麻黄、桂枝、羌活、独活等表药，病邪外散于经络却不能逼至皮肤体外，而火热之势因得发散而越发有上炎之势，病势加重。他还认为，尚有少许寒证白喉，与之相鉴，寒证白喉喉间无红肿，二便平调，喉间或微痛，如见此症，尚可用温燥表剂投之，其中关键之钥如梅氏所言：“当问其咽喉疼痛否，必先看其喉中红肿否。”总之，寒证白喉在临证上尤为鲜见，必要详辨细审，切不可误用表散之剂，否则有如推波助澜，病势加甚，多臂难挽。对于白喉不同病程，梅氏指出：“喉症轻者以除瘟化毒散主之，重者以神功辟邪散主之，再重者以神仙活命汤主之。轻则日服一二日，重则非服三四剂不可，将疫毒由上焦引至中焦，由中焦引至下焦从大便出……白点退完，当用清凉之品，以清心涤肺汤主之，日服一剂，消尽余毒。”可见，梅氏论治白喉，依病势深入的不同程度而逐步分别投药。

十一、痘毒攻喉

危亦林治疹疮毒上攻咽喉，用如圣汤；治疹疮后热毒未清，伴有壮热、大便坚、口舌生疮，用射干汤；治疮疹毒上攻咽喉，用大如圣汤；治血脉壅实、腑脏生热，伴有颊赤多渴、五心烦躁、睡卧不宁、四肢抽掣等，用四顺清凉饮；治上焦壅热，伴有口干咽痛、烦躁等，用牛黄凉膈丸。

痘毒攻喉，是痘疹的常见并发症之一，表现为咽喉肿痛、喑哑、饮水呛咳、饮食不进等喉症。发痘之时，对所现喉症不能及时有效应对则可立见危候。古有“救喉如救火，不待少顷”之说，明代著名儿科大家万全认为，痘疹发热见咽喉肿痛不能食则为危候。聂尚恒尤善治疗痘毒攻喉症，在《活幼心法》一书中提出不少切实可用的治法方药，内外兼治，疗效卓然。譬如，《活幼心法·卷之五·痘症》中记载：“痘有咽喉肿痛者，首尾俱用利咽解毒汤，外用玉锁匙吹之。利咽解毒汤：山豆根、麦冬各一钱，元参、桔梗、牛蒡子各七分，防风、甘草各一钱，生姜一片同煎。食后良久温服，每药一煎分二三起缓缓服。玉锁匙：硼砂一钱、朴硝五分、僵蚕一条、片脑五厘，右为细末以竹管吹之。”内服方中，山豆根功善清肺火、解热毒，可利咽消肿，为治疗咽喉肿痛的要药；麦冬养阴生津、润肺清热；辅以玄参、桔梗、甘草、牛蒡子，利咽消肿止痛；防风、生姜，疏风散邪，开皮毛以逐邪外出。组方合证，切实可用。而且，聂氏临床重视喉科治疗工具的使用，提倡辅以吹药工具“喉枪”（竹管）将玉锁匙吹入患者咽喉，有助于药物直达病灶，以增化痰消肿、清热利喉之效。又如，《活幼心法·卷之八·痧疹》中记载：“痧疹咽喉肿痛，不拘初起回后，有此证者皆可吹之。二望散：苦参三钱、白僵蚕一钱，共为细末吹入。”可见，聂氏重视局部用药及科学使用喉科治疗工具，推崇内外兼治，体现了中医喉科临床之鲜明特色。

十二、咯血

咯血或痰中带血，为咽喉常见症状之一，其病因病机多与痰火相关。聂尚恒对治疗各种急性痰火咯血颇有心得，一方面善用清润凉药，体现了喉科“养阴清肺”的治法特色，另一方面提倡用缓治法治疗“火性急疾”，这对喉病辨治有较好的指导意义。譬如，《奇效医述·卷一·治火痰咳血用清凉得效述》中有一案：“一友在城候提学考，因多饮烧酒，咳嗽吐痰有血，每日早起即吐痰血一二十口。来求予治，诊脉制方已定，其方虽用清凉，而皆有制炒，又兼滋补。适有人荐一医至，见其火盛，用桃仁承气汤下之，已合下药一剂，又合凉药二剂，纯用生芩、莲、生栀、柏等药。此友欲求速效……将凉药二剂一日服尽，寝至夜分咳吐不止。同处者举火视之，见其卧榻前吐红满地，惊讶不已。然后用予方服药四十余剂，又每日用雪梨绞汁一瓯，饭上顿温服，逾两旬而咳与红悉愈矣……原用清凉药方：麦冬去心八分，侧柏叶炒六分，贝母去心，知母、黄柏俱用青盐酒炒，红山栀仁炒黑，以上四味各六分，牡丹皮去骨酒洗五分，生地黄酒洗八分，黄连酒炒五分，片芩酒炒、白花粉酒蒸各八分，前胡水洗五分，天冬去心蜜拌蒸六分，生甘草四分，白桔梗去芦五分，童便香附七分，玄参去芦、陈枳实炒各五分，生姜一片，水一碗半煎至八分温服。”聂氏解释用方思想：“盖火性急疾，亟攻之则其势愈炎，缓治之则其邪渐息。”聂氏提倡以清润凉药缓治“火性急疾”，认为妄用苦寒直折其火多会加重病情，这对治疗喉病火热急症亦有所启示。又如，《奇效医述·卷二·治痰火吐红随症用药得效述》中记载：“一表侄年三十岁，咳嗽吐痰，其中有线红。先服二母散，痰咳少减而红不止，用后煎药方服三十余剂，而咳止吐痰亦无红……煎药方：花粉酒蒸、片芩酒炒、麦冬各八分，侧柏叶炒五分，天冬制同前五分，黄柏、知母制俱同前各六分，玄参去芦水洗五分，紫菀水洗五分，白芍酒蒸六分，当归身七分，牡丹皮酒洗五分，生地黄酒洗七分，贝母六分，前胡水洗五分，甘草生用三分，陈皮去白二分，生姜一片，龙眼肉三筒同煎。”此案中，患者正值青壮，咳嗽伴痰中带血，聂氏先以二母散滋肾清肺、化痰泻火，待痰咳稍减，再巧用清凉润药，缓治其火。

十三、喉痈

邹岳辨治喉痈，善从热毒论治。喉痈一症，多为热毒壅盛、痹阻脉络、壅塞咽喉，病变迅速，古有“走马看喉风，不待少顷”之说。譬如，结喉痈生于项前结喉之上，肿甚则堵塞咽喉，汤水不下，其凶可畏，宜急治之。内服加味甘桔汤（生地黄、玄参、枳壳、桔梗、牛蒡子、牡丹皮、防风、连翘、穿山甲、金银花、蒲公英、甘草），外敷洪宝膏，溃后用乌石散盖膏。方中牛蒡子、桔梗、防风宣肺泄邪；玄参、连翘、枳壳解毒利咽、消肿散结；生地黄、牡丹皮、穿山甲（现用他药替代）、蒲公英、金银花清热活血消痈；甘草利喉散肿。全方共奏清热解毒，利喉消肿之功。外敷洪宝膏以清热解毒，止痛祛腐。溃后以乌石散拔脓生肌敛疮。又如，治上腭痈（又名悬痈，生于口中），邹氏认为，上腭痈由三焦积热而成，形若紫葡萄，舌难伸缩，口难开合，鼻中时出红涕，宜内服加味甘桔汤，吹以冰硼散，溃后用柳花散搽之。可见，邹氏治疗喉痈急症，经验丰富，用药简便，实为灵验可贵。

第二节　鼻病

一、鼻渊

黎民寿治疗鼻病注重散邪利气，通利鼻窍，对此，他有口诀："治肺热，鼻塞涕浊……细辛白芷与防风，羌活川归半夏芎，桔梗陈皮茯苓辈，十般等分咀和同。二钱薄荷姜枣服，气息调匀鼻贯通。"

龚廷贤提出："鼻渊者，胆移热于脑也。"治疗以荆芥连翘汤加减，此方还可用于治疗肾经有风热导致的两耳肿痛。《云林神彀》中指出，鼻渊最早以热立论，病因有风热、暑湿、湿热等。邪热循经犯脑迫鼻，灼腐肌膜，煎炼津液，而成鼻渊。胆移热于脑，则辛頞鼻渊，浊涕不下已，常常如涌泉，治宜内服荆芥连翘汤。方中有荆芥、连翘、薄荷、柴胡、川芎、当归、生地黄、白芷、防风、黄芩、桔梗、白芍、山栀子、甘草，全方共奏清热解毒、祛风通窍排脓之功。若鼻渊出涕日长流，选用人参、白芷、川芎、当归、茯苓、麦冬、荆芥、防风、薄荷、蔓荆子、秦艽、甘草、香附、苍耳子、天竺黄，祛风宣肺、清热解毒、通窍止涕。

李梴辨治鼻渊浊涕不止，善用芷夷散："白芷一两，辛夷五钱，苍耳仁三钱半，薄荷五分。为末。每二钱，葱、茶清调服。"

吴文炳治疗鼻渊多采用气辛芳香类药，取其轻透气机、芳香开窍之性，于平淡中建奇功。治鼻流浊涕不止，内服芷夷散。方中，辛夷、苍耳子，祛风通窍；白芷，祛风排脓；薄荷，疏散风热。

聂尚恒认为，虽然"鼻渊者，是胆移热于脑也"，治疗却不囿于泄胆热，更重视清散风热。聂氏善察其因，乘其机，治以疏风散热、宣通鼻窍之剂。聂氏治疗鼻渊多从风热上蒸清窍入手，治宜疏散风热之剂。譬如，治鼻流浊涕不止，宜内服苍耳散。方中，辛夷仁、苍耳子祛风通窍，白芷祛风排脓，薄荷疏散风热。再如，治脑漏，虽有"胆移热于脑，则辛頞鼻渊"论，却喜用黄连通圣散（防风通圣散加黄连、薄荷，水煎热服）。可见，聂氏治疗鼻渊多采用气辛芳香类药，取其轻透气机，清散风热，芳香开窍之意，用药平淡无奇，然于平淡中建奇功。聂氏治疗鼻渊多从风热上蒸清窍入手，治宜疏散风热之剂。他临证以效为先，记载了以丸散剂治疗鼻病的特色秘方。譬如，治鼻渊，宜内服天竺地黄丸（当归、川芎、白芷、人参、茯苓、麦冬、防风、荆芥、薄荷、苍耳子、香附子、蔓荆子、秦艽、甘草、天竺黄，上为细末，炼蜜为丸，如梧桐子大，每服三四十丸，米汤下）。可见，聂氏临证经验丰富，用药不拘一格，善以丸散秘方治鼻渊，效如旋踵。

喻嘉言善从脑受风热辨治鼻渊，他认为鼻流浊涕不止，乃风热烁脑而液下渗也。《黄帝内经》曰：脑渗为涕。又曰：胆移热于脑，则辛頞鼻渊。譬如，苍耳子炒研为末，每白汤点服一二钱；鼻中时时流臭黄水，脑痛者，用丝瓜藤根三五尺许，烧存性，为细末，酒调服，即愈。苍耳子疏风散湿，上通脑顶，外达皮肤；丝瓜藤根散风热而清痰火，使脑液自固矣。可见，喻嘉言辨治鼻渊善用单方，直达病所。

龚居中认为，鼻渊浊涕治宜辛凉之剂。如胆移热于脑，流涕浊臭，治宜防风通圣散加薄荷、黄连，外用苍耳根、苗、子烧灰，醋调涂鼻内。治鼻渊浊涕，宜防风汤内服。治鼻流浊涕不止，宜苍耳丸。可见，龚氏治疗鼻渊，既重内治，亦重局部外治，直达病灶，延长患处给药时间，经验独到。龚居中在《寿世仙丹》中记载，鼻渊多由风热上蒸清窍所致，治宜辛凉祛风之剂。譬如，治鼻渊流浊涕不止，内服辛夷散。方中，辛夷仁、苍耳草祛风通窍，白芷祛风排脓，薄荷疏散风热。可见，龚氏治疗鼻渊多用辛气芳香类药，取其轻透气机，芳香开窍之意。

余世用认为，“鼻渊者，胆移热于脑也”，如治鼻流浊涕不止名曰鼻渊，宜苍耳散：辛夷仁半两，苍耳子（炒）二钱半，香白芷一两，薄荷叶半钱。上并晒干，为细末。每服二钱，用葱茶清，食后调服。治鼻渊并臭，宜清窍散：藿香、白牛尾、橙叶、雄黄、皂角、沉香共研为末，吹入鼻中，倘有出少血加栀子。可见，他善于内外法结合治疗鼻渊，注重局部用药，故能收到立竿见影之效。

叶风认为，体内湿热素盛，受外邪引动，内外合邪，郁蒸而蒙蔽于上，气血凝涩，积久则臭败而秽恶，色味如脓，发为鼻渊，多终身不愈。但叶氏记载了一张除根方，云：“紫苏、干葛、前胡、桔梗、川芎、木香、茯苓、人参各一钱，陈皮、半夏、白芷、枳壳各八分，甘草七分，归尾二钱，水二钟，煎八分，外用雄嫩鸭一只，宰出肠杂，入紫薇二钱，即凌霄花缝在肚内，新砂锅煮烂，不着盐，去肚纳药，先将汤冲入药碗，将鸭肉手撕同服，不能淡食，微用酱油亦可。其药味不可加减。”

二、鼻齆、鼻痔

黎民寿临证辨治鼻齆、鼻痔、鼻息肉等病证，重视局部给药，常采取药物塞鼻、搐鼻外治法，宣散通窍，疗效显著。譬如，辨治鼻齆、鼻痔，黎氏善用黄白散“治鼻齆息肉、鼻痔等，雄黄、白矾、细辛、瓜蒂等分，上细末，搐鼻中”。方中瓜蒂、白矾、雄黄苦寒解毒、祛湿敛疮，细辛辛温发散、宣鼻通窍。四味合用，宣通鼻窍。又如，辨治鼻息肉，黎氏善用卫生方治鼻中息肉，用瓜蒂、白矾为末，以羊膏为丸，塞鼻中数日，自随药下。方中瓜蒂性苦寒，化痰消肿；白矾性味酸涩寒，祛湿敛疮，诸药合用，宣通鼻窍。

朱权在《延寿神方》中记载了诸多治疗鼻病的特色验方。譬如，治鼻中息肉流出，以胡荽（香菜）揉烂，塞鼻中一夕，自然落出，立愈。治鼻痔，用雄黄、白矾、细辛、瓜蒂等分，为末，搐入鼻中；或用白矾烧为末，胭脂和，绵裹塞鼻中，数日，肉随药落，即愈。

龚居中辨治鼻痔，善从痰瘀壅肺论治，治以化痰通络散结，活血化瘀通窍。譬如，治鼻痔生息肉用革梅丸（蓖麻子、盐梅、明矾、真麝香），枣核大，绵裹塞鼻内，其息肉化成水出。方中蓖麻子消肿拔毒，盐梅软坚散结，明矾消痰解毒，真麝香活血开窍，全方共奏化痰散结、活血化瘀之功。可见，龚氏治疗鼻痔善结合局部给药，直达病灶，延长患处给药时间，取效迅捷。

邹岳认为，鼻痔生于鼻内，形如石榴子，渐大下垂，色紫微硬，撑塞鼻孔，碍入气息难通，该病由肺经风湿、热郁凝滞而成，治以疏风清热，解毒通窍。宜内服辛夷清肺饮（辛夷、石膏、知母、栀子、黄芩、百合、升麻、枇杷叶、麦冬、甘草、猪油）。此外，外用麻油扫鼻孔四周，将风钩钩住痔疮，用针从侧面针入，用火酒调降丹少许点之，点二次其痔自脱。宜戒厚味，庶不再发。可见，邹氏治疗鼻痔，内用药见解独到，外治疗法独特，取效迅捷。

三、鼻塞流涕

黎民寿用鼻腔膏药剂型，给药独特，制药及用药方法亦独到，切合临床。如用细辛膏治鼻塞脑冷，清涕出不止，用细辛膏，书中记载细辛膏：黑附子、川椒、川芎、细辛、吴茱萸、干姜各三分，桂心一两，皂角屑半两。上将猪脂六两，煎成油，先一宿，以苦酒浸前八味，取入油，煎至附子变黄色止，以棉絮塞鼻。温鼻通窍、散寒固表，主治鼻塞脑冷，清涕出不止。

龚廷贤善从营卫不和辨治鼻塞，认为："治冬月正伤寒，头疼，发热恶风，鼻塞，项脊强重，脉浮缓，有汗者，太阳表实证也。"用疏邪实表汤（桂枝、芍药、甘草、防风、川芎、羌活、白术、姜、枣，水煎服）。可见，龚氏辨治冬月伤寒鼻塞，多从表虚自汗、营卫不和论治，予桂枝汤为主加以祛风解表之药，使营卫和调，卫阳升发正常，则鼻窍得养，诸症俱除。

李梃辨治鼻齆、鼻寒流清涕，善用细辛膏，取黑附子、川椒、川芎、细辛、吴茱萸、干姜、桂心、皂角，用醋浸一宿取出，以猪油同煎附子，绵蘸膏塞鼻中。

聂尚恒治疗鼻病重视脉法，对于伤风鼻塞、鼻流清涕者，临证时若发现"左寸脉浮缓"，说明肺虚阳弱，易惹风寒外感，提示宜益气护阳，聂氏善用丽泽通气汤（黄芪、苍术、羌活、独活、防风、升麻、葛根、炙甘草、麻黄、白芷、川椒，生姜、枣、葱白，锉散，水煎服）治之。

喻嘉言辨治鼻鼽，多从脑受风寒论治，认为鼻流清涕，乃风寒犯肺也。书中记载：白芷一两，荆芥穗一钱，腊茶点服二钱；拨末吹之，效。白芷通窍散寒止涕，荆芥穗通肺气鼻窍。

叶风认为，感冒、鼻塞、头痛、恶风寒者，重在发汗，所谓“伤于风者，上先受之”。用黑马料豆（野料豆）、核桃仁、茶叶、葱头，水煎服，取汗。若有风寒而别有妨碍，不敢服药取汗者，用胡椒、杏仁研细做成二丸，两手握定，内服热汤，脱衣盖暖，侧身蜷足而睡，须臾汗出通身而愈。此外，书中《小儿门》中还记载因母鼻风，吹其囟门，而致小儿伤风鼻塞的案例，治宜大天南星一个，研末，生姜汁调如糊，敷其囟门，自愈。可见，叶氏辨治鼻塞，内外法皆有，解除患者病痛于须臾之间，疗效立竿见影，对临床治疗鼻塞有所启示。

四、鼻塞不闻香臭

沙图穆苏认为，鼻腔不利多为肺气虚弱、心虚血少所致，因此不仅要重视益气，亦要注意滋阴，擅用补气汤（黄芪、人参、甘草、麦冬、苦桔梗）合益荣丹（当归、紫石英、柏子仁、酸枣仁、小草、木香、茯神、桑寄生、柏叶、熟地黄、龙齿、朱砂）治之，云：“盖心乃诸血之源，肺为诸气之候，心虚则血少，脉弱则气虚，遂致鼻为之不利，怔忡白浊，腠理不密，易为感风寒，今以补气汤补气以养肺，益荣丹滋血以助心，荣卫日充，心肺戢治，诸疾自愈。”沙氏益气养血、和调营卫之法，对后世治疗鼻病亦有所启示。除此之外，沙氏还提出鼻塞多为血脉不畅所致，治宜着重活血通络。譬如，用神圣方（乳香、没药、川芎、石膏、雄黄、盆硝为末）嗅鼻治疗鼻塞声重，甚为灵验；亦可治疗耳聋、牙痛。

朱权认为，鼻为肺窍，卫表不固，风寒乘虚而入，犯及鼻窍，津液停聚，鼻窍壅阻而窒塞不通，宜用祛痰开窍之剂外治，较方药内治更妙。书中记载，治鼻内窒塞不通，不得喘息，宜用石菖蒲、皂荚各等分，为细末，每服一钱，绵裹塞鼻中，仰卧，少时即缓。方中，石菖蒲、皂荚合用共奏祛痰开窍之功。可见，朱氏辨治鼻塞，多从痰饮论，善以外治取效，用药塞鼻，直达病灶，解苦楚于须臾之间，疗效立竿见影。

龚信认为鼻塞不闻香臭，或遇寒月多塞，或略感风寒便塞，不时举发者，用解表通利辛温之药不效，多为肺经有火邪，郁甚则喜多热，而未见寒，故遇寒便塞，遇感便发，治以清金降火，佐以通利之剂。一时偶感风寒，而致鼻塞声重，或流清涕者，只作风寒治之。又如感受风寒鼻塞流清涕者，龚氏多用通窍汤（升麻、葛根、川芎、川椒、细辛、甘草、苍术、麻黄、白芷、防风、羌活、藁本）。如果鼻嗅觉功能减退，辨证为肺经风热者，龚氏多用丽泽通气汤（葛根、白芷、川芎、麻黄、黄芪、苍术、羌活、独活、防风、升麻、炙甘草）。可见，龚氏治疗鼻塞不闻香臭，不拘泥于风寒，亦从风热论治，机圆法活，方能一矢中的。

龚廷贤在《云林神彀》中指出，肺主鼻，鼻为肺之外窍，为肺之官。《黄帝内经》曰："西方白色，入通于肺，开窍于鼻。"肺通于鼻，鼻中之液，谓之为涕。龚氏在对鼻塞的辨证方面总结道，左寸脉浮缓为伤风鼻塞，鼻流清涕，鼻塞声音重，清涕忽长流，宜用发表药，宜内服通窍汤。肺为气之主，肺气和则鼻窍通利，肺之气津润养鼻窍，故嗅觉灵敏。若肺经有风热，鼻不闻香臭，宜清肺降火，佐以通气之剂治之，宜内服丽泽通气汤。可见，龚氏治疗鼻塞不闻香臭不囿于肺寒，亦从肺郁风热论治，临证变通，紧扣病因病机，唯如此才能治病求因，方随证定，效如旋踵。如治鼻塞不通用石菖蒲、皂角等分为末，每一钱绵裹塞鼻内，仰卧少顷效。全方只取石菖蒲、皂角，奏豁痰开窍之功。

李梴辨治鼻塞失嗅、不闻香臭，善用通气汤，取羌活、独活、苍术、防风、升麻、葛根、白芷、甘草、川椒、麻黄、生姜、大枣、葱白，水煎服。

吴文炳治鼻不闻香臭，内服鹿泽通气汤：黄芩、苍术、羌活、独活、防风、升麻、葛根、炙甘草、麻黄、川椒、白芷、生姜、大枣，煎服。方中，苍术、羌活、独活，祛风散寒；防风、升麻、葛根，祛风透里；麻黄、川椒、白芷，散寒通窍；黄芩能清里寒化郁火；炙甘草、生姜、大枣，调和诸药，健脾和胃。诸药合用，散表寒开里热，鼻窍自通。

聂尚恒对于鼻塞不闻香臭的病证临证经验丰富，颇具心得，有独到的理解。他认为，前人多从肺寒论治，鼻塞或遇寒月多塞，或略感风寒便塞，治疗多用散寒解表之品，却忽视升阳通窍。此病应明晰其病变本质及要点，鼻塞患者多喜热而恶寒，唯因肺阳不足，故遇寒便塞，遇感便发。聂氏透悟经旨，擅用升阳通窍之剂治鼻塞失嗅。譬如，体虚外感风寒，鼻塞声重流涕，不闻香臭，聂氏善用通窍汤（防风、羌活、藁本、升麻、葛根、川芎、苍术、白芷、麻黄、川椒、细辛、甘草，生姜，葱白，同煎热服）治之。全方多取解表散寒、升阳通窍要药，共奏升阳通窍之功。可见，对于鼻塞，聂氏不囿于散寒，从升阳通窍论治，师古而不泥古，故疗效显著。

龚居中在《内科百效全书》中记载，鼻为肺窍，其间有不闻香臭者，有遇寒月壅塞者，有感风寒而塞者，不时举发，人便以为肺寒，而用解表温散之药。殊不知肺经素有火，邪火郁之甚，喜见热而恶见寒，故遇寒便塞，遇感便发，治宜清金降火为主，而佐以通气之药自愈矣。如治肺伏火邪郁甚，喜热恶寒，每略感冒而鼻塞等症便发，宜鼻病主方（桑白皮、桔梗、黄连、黄芩、羌活、防风、白芷、细辛、陈皮、甘草）加荆芥、连翘，水煎服。治未外感而四时鼻塞干燥、不闻香臭者，宜清气化痰丸。治火郁清道，不闻香臭，宜丽泽通气汤内服。可见，龚氏治鼻塞失嗅不囿于肺寒而从肺经郁火论治，其清肺降火佐以通气之法，对后世治疗鼻嗅觉失灵有所启示。除此之外，《寿世仙丹》中记载了许多鼻病的外治方，如治鼻塞不通，用石菖蒲、皂角等为末，每一钱绵裹塞鼻内，仰卧少吹，效。治肺气盛鼻塞肉，用绵裹枯矾末塞鼻中，数日自消。《新刻幼科百效全书》中记载龚氏善用内外法结合治疗，如小儿月内发搐鼻塞，多为风邪所伤，治宜六君子汤加桔梗、细辛，子母俱服，更以葱头七茎，生姜一片，细擂，摊纸上，合置掌中令热，急贴囟门，少顷，鼻利搐止。

余世用认为，鼻塞多为肺经有火邪所致，治以清肺降火为主，佐以通气之剂。如治肺有风热，不闻香臭，宜丽泽通气散；治鼻不闻香臭、清涕等症，宜辛凉开窍饮。鼻窍久塞，不闻香臭，遇寒则发，世俗皆以为肺寒，他提出从肺热论治鼻塞，其清肺降火、佐以通气之法，对后世治疗鼻嗅觉失灵有所启示。

五、酒渣鼻

沙图穆苏认为，体内蕴热郁结于鼻，故有鼻头红赤（酒渣鼻）之症，他擅用外搽内服之法治之，以内清蕴热，外散郁热，达到散火止痒、消肿通窍之目的。书中记载其用槟榔散治鼻头赤，槟榔散：鸡心槟榔、舶上硫黄各等分，片脑少许，上为细末，用襁绢帛包裹，时时于鼻下搽磨，鼻闻其臭效，又加蓖麻子为末，酥油调，临睡少时搽于鼻上，终夜得闻。又方，枇杷叶（去毛阴干，新者佳）一两、栀子半两，上为细末，每服二三钱，温酒调下，早晨服先去左边，临卧服去右边，效如神。可见，沙氏用槟榔散"时时于鼻下搽磨，少搽于鼻上"，延长了鼻部给药时间，使药效能较长久作用于鼻，其法甚妙。

龚信治疗酒糟鼻多从肺论治，譬如治鼻红肺风，用清肺饮子（山茶花、黄芩、胡麻仁、山栀子、连翘、薄荷、荆芥、芍药、葛花、苦参、甘草），茶清调服三钱。后用搽鼻去红方。另外，书中记载治血热入肺之酒渣鼻，用参归丸（苦参、当归），将苦参、当归碾末，以米酒调成梧桐子大小的丸子，每日七八十丸，用热茶吞服。可见，龚氏治疗酒糟鼻，汤丸结合，内外并用，直达病灶，取效迅速。

龚廷贤辨治酒糟鼻，多从肺胃热论治。酒糟鼻等为肺经郁热，热与血相搏入鼻窍，使鼻发红；或脾胃素有积热，复食辛辣之品，生热化火，火热循经上蒸，使鼻部潮红，络脉充盈，治宜清泄肺胃积热。譬如，书云："升麻、牡丹皮、生地黄、大黄各一钱半，黄连、当归、葛根各一钱，生甘草、白芍各七分，薄荷五分，每帖加红小豆面一撮，上锉。水一钟半，煎至一钟，去粗渣，徐徐服之，忌蒜、椒、酒气。”方中，升麻、葛根，升阳透疹；牡丹皮、生地黄，清热凉血；大黄、黄连、薄荷、红小豆，清热解毒；当归、白芍，滋阴养血；甘草，解毒和中，调和诸药。全方共奏清热解毒、泄肺胃积热之功。《云林神彀》指出，肺开窍于鼻，热乘于血，则气亦热也。血气俱热，血随气发于鼻为鼻衄，血热入肺，上犯于鼻，则为鼻齄（酒糟鼻）。龚氏总结：右手脉浮洪而数，为鼻衄、鼻齄。龚氏治疗人有赤鼻者，热血入于肺，而成酒渣鼻，多以养血清火之剂，宜用清血四物汤。方中川芎活血行气；当归补血和血；白芍滋阴补血；生地黄滋阴养血、清热养血；茯苓、陈皮燥湿化痰健脾；黄芩清热凉血；红花、五灵脂活血散瘀；甘草调和诸药，全方共奏养血清火之效。可见，龚氏治疗酒渣鼻，经验丰富，用药简便，在清热凉血的同时，不忘滋阴养血，顾虑周全。

李梴辨治酒渣鼻、鼻上黑粉刺，善用硫粉散，取生硫黄、轻粉、杏仁为末，用饼药调，临卧时涂，次早洗去。辨治鼻痔，善用瓜矾散，取瓜蒂、甘遂、白矾、螺壳、草乌尖各五分，为末，用麻油调，旋丸入鼻内，令达痔肉上，其痔化为水，肉皆烂下，即愈。可见，李氏所用方中配有众多辛温香散之品，以之理气、行郁、化浊、祛瘀，达到散邪开窍通鼻之目的。

吴文炳治酒渣鼻，硫黄、轻粉各一钱，杏仁五分，研末，用饼药调，临卧时涂，次早洗去，兼治妇人鼻上黑粉刺。方中，硫黄、轻粉，解毒疗疮；杏仁，清热解毒。吴氏采用外敷之法治疗酒渣鼻，此法延长了鼻部给药时间，使药效能较长时间作用于鼻部，取效迅捷。

聂尚恒认为酒渣鼻属血热入肺，宜参归丸（苦参、当归为末，酒糊为丸，如梧子大，每七八十丸，食后热茶下）。酒渣鼻属肺风，宜先服清肺饮子，其后外用搽鼻去红方（白矾、杏仁、水银、轻粉、白杨、大枫子、京墨、五味子、核桃，上共为末，鸡子清调搽患处）。可见，聂氏治疗酒渣鼻，善从肺经郁热入手，以汤剂内服为先导再配合外治，或饮或搽，内外兼治，总以清泄肺热为要，达到清泄热毒、清肺洗肺之目的。

龚居中辨治酒渣鼻，多从风热郁肺论治。他认为酒渣鼻为肺经郁热所致，热与血相搏入鼻窍，使鼻发红，治宜清泄肺热。治血热入肺而鼻赤红之酒渣鼻，宜加味四物汤内服，又丸方，“用苦参净末四两，当归净末二两，和匀酒糊丸如梧桐子大，每服七八十丸，食后热茶下，一方尽立效”。治肺风酒齄赤鼻，宜石膏酒：石膏、地龙、糯米粽子，为丸，将丸烧红十余次，淬酒十余次，去药，取酒饮之，以后药搽之，神效。或用大枫子、白芷、硫黄、轻粉为末，涂鼻。治酒齄并满面紫赤酒刺，用青黛、槐花、杏仁研敷之。可见，龚氏采用外敷之法治疗酒渣鼻，此法延长了鼻部给药时间，使药效能较长时间作用于鼻部。

余世用认为，鼻赤者，热血入肺，成酒渣鼻也，其擅以外洗外敷之法治之。如治多饮之人鼻生酒齄、面生酒刺等症，用升麻和血饮；治酒渣鼻并满面紫赤酒刺等症，用玉容丸（川芎、藁本、细辛、白芷、甘草共研为末，每药四两，加煨石膏一斤制成水丸，肥皂每日洗面）。可见，他善采用外洗之法治疗酒渣鼻，此法用药方便简捷，疗效显著。

叶风治疗酒渣鼻，以雄黄、铅粉、轻粉、硫黄，共细末，每晚用人乳调涂，次早洗去，三次即愈。

六、鼻衄、鼻疮

葛洪治疗急性鼻病，强调救急保命为第一要旨，同时注意调整阴阳之平衡，以求消其根源。如用《外台秘要》方治鼻出血不止，葛氏提出："治天行毒病衄鼻，是热毒血下数升者。好墨末之，鸡子白，丸如梧子，用生地黄汁，下一二十丸，如人行五里，再服。"治患者大病愈后之鼻衄，用牡蛎、石膏，捣末和酒服或蜜丸服。治鬼击之病而有鼻出血，可灸鼻下人中一壮，立愈。治伤寒八九日至十日口鼻生疮，同时见大烦渴而谵语不识人，用龙骨半斤，打碎煮水，沉井底令冷服之。

席弘辨治衄血，常取风府、曲池、合谷、二间、三间、后溪、前谷、委中、申脉、昆仑、厉兑、上星、隐白诸穴。上星，降浊升清，主治鼻渊、鼻衄等头面部病；风府，息风通窍，主治内外风所致鼻衄、眩晕等症；手足阳明经在鼻旁交接，二间、三间、合谷、曲池分别为大肠经的荥穴、输穴、原穴、合穴，厉兑为足阳明胃经的井穴；手太阳小肠经，其支脉从颊部至眼眶的下部到鼻，前谷和后溪为其荥穴和输穴；昆仑、委中、申脉是足太阳膀胱经腧穴，其经起于鼻旁目内眦，故亦能治鼻症；隐白，足太阴脾经之井穴，主治脾失统摄型的慢性出血证，故对虚性鼻病有益。上述除上星、风府外均为四肢末端腧穴，其所在经脉均循行于鼻，经脉所过，主治所及，故均主治鼻衄等面部五官病证。席弘辨治鼻渊（脑泻鼻中臭涕出），常取曲差、上星。

沙图穆苏认为，治疗鼻衄首当清热收敛止血，擅用画粉散治鼻衄。书中记载：画粉散，治鼻衄血出不止，一二服可除根。方中白土即画匠所用画粉，极细研，每服五钱，新井花水调服立止。方中，取画粉收敛和新汲井水寒澈之性，以清降阳络之热而收摄外溢之血。可见，沙氏临证思虑周详，匠心独运，用药简便，取效迅速，一二服后即可除根。

朱权善用外治法治疗鼻衄，如鼻内出血不止，用葱管内白膜，不拘多少，捣碎，取汁一匙，再用陈酒一匙，搅匀，滴鼻内二三次，立止。或用驴屎烧灰，吹鼻内。

龚廷贤在《鲁府禁方》中记载，鼻衄出血量多属热毒入肺，灼伤血络，遂血热妄行，出血成流不止，宜凉血滋阴清热。譬如，“治鼻衄成流不止者，或热毒入深，吐血不止者，并治”，内服生地芩连汤（生地黄、黄芩、黄连、犀角、茅根、甘草、人参、桔梗、山栀、当归、生姜、大枣），临服入捣韭汁和墨汁一匙调之，温服。方中，生地黄，凉血滋阴清热；黄芩、黄连，清热泻火；犀角（现用他药代替）、茅根、山栀，凉血止血；辅以人参、当归，气血双补；桔梗载药上行；甘草、生姜、大枣缓中和胃。诸药合用，凉血止血，气血双补，血自循经。龚氏指出：“若见耳目口鼻并出血者，则为上厥下竭，不治。”其经验独到，可见一斑。《种杏仙方》中亦有记载久患鼻疮、脓极臭者之治法，用百草霜研细，每服三钱冷水调服。

李梴认为，栀子，“苦寒泻肺火，更除胃热心烦忧”；桔梗，“苦辛提气血，头目鼻咽皆肺热”；竹茹，“微寒治虚烦，清肺痿衄与血崩”。三药皆能清肺胃热，可治鼻衄吐血等症。瓜蒂、藜芦，苦寒催痰、祛风散蛊，主治风痫喉痹兼鼻息肉。

聂尚恒临证遇鼻衄、鼻血，发现“右寸脉浮洪而数”，说明素蕴肺热，易惹火热上烁，提示宜清火散热，聂氏善用止血立应散（大黄、青黛、槐花、血余炭、栀子、牡丹皮、地骨皮，煎水服）治之。此外，聂氏提出：“诸证失血，皆见克脉，随其上下，以验所出。大凡失血，脉宜沉细，设见浮大，后必难治。”并引用丹溪所述：“血从上出，皆是阳盛阴虚，有升无降，血随气上，越出上窍。法当补阴抑阳，气降则血归经。”在用药方面，聂氏多用升麻、栀子、黄芩、芍药、生地黄、紫参、丹参、阿胶之类。譬如，治咯血、吐血等血证，聂氏善用清热滋阴汤（当归、川芎、生地黄、黄柏、知母、陈皮、麦冬、牡丹皮、赤芍、玄参、山栀子、甘草，锉散，水煎服）治之。诸药合用，凉血止血，养血滋阴，使血自循经而不外溢。聂氏亦记载了诸多治疗鼻衄的特色良方，譬如，治平常鼻衄，善用止鼻通方（百草霜、发灰、清烟墨、童便、韭汁、黄酒，以上与墨浓磨，冷服）治之。若吐血，聂氏用清热解毒方（升麻、葛根、赤芍、生地黄、牡丹皮、黄连、黄柏、黄芩、桔梗、栀子、甘草、连翘，锉散，水煎服）治之。若鼻中出血不止并吐血，宜陈槐汤（当归、侧柏叶、川芎、赤芍、黄芩、槐花、陈皮、乌药、山栀、藕节，细茶水煎温服），或用通关止血丸（白矾、沉香、半夏、糯米、麝香，上为末，面糊为丸如豌豆大）塞左右两耳，再服陈槐汤三剂。聂氏还有一治鼻通良方，用蚯蚓十数条捣烂，井华水和稀，病情轻者饮澄清汁即可，病情重者并渣一起饮，立愈。此外，聂氏提出诸多治鼻衄的外治方法，如治鼻血不止，用线紧扎中指中节，如左鼻孔出血，扎右手中指中节；右鼻孔出血，扎左手指中节；两鼻出血，左右俱扎之。或将栀子、百草霜、龙骨、牡蛎、京墨、血余炭，上为末，茅花水湿之，蘸药入鼻中，即止，如无茅花水，将纸捻水湿蘸药入鼻中也可。可知，聂氏治疗鼻衄，以滋阴降火凉血为原则，结合外治，其经验独到，可见一斑。此外，聂尚恒辨治鼻疮，多从血热入肺论治，认为该病属肺经郁热，热与血相搏入鼻窍，使鼻内生疮或鼻头发红，治宜清泄肺热。譬如，治鼻内生疮，用洗肺散：天冬、麦冬、黄芩、半夏、杏仁、五味子、生姜，水煎，食后服。

喻嘉言认为，鼻衄多由肺热偏盛，迫血妄行所致。治疗该病，其书中记载验方如下：蒲黄、青黛各一钱，新汲水服之，或去青黛，入油发灰等分，生地黄汁调下；五七日不住者，人中白新瓦熇干，入麝香少许，温酒调服，立效。萝卜自然汁和无灰酒热服即止，并以汁注鼻中或以酒煎沸入萝卜再煎，饮之，良。服药不效，独云散，糯米微炒黄为末，每服二钱，新汲水调下，吹少许入鼻中。贯众根末，水服一钱。津调白及末，涂山根上，仍水服一钱，立止。三七一钱，自嚼米汤送下。当归焙研末，每服一钱，米饮调下。麦冬（去心）、生地黄各五钱，煎服立止。生地黄、地龙、薄荷等分为末，冷水调下。大衄不止，口耳俱出，阿胶、蒲黄各半两，每服二钱，水一盏，生地黄汁一合，煎至六分，温服，急以帛系两乳。箸叶烧灰，白面三钱，研匀，井华水服二钱。喻嘉言指出："若见耳目口鼻并出血者，则为上厥下竭，不治。"其经验独到，可见一斑。

龚居中在《寿世仙丹》中记载，鼻衄的病机属热毒入血，灼伤血络，遂血热妄行，鼻血不止，宜清热解毒、凉血滋阴。譬如，治鼻血不止，内服加味犀角地黄汤（犀角、白芍、生地黄、熟地黄、蒲黄、栀子、郁金、黄柏、牡丹皮、黄芩），水煎，临服入磨犀角，童便一小杯同服，不拘时饮之。方中生地黄，清热凉血滋阴；黄柏、黄芩，清热解毒；犀角（现用他药代替）、蒲黄凉血止血；栀子、郁金、牡丹皮清热凉血；辅以熟地黄、白芍，养血滋阴。诸药合用，凉血止血，养血滋阴，血自循经。《新刻幼科百效全书》中提出，鼻衄大多由"脾胃传热于肺而不能统也"，故肺热则血络受伤发为鼻衄，治宜六君子加桔梗、当归、栀子、黄芩。龚氏还强调："凡治失血，当审气血虚实，病因随经施治，不可见其血盛以为热剧，过投凉药，使血得寒不能归源而妄流，其色紫暗而凝滞也。"此外，龚氏治疗鼻衄用推拿法，取效甚捷，云："鼻流鲜血，口红眼白，四肢软弱，好吃冷物，即锁心惊，因火成痰。推三关二十，清心经二百，退六腑一百，分阴阳二百，清肾水二百，运八卦五十，水底捞月五十，飞经走气十下。"

叶风认为："鼻血……时常举发及祖父相传者，平时宜服六味地黄丸加龟板，忌烟、酒、椒、姜煎炒。其有血来大多不止，或止后体倦心慌头晕者，用黄芪当归汤。"

李元馨出身于中医世家，其博采众长，擅于运用单方、验方解决一些疑难杂病，如鼻衄，用石榴煮鸭蛋，收敛固涩、凉血止血，对于血热甚者，兼服清热凉血的中药。鼻中生疮，李氏善用生大黄、杏仁等分研末，和猪脂涂搽鼻部患处，可解毒消疮，效佳。

七、鼻疽

邹岳认为，“疮疡生于鼻，肺经病也”，鼻疽多从肺经郁火论治。鼻疽生于鼻柱，坚硬色紫，时觉木痛，初宜服千金漏芦汤（漏芦、枳壳、大黄、硝石、麻黄、升麻、黄芩、白芍、连翘、甘草）宣解郁毒，次服黄芩汤（黄芩、白芍、西洋参、麦冬、贝母、桑皮、连翘、桔梗、薄荷、甘草）清热和中止痛，外用乌龙膏，以抽脓拔毒、去腐生肌，溃后用冰翠散盖膏，以生肌敛疮。可见，邹氏治疗鼻疽，明辨机理，知晓疾病转归，对治法了然于胸。

八、鼻疳

龚居中在《新刻幼科百效全书》中指出，鼻为肺之窍，“肺疳”潮热之人常可致“鼻烂流涕”之鼻疳。治宜清肺，先服清肺汤（麦冬、黄芩、当归、连翘、防风、赤茯苓、桔梗、生地黄、紫苏、甘草、前胡），次服化䘌丸（芜夷、青黛、芦荟、川芎、白芷、胡黄连、黄连、蛤蟆灰），再用小笔蘸熊胆（现用他药代替）泡汤洗鼻，俟前药各进数服，最后用敛鼻散（赤小豆、青黛、当归、瓜蒂、地榆、黄连、芦荟、雄黄）入鼻涂搽。

邹岳认为，鼻疳初起，鼻梁低陷，久则臭烂穿溃，水从孔出，乃杨梅结毒所致。其辨治鼻疳，善从肺经湿热论治，治疗从清热利湿、活血化瘀着手，认为该病宜内服搜风解毒汤（防风、土茯苓、薏苡仁、白鲜皮、金银花、木通、木瓜、槐米）数十剂。方中土茯苓、金银花清热解毒；防风、木瓜祛风胜湿，薏苡仁、木通导热下行；白鲜皮可祛除一切热毒；槐米清热凉血。诸药合用，共奏清热利湿、凉血化瘀之功。外搽八宝珍珠散，或搽神砂散，可干水止烂。可见，邹氏治疗鼻疳，汤散剂结合，内外并用，直达病灶，灵活多变，经验独到。

九、鼻䘌

邹岳认为，鼻䘌多生于小儿鼻下两旁，色紫斑烂，脓汁浸淫，痒而不痛，由风热客于肺经所致，治以疏散肺经风热，宜内服泽泻散（泽泻、郁金、栀子、甘草）。方中泽泻清肺热；郁金、栀子清热燥湿；甘草调和诸药。外搽青蛤散（青黛、蛤粉、石膏、黄柏、轻粉），方中青黛清热解毒、凉血消肿；石膏、黄柏清热燥湿，泻火解毒；蛤粉、轻粉收敛固涩，解毒敛疮。最后以香油将青蛤散刷于病灶处，可延长药物作用时间，使疗效持久。

十、梅毒鼻溃烂

邹岳首创“补鼻还原法”治疗梅毒所致的鼻腔溃烂。先做一木鼻模子，用蜡浇铸成蜡鼻黏于鼻上，然后内服药丸（头胎男胞衣、甘草、人参、朱砂、珍珠、琥珀、钟乳粉、冰片、土茯苓），服一个月，鼻长如旧。邹氏创研的“补鼻还原法”是世界医学史上鼻部整形的最早记载，开鼻整形外科之先河。

第三节　耳病

一、耳疮

龚信辨治耳疮多从风热邪毒入手，善用疏风清热、燥湿泻火、凉血解毒之剂。譬如，治耳内生肿如樱桃，痛极，用鼠粘子汤（玄参、桔梗、栀子、生甘草、牛蒡子、龙胆草、板蓝根、连翘、黄连）。方中牛蒡子、连翘、桔梗，疏风清热；龙胆草、黄连、玄参，清热燥湿泻火；栀子、板蓝根凉血解毒；生甘草清热解毒，调和诸药。全方共奏疏风清热、燥湿泻火、凉血解毒之功。此外，如果患者自觉耳内有虫子蠕动，或感觉耳内有血水，或者干燥疼痛不可以忍受，可将蛇蜕烧存性，碾为细末，用鹅翎管吹入耳中。可见，龚氏治疗耳疮，临床经验丰富，内外并用，取效桴鼓。

龚居中在耳疮的辨证上详识病机，病机不同则治法各异。从三焦肝风热或血虚肾虚火动出发，随症治之。龚居中提出治疗耳疮的大纲，认为“耳疮发热焮痛，属三焦厥阴风热，宜用柴胡清肝汤（柴胡、栀子、白芍、黄芩、人参、连翘、桔梗）。若内热痒痛，出脓寒热，溺数牵引，胸胁胀痛，属肝火血虚，宜八味逍遥散（当归、白芍、茯苓、白术、柴胡、车前子、牡丹皮、栀子仁、甘草）。龚居中依据耳疮伴随的症状，随症治之，如耳中有脓，病机有肾经气实，热上冲耳，津液壅滞。或小儿沐浴，水入耳中停留，搏于气血，酝酿成脓，治宜黄龙散（白矾、龙骨、黄丹、胭脂、麝香），为末，先以绵杖子掘去耳中脓，以药掺入内，日日用之，勿令风入。

龚居中在《寿世仙丹》中提出，辨治耳疮多从风热邪毒入手，善用祛风散热、凉血解毒之剂。譬如，治耳内痛生疮，内服鼠粘子汤。此外，龚氏亦记载一治耳疮民间验方，治大人、小儿耳内生疮，或刺伤出脓。以虎耳草捣汁滴耳中数次，立效。龚居中还善用外治方，譬如，治耳疮，疮在耳外，用雄黄、去核红枣，将雄黄包在枣内，火煨存性，取出雄黄，研细，搽上即愈。如疮在耳内，用鱼首石灰炼存性，研细，再加银珠、麝香少许，吹药入，即愈。治耳烂，用贝母末干掺。治冻耳，用生姜汁熬膏涂之。治耳后脓疮不愈，用柿饼七八个烧灰，火将熄时碗盖，冷定为末，同轻粉、熟香油调搽。治耳后疮，用地骨皮为末，将粗者泡汤洗，细者油调搽。

二、异物入耳

葛洪治百虫入耳不出，用酒灌耳、芦管吹耳、桃叶塞两耳、鸡冠血滴耳、韭汁灌耳、醋浸秦椒末灌耳或蒜汁滴耳，虫即出；或用好胶黏耳中物，有驱虫杀虫之效。治蜈蚣入耳，以树叶裹盐灰令热，以掩耳，冷复易，立出。治蚰蜒入耳，将刚熬的胡麻或煎炸过的小鸡入枕头内枕之，或用麻油煎饼枕卧之，蚰蜒闻香自出。又如，用牛酪灌满耳，或蚯蚓纳葱叶中化水滴耳或苦酒注耳，使蚰蜒被诱出或化为水，可达到驱虫杀虫的目的，解除患者的苦痛。治蚁入耳，耳边放炙猪脂，或烧鲮鲤甲末，水调灌耳或苦醋注耳。治飞蛾入耳，则可用酱汁灌耳，或在耳旁击铜器。

黎民寿擅用麻油滴灌耳中，以润滑耳道，使异物易出，主治百虫等异物入耳。

龚居中在临证中记载了众多的异物入耳良方，云："百虫入耳，用两刀于耳边相磨，戛作声即出，或用麻油灌之即出。又方，用葱涕灌耳中，虫自出，或闭塞诸窍自出。黄豆入耳中，用鹅翎管截，长一二寸许，去其中膜，留少许于一头，以有膜之头入耳中，口气吸即出。"此法相当于如今的用吸引管将异物吸出的治疗方法。

三、聤耳

葛洪对耳痛流脓的治疗方法较多，如"熬杏仁令赤黑，捣如膏，以绵裹塞耳，日三易，三日即愈"。耳中痛，伴流脓血者，可予葱汁和细附子末或单用葱汁灌耳，谓其可获良效。又有单方治疗耳内流脓血者，如用车辖脂塞耳，或用煅矾石末吹耳或绵裹塞耳中，皆可使脓血尽出而愈。治底耳（耳流脓），用炙桑螵蛸、麝香研末，吹在耳内，有神效；如果耳有脓，"先用棉包子捻去"，再将药末掺耳内。葛氏用单方或简单两三味药，即可排脓利窍，解耳痛流脓之苦。

黎民寿辨治脓耳，用红绵散治之，取白矾、麝香研末，用绵杖子去尽耳中脓水，再另用一根绵杖子引药入耳中，令至底，掺之即干。若身体健壮之人实热上攻，耳流脓，久治不愈，上药配合服用雄黄丸三五行，能祛湿排脓，治聤耳出脓及黄水，效显。

据记载，朱权治底耳（耳流脓），用桑螵蛸一个，慢火炙八分熟，存性，入麝香一字，为末，每用半字，掺耳内。如有脓先用绵杖子捻去脓，掺药于内。或将虎耳草捣汁，滴耳中。或用五倍子一个，分两边，一半烧，一半生，同为末，如有脓水，干掺于耳内；如干，用香油调搽。或用枯矾为末，掺于耳中。治冻耳，用橄核烧灰，清油调敷，雀脑亦可；或用油木梳炙热，烙于患处，以鹿脑髓敷之。治耳作脓，用巴豆一粒，蜡裹，针刺令通透，塞耳中；或用如枣核大甘遂，绵裹塞耳中，再以甘草于口中徐嚼；或用楼子葱尖插耳内。可见，朱权外治专方治耳病，临证变通，用药不拘一格，善用各种剂型的外用药，出奇制胜。

龚廷贤在《万病回春》中记载："两耳出脓者，肾经有风热也。"故对上焦热，耳内出脓者，多予蔓荆子散内服。龚氏对耳内流脓的外治法为：将干胭脂、海螵蛸、龙骨、白矾、冰片、密陀僧（煅）、明矾、青黛、硼砂、黄连、赤石脂、麝香，碾为细末，先用棉纸条拭干脓水，再吹入药粉。此外治法操作方便，疗效显著，沿用至今。龚氏对小儿脓耳的治疗有专门的论述，譬如，对耳中出脓，或痛或疼，或出水，以白矾少许为细末，吹入耳中即愈；或用五倍子烧灰存性为末，吹入耳即效；或用抱出鸡卵皮，炒玉黄色，为细末，香油调，灌耳内，即时止疼。对于小儿沐浴水入耳中，水湿停留，搏于血气，酝酿成脓耳者，将白矾、龙骨、黄丹（水飞）、胭脂（烧灰）、麝香、海螵蛸（煨），碾为细末，先将棉纸条拭干脓水，再以药掺入，勿令入风。

叶风治聤耳出脓，用破船桐油灰为末，去渣，与硼砂末等分和匀，拭脓净，吹之。

吴文炳辨治聤耳，多从风热论治。认为风热外犯耳窍，与耵聍搏结，集结成块，阻塞外耳道，以致耳窍不通而为病。治宜生猪脂、地龙、铛墨等分，细研，葱汁调和，捏如枣大，绵裹塞耳中数日，得软即挑出。

龚居中对聤耳有外治良方，如聤耳神方，云："用苍术削尖，入耳孔内，将艾火置苍术头上，灸六七壮即愈。"若耳内出脓，臭热痒痛，云："用馄饨草洗净，入盐少许，共擂烂，绢巾滤汁，滴入耳内，后用枯白矾末，将笔管吹入其中，二三次效。"耳内忽大痛，如有虫在内奔走，或有血水或干痛不可忍者，云："必用蛇蜕皮（烧存性）为末，以鹅管推入耳中。"耳间疼痛如刀割，出血流脓久不干者，云："鸠屎、夜明砂吹入内，甚神。"耳湿，云："用陈皮烧灰，吹入耳中数次，神效。"除此之外，治害耳出脓，将蛇蜕新瓦焙黑存性，竹筒吹入耳，三四次，效。

余世用认为"两耳出脓者，肾经有风热也"。如治上焦热壅耳鸣及出浓汁等症，宜蔓荆子散。他对小儿脓耳的治疗有专门的论述："夫小儿肾经气实，热气上冲于耳，遂使津液壅而为脓，为清汁也。"他认为小儿耳病通常有五类，即聤耳、脓耳、缠耳、伍耳、震耳。聤耳者常有黄脓出也；脓耳者常有红脓出也；缠耳者常有白脓出也；伍耳者耳内疳臭是也；震耳者耳内虚鸣，时出青脓是也。症虽不同，但皆因风水入耳兼积热上壅。如治小儿耳内脓汁不干，宜蔓荆清热饮；治小儿停耳常出脓水不止，宜胭脂膏（胭脂、龙骨、白矾、白石脂共研为末，以枣肉糊丸，如枣核大，以绵裹一丸塞耳中，每日换一次，即愈）；治小儿五种脓耳，宜香脂散（白矾、海螵蛸、龙骨、胭脂、黄丹、麝香共研为末，以绵裹竹枝，稍撵去耳中脓，然后用药一字掺在耳内，每日一次，勿令风入）。他认为小儿脓耳病机多为肾气充实，热气上冲于耳，炼化津液，壅而为脓，治疗应结合内外治法，内宜化痰退热，外宜用胭脂等膏。

四、耳鸣、耳聋

葛洪治耳鸣昼夜不休，用《杨氏产乳方》之法，以乌头（烧灰）、石菖蒲等分，为末，绵裹塞耳，效佳。治风痫伴有耳如蝉鸣，用《外台秘要》方，天冬去心皮，晒干，捣末和酒服。葛氏治突聋，用“巴豆一粒，蜡裹，针刺令通透，用塞耳中”。治久聋，用松脂（炼）和巴豆久捣为丸，绵裹塞耳。又方，用《胜金方》方，干地龙入盐，放入葱管内化水，点耳，治耳聋。又方，用《外台秘要》方，芥子捣碎，以人乳调和，绵裹塞耳，治耳聋效佳。又方，用《备急千金要方》方，雄黄、硫黄等分为末，绵裹塞耳，治耳聋。又方，用牡荆子，打碎酒渍，任意服尽，愈三十年久聋。又方，用附子放入醇酢中微火煎，削尖塞耳，效佳。葛氏治疗耳聋，不仅擅长外治亦重视内治。譬如，治肾气虚损之耳聋，云：“鹿肾一对，去脂膜，切，于豉汁中，入粳米二合，和煮粥，入五味之法调和，空腹食之，作羹及酒，并得。”又如，治因肾虚所致的耳聋，云：“十年内一服愈。蝎至小者四十九枚，生姜如蝎大四十九片。二物铜器内炒，至生姜干为度，为末，都作一服，初夜温酒下，至二更尽，尽量饮酒，至醉不妨。次日耳中如笙簧，即效。”

席弘治疗耳聋，慎辨虚实，明确补泻。譬如，肝气郁滞与热邪互结，气机不畅，经络闭阻所致耳聋，席弘指出：“耳聋气痞听会针，迎香穴泻功如神。”推崇针灸听会、迎香两穴。听会，是耳局部穴位，可疏通耳部经络气血，又是足少阳胆经的腧穴，能疏泄上焦与肝胆经的郁热；迎香，属手阳明大肠经腧穴，取之以清中、下焦阳明经之郁热，气机通畅则邪散热清，耳聋自愈。又如，风寒之邪壅闭所致之耳聋，席弘指出：“但患伤寒两耳聋，金门听会疾如风。”治疗首选金门、听会两穴。金门，是足太阳膀胱经的郄穴，主治本经及相关脏腑急性病证，祛风散寒解表；听会，为治耳病要穴。两穴相合，治疗外感风寒引起的耳聋，针到病除。再如，肾虚腰痛，耳失濡养所致耳鸣，席弘指出：“耳内蝉鸣腰欲折，膝下明存三里穴，若能补泻五会间，且莫向人容易说。”足阳明胃经之足三里，主治虚劳诸症，为强壮保健要穴，可补胃经之气血，以充养肾精而壮骨健腰；地五会为足少阳胆经腧穴，主治五官科疾病，有通经活络的功效，针此二穴，标本兼治。辨治耳鸣，常取听会、听宫、耳门、百会、络却、阳溪、阳谷、前谷、后溪、腕骨、中渚、液门诸穴。局部选取听会、听宫、耳门耳前三穴，可疏通耳部经络气血，为治耳鸣耳聋常用穴；百会，属督脉，络却属膀胱经，位于头顶部，主治头晕耳鸣等头面部病证；中渚为手少阳三焦经的输穴，液门为该经的腧穴，两穴主治耳鸣耳聋等头面五官病证；前谷、后溪、腕骨、阳谷分别为手太阳小肠经的荥、输、原、经穴，均能清利头目治耳鸣耳聋；阳溪，手阳明大肠经的经穴，主治头痛、耳聋等头面五官疾病。以上穴位除头部和耳局部以外，多为远端循经取穴，遵《黄帝内经》上病下治之旨。辨治耳聋（重听，无所闻），取耳门、风池、侠溪、翳风、听会、听宫诸穴，以耳周局部之耳门、听宫、听会、翳风、风池，通经活血，疏通耳窍；以远端足少阳胆经荥穴侠溪，疏通少阳经络，清肝泻火。上下相伍，治肝火上扰之耳聋。

南宋医家黎民寿的《黎居士简易方论》专设眼耳鼻舌咽喉口齿唇子目，集诸多五官科灵验方，诸方中善伍聪耳利窍之品。常用药有石菖蒲、全蝎、白矾、附子、麝香、麻油、龙骨等。譬如，用石菖蒲“治大病后耳聋，用生菖蒲裂汁，滴耳中，即效”。又如，用全蝎“治耳顺及虚鸣，好全蝎四十九枚，炒微黄，为末，每服三钱，以温酒调，仍下八味丸百粒，空心，只三四服可以见效”。再如，用龙骨末“治耳中出血，龙骨末吹入耳中，即止”。

沙图穆苏对耳鼻喉科的病证有独到的见解，他认为聋证常可因风所致，但治风之药多峻烈，宜酌配和养之品以制。譬如，用姜蝎散治疗耳聋，全方仅用全蝎一味药。因全蝎有毒，沙氏对其炮制极为讲究，他记载：蝎泡湿，用糯米半升于大瓦上铺平，将蝎铺于米上焙干，令米黄为度，去米不用，又切生姜四十九片，每片放蝎再焙，姜焦为度，去姜不用，将蝎碾为极细末。方中，糯米甘温，有解毒和养之效；生姜亦可解毒调中。沙氏指出：“姜蝎散治耳聋神效……酒调服毕，任其入睡，切勿叫醒，令熟睡却令人轻唤，如不听，得浓煎葱白汤一碗令服，耳即鸣。”此法，在《本草纲目》亦有记载：“耳聋，用小蝎四十九个、生姜（如蝎大）四十九片，同炒至姜干，研为末，温酒送服。至一二更时，再服一次，醉不妨。次日耳中如闻笙簧声，即为有效。”除此之外，风寒湿瘀也是耳聋的主要病因之一，在应用祛风散寒活血散瘀之药时，常以大量酒剂参与药剂的配制过程，以酒上扬走窜之性，引诸药上行，以助药力，并且可以加强祛风散寒活血散瘀之效。沙氏擅以活络丹治耳聋：萆薢、金毛狗脊、川乌、苍术、杜仲、补骨脂、淫羊藿、吴茱萸、续断、小茴香、独活、猪牙皂角、薏苡仁，用好酒三升，于瓷瓶内浸一宿，次日以文武火煮至酒汁一升，控出，焙干，为细末，用煮药酒打面糊为丸，如梧桐子大，每服五七十丸，空心温酒或盐汤送下，与七乌丸相间服。此法在《云笈七签》中亦有记载：“社日饮酒一杯，能治聋疾。”可见，沙氏治疗耳聋之法由来已久，疗效确切。沙氏对虚证耳聋重视直接治脾肾，补气益精从根本着手，并且以米汤和盐汤送服引诸药入脾肾。譬如，常用黑丸子治之，云：“黑丸子，治精血耗竭面色黧黑，耳聋目昏，口干多渴，腰痛脚弱，小便白浊，上燥下寒，不受峻补者，宜服此药。”全方仅鹿茸、大当归两味药，煮乌梅膏子为丸，米饮汤送服。此外，亦常用盐汤送服聚宝丹（茯苓、山茱萸、五味子、山药、石莲子、鸡头米、金樱子、巴戟天、补骨脂、杜仲、牛膝、熟地黄、石菖蒲、远志、枸杞子、龙骨、楮实、茴香、仙茅、肉苁蓉、沉香，枣肉）或草还丹（苍术、胡芦巴、补骨脂、覆盆子、小茴香、川楝子、木香、山药、穿山甲、地龙、茯苓、枸杞子、牛膝），以补肾固元、利窍聪耳。他认为，耳聋亦与寒闭经络、气血痹阻有关，应重视外治以散邪通络，擅用温通开窍的“治耳聋方”灸治，云：“治耳聋方，用苍术一块，长七分，将一头削尖，一头截平，将尖头插于耳内，于平头上安箸头大艾炷灸，聋轻者，灸七炷；重者，灸十四炷，再觉耳内有热气者效。”可知，苍术艾炷灸治疗耳聋疗效甚佳，苍术气味辛烈，有散邪辟秽、祛寒解郁、益气利窍之效，加之温灸，故能温通经络、行气活血、通阳开窍而治耳聋。

朱权在《延寿神方》中记载，耳鸣多由肾气不足，气血亏虚，风邪趁虚入耳，与耳相击所致，应用祛风通窍之剂。譬如，朱氏治耳聋十年不愈者，用全蝎至小者四十九枚，生姜如蝎大四十九片，二物铜器内炒至生姜干，为末，并一服，初夜温酒调下，至三更尽量饮酒，至醉不妨，次日见效。方中，独取峻烈之药全蝎以通络利窍，温酒调服可利气活血，使耳窍经络得以流畅，气血循经而行。治耳鸣无昼夜，听如流水声，痒者，用乌头烧灰，石菖蒲各等分，为末，绵裹塞耳内。或用生乌头，湿削如枣核大，塞耳中，昼夜易之，三日愈。又方，生地黄，如枣核大，湿纸裹煨过，塞耳，数易之，以止为度。方中，乌头、石菖蒲祛风通窍，生地黄煨过，补肾养血。可见，朱氏从风论治耳鸣，既重视祛风又顾及养血益虚，清窍得养无空虚之虞，贼风自息，其用药极简，不落窠臼。

龚信《古今医鉴》中也有大量治疗耳病的理论和方药，龚氏认为右侧耳聋，是因过度纵欲，太阳膀胱相火被扰动，导致右侧发病，用六味地黄丸治疗；左侧耳聋，是因过度思虑，邪犯少阳，胆火内郁，从而导致左侧发病，用龙荟丸治疗；双侧耳聋，是因过度饮用醇酒厚味，邪犯足阳明，胃火上炎，导致从两侧起病，用滚痰丸或通圣散治疗。龚氏于书中还记载了熏耳神方治疗耳聋：蕲艾、磁石、麝香、珍珠，研为细末，用薄纸卷成筒状，点燃并吹灭，并在耳旁熏烟。除此以外，他记载了透铁关法治疗耳聋，使用两块磁铁，锉成枣头尖的形状，在磁铁的顶端涂一点麝香，塞于两耳孔，把一块生铁含在嘴里，两耳不久后就气机通畅，沙沙作响，经常用三五次就可痊愈。可见，龚氏治耳聋多分经论治，内外治结合，灵活多变，实为灵验可贵。

龚廷贤在《万病回春》中论及耳鼻咽喉疾病颇多，他对耳鸣耳聋的病因病机云：“耳者，肾之窍，肾虚则耳聋耳鸣也。”对肾虚导致的耳鸣耳聋多予滋肾通耳汤内服，肾虚耳聋用六味丸加黄柏、知母、远志、石菖蒲等内服，肾虚耳鸣用六味丸，全蝎二十枚，炒去毒为末，每用三钱，调酒送下百丸，空腹服。龚廷贤还依据病位将耳聋分为左耳聋、右耳聋及两耳俱聋。并指出：耳左聋者，怒动胆火也；耳右聋者，色欲动相火也；两耳俱聋者，厚味动胃火也。故对左耳聋者，予龙胆汤内服；对右耳聋者，予滋阴地黄丸内服；对两耳俱聋者，予防风通圣散内服。此外，龚氏对虚火上升，痰气郁于耳中所致的耳闭或耳鸣，多采用通明利气汤内服；对耳聋耳鸣，壅闭不闻声音者，予清聪化痰丸内服；对耳闭不明者，用真麝香为末，葱管吹入耳内，后将葱塞耳孔内，耳自明。

龚廷贤在《鲁府禁方》中提出辨治耳鸣，从风痰论治，认为风痰相挟，循经上扰耳窍可导致耳鸣，治宜祛风化痰通窍。譬如，治男妇小儿诸般风症，遍身疮癣，耳内蝉鸣，痰涎不利，皮肤瘙痒，宜内服千金不换刀圭散（川乌、草乌、苍术、人参、茯苓、两头尖、炙甘草、僵蚕、白花蛇、石斛、川芎、白芷、细辛、当归、防风、麻黄、荆芥、全蝎、何首乌、天麻、藁本），临卧酒调下，不饮酒者茶亦可，服后忌多饮酒并一切热物饮食，恐动药力。方中，川乌、草乌、苍术、荆芥、藁本、防风、茯苓，祛风除湿；人参补气；两头尖祛风湿、消痈肿；石斛、当归、何首乌，补益精血，润肠通便；细辛、白芷，温经通窍；白花蛇、僵蚕、全蝎、天麻，搜风通络，使疗效大增；巧用川芎、麻黄，开结散瘀，取轻清上行之意，以宣肺通窍化痰；炙甘草调和诸药。龚氏辨治耳聋，善从少阳经论治，认为其属半表半里之证，宜和解少阳之剂，并强调此有三禁，不可汗、下、利小便。譬如，少阳经耳聋多有胁痛、寒热、痛呕而口苦、脉来弦数，宜内服柴胡双解散（柴胡、黄芩、半夏、人参、甘草、茯苓、芍药、生姜、大枣），水煎服。世人多从肾论治耳聋，殊不知在十二经脉中，手足少阳经与耳窍循行之关系最为密切，故二经经气调和、经脉通畅，则耳之脉络通畅，能发挥其正常功能。龚氏独辟蹊径，重视手足少阳经病理表现，再根据有无其他兼症辨证施治，可见，龚氏辨证精当，师古而不泥古，方随证定，效必旋踵。

龚廷贤在《云林神彀》中指出，耳者肾之窍，肾虚耳聋耳鸣，治宜滋肾降虚火，其耳自聪明。譬如，治疗肾虚耳聋，多用滋肾通耳汤。方用知母、川芎、当归、白芍、香附、柴胡、白芷、生地黄、黄连、黄芩十味药各等分，共奏滋肾降火之效。龚氏亦善用动物药治疗肾虚耳聋，歌诀云："全蝎生姜等分制，炒至生姜干为末，三钱酒调临睡吃，二更尽量醉饮之，次日耳作笙声是。"方中，取峻烈之药全蝎以通络利窍，生姜佐治，温酒调服，利气活血，使耳窍经络得以流畅，气血循经而行，耳即闻声。龚廷贤制作独胜丸治耳鸣耳聋，歌诀云："独胜丸治耳鸣聋，黄柏乳汁浸晒干，盐水再炒面丸药，空心盐汤服有功。"龚氏认为，耳聋多因肝肾火旺所致，火热上攻，充于耳中，鼓其听户，随其热之微甚而作声也。火微则鸣微，火甚则闭塞。必审其平昔，素有火热，当以清热降火药治之。龚氏还将耳聋依据病位分为左耳聋、右耳聋，分经而治，随证定方。歌诀曰："人耳左聋者，忿怒动胆火，清火更平肝，剂投如开锁。"宜用龙胆汤泻肝火。又曰："人耳右聋者，色欲动相火，降火与滋阴，鸣聋立安妥。"可用滋阴地黄丸清虚火。龚氏于书中还记载气闭耳聋，云："气闭作耳聋，气复耳自明，痰火气郁闷，烦躁不安宁。"内服通明利气解毒汤（生地黄、苍术、白术、槟榔、川芎、陈皮、香附、贝母、玄参、木香）。外治主张用葱白，云："气闭耳聋用葱白，一头入麝送耳中，外头以艾灸一燋，管教聋闭玄时通。"又云："耳聋不听言，细辛蜡熔丸，绵裹入耳内，数日即安痊。"可见，龚氏治耳聋多从肝肾火旺论，以清热降火药之剂治之，其左右耳分经论治的观点新颖独特，针对气闭耳聋，汤丸剂结合，内外并用，结合艾灸，灵活多变，其应如响。

龚廷贤在《种杏仙方》中记载了诸多治疗耳病的特色方。如治耳聋，"用葱叶一根，入蚯蚓一条，头向上，入麝少许，盐一捻，须臾化水，滴一二珠入耳孔内，立通"，或"用九节菖蒲为末，入蓖麻子为膏，如鼠粪大，绵裹塞耳中"，或"用麝香一分，斑蝥一双，为细末，蜜丸绿豆大，以丝绵包裹塞耳，如热取出即通"。

明代医家李梴辨治风虚耳鸣，善用芎芷散，取白芷、石菖蒲、苍术、陈皮、细辛、厚术、半夏、甘草、木通、紫苏、肉桂、川芎、生姜、葱白，水煎服。辨治风虚耳聋，善用桂香散，取肉桂、川芎、当归、细辛、石菖蒲、木香、木通、沙苑子、麻黄、甘草、天南星、白芷、紫苏、葱白，水煎服。辨治虚聋，善用磁石羊肾丸，取磁石、葱白、木通、熟地黄、石菖蒲、川芎、白术、川椒、枣肉、防风、茯苓、细辛、山药、远志、川乌、木香、当归、鹿茸、菟丝子、蚕茧、肉桂、羊肾，和酒糊为丸，空心温酒盐汤下。可见，虽为虚证，但是李氏所用方中既有诸般补品亦有不少辛温香散之品，以之理气、行滞、化湿、祛瘀，达到散邪开窍聪耳之目的。李氏常用聪听利耳之品，如蔓荆子、苍术、石菖蒲、山茱萸、芡实、骨碎补、磁石、乌贼骨、覆盆子等。文中记载，蔓荆子"明目坚齿脑鸣痛，长须利窍杀百虫"。骨碎补，用于"劳极骨内血风疼，下虚齿痛耳鸣促"。石菖蒲，用于"除烦下气出音语，明目聪耳定头风"。磁石，用于"起痹开聋通关节，益肾壮阳补绝伤"。上述诸品，皆长于散邪聪耳，宜于耳鸣、耳聋之疾。

吴文炳辨治耳鸣耳聋，多从风邪夹虚论治，认为耳鸣耳聋多由肾气不足、气血亏虚，风邪趁虚入耳，与耳搏击所致，善用祛风通窍之剂。譬如：治风虚耳聋，内服桂香散。治风入耳虚鸣，内服芎芷散（白芷、石菖蒲、苍术、陈皮、细辛、厚朴、半夏、甘草、木通、紫苏、肉桂、川芎、生姜、葱白）。治风气壅上，头目不清，耳常重听，内服清神散（僵蚕、菊花、荆芥、羌活、木通、川芎、香附、防风、石菖蒲、甘草）。治诸般耳聋，内服磁石羊肾丸。可见，吴氏治疗耳鸣耳聋，善以质轻气薄辛散之品，轻扬治上，在攻补两方面协调平衡，散邪不伤正，益气不留邪，轻透彻散，给邪以上下出路，从根本上治疗耳鸣耳聋，故疗效卓著。

喻嘉言辨治老人耳鸣，重视摄纳精气。喻嘉言在《寓意草·面论大司马王岵翁公祖耳鸣用方大意》中指出，耳为阳窍之一，阴气走下窍，上入于阳位，故有窒塞耳鸣之候。他认为："肾主闭藏，不欲外泄。因肝木为子，疏泄母气而散于外，是以谋虑郁怒之火一动，阴气从之上逆，耳窍窒塞不清，故能听之用不碍，而听远不无少碍。"此肾虚耳鸣与聋病不同，聋病治疗以石菖蒲、麝香等开窍药为主，而耳鸣阴气上逆，治以磁石为主，磁石入肝肾经，其质重沉降能下达上逆之气，又平肝潜阳能抑制肝木之上扰，辅以熟地黄、龟胶滋阴益肾，五味子、山茱萸补肾而收涩，使肾阴充沛而又不上逆于阳窍。喻嘉言在《尚论后篇·温症上篇》中指出：《伤寒论》所云"病人耳聋无闻者，以重发汗虚故也"，此耳聋与少阳邪气壅盛所致耳聋迥异。少阳之耳聋为实证，乃因风热循少阳之脉入耳中所致，患者表现为胁痛而耳聋，可见口渴、心烦、但欲寐、咽痛等症状；而此耳聋为虚证，因过度发汗，损伤心阳所致。《素问·金匮真言论》云："南方赤色，入通于心，开窍于耳，藏精于心。"心寄窍于耳，心气通于耳，耳受之而为听，耳司听觉，受心之主宰；心主血脉，耳为宗脉之所聚，心血上奉，耳得心血濡养而功能健旺；心与小肠相表里，小肠经脉入耳。因此，心与耳有密切的关联，所以重汗后心阳虚，精气不能上达于耳，患者出现叉手自冒心并见两耳聋的症状。

喻嘉言在《喻选古方试验》中提出，辨治耳鸣，从肾虚论治，认为耳为肾之窍，隶水脏，髓海不足，则脑转耳鸣，治宜补肾填髓之剂。譬如，耳中常鸣，熟地黄塞耳中，日数易之，效。方中熟地黄，味甘，性温，为阴中之阳，可补肾益髓。又如，多年耳聋，"用驴前脚胫骨，打破，向日中沥出髓，以瓷盒盛收。每用绵点少许，入耳内，侧卧候药行"，"重者用三两度，初起者一上便效"。可见，喻嘉言从肾虚论治耳鸣，用药精准，取之效佳。喻嘉言对耳聋善从郁火、风热、气虚论治，认为耳聋总因气闭不通，火邪、风邪，皆令气壅，壅则闭，实闭也；虚则气不足，而闭者，虚闭也。如耳卒聋闭，"蓖麻子一百个去壳，与大枣十五枚捣烂，入乳（小儿乳汁），和丸作铤。每以绵裹一枚塞之，觉耳中热为度，一日一易，二十日瘥"。又方，"蚯蚓入盐安葱内，化水点之，立效"。又方，"石菖蒲根一寸，巴豆一粒去心，同捣，作七丸，绵裹一丸塞耳，日一换"。世人多从肾论治耳聋，而喻嘉言从火闭、气闭、虚闭等论治耳聋，多用外治法，方法独到，效益显耳。

龚居中在《内科百效全书》中记载了其从多个方面辨治耳鸣耳聋的经验，他认为，新病耳鸣耳聋多因痰火所致，痰火上攻，充于耳中，鼓其听户，随其热之微甚而作声也。火微则鸣微，火甚则闭塞。必审其平昔，素有痰火，当以清热降火药治之。龚氏还将耳聋依据病位分为左耳聋、右耳聋及左右耳俱聋，分经而治。有忿怒过甚而动少阳胆火，从左耳聋也；有色欲过度而动膀胱相火，从右耳聋也；有饮醇酒厚味过度，而动阳明胃火，从左右俱聋也。治忿怒太甚，动胆火，左耳聋者，宜龙胆汤内服。治色欲过多，动相火，右耳聋者，宜滋阴汤内服。治风热上壅，两耳聋闭，外内疼痛，脓水流出，宜犀角饮子。如左甚，加蔓荆、生地黄；右甚，加桑白皮、麦冬。龚氏认为，耳鸣耳聋久之则属肾虚，宜补肾气益肾精。肾虚而鸣者，其鸣不甚，其人必多欲，当见劳怯等症，需详辨之。龚氏设有聋鸣主方（木通、麦冬、茯苓、前胡、黄芩、川芎、菊花、甘草、生地黄、赤芍、升麻）。治肾虚耳鸣，其鸣不甚，加玄参、枸杞子、黄柏、知母。治大病后耳聋，余热未尽，因虚而聋者，加玄参、连翘、当归、黄柏、知母。治肺火盛，肾气虚而鸣者，宜用四物汤加黄柏。治肾虚耳聋，宜花椒、葶苈子、艾叶装枕，昼夜枕之，内服通肾丸；或将木香、川椒、巴戟天、川芎、杜仲、当归、乳香研末为丸，空心温酒送下，服一料，药完见效。治诸般耳聋，补虚，开郁行气，散风祛湿，宜磁石羊肾丸内服。《新刻幼科百效全书》中记载了龚氏辨治小儿耳聋之法，他认为小儿耳聋多由风邪乘于手太阳，随经入耳，邪正相搏，气停塞滞所致，治宜内服通鸣散（石菖蒲、远志、柴胡、防风、麦冬、细辛、杏仁、磁石）或外用菖蒲丸（石菖蒲、巴豆）塞耳。

龚居中在《寿世仙丹》中提出，耳鸣多因痰火上扰耳窍所致，治宜疏散风热、豁痰开窍之剂。譬如，治耳鸣，宜内服菖菊枸杞酒（石菖蒲、菊花、枸杞子，酒浸泡），临卧服之。方中石菖蒲化痰开窍，菊花清热解毒，枸杞子清养肝肾。可见，龚氏善从痰热论治耳鸣，以清热化痰为法，虑其正气亏虚，故兼益肝肾以治未病，制成好酒任量服，其组方用药服法之精妙，不言而喻。龚氏辨治耳聋，善从肾虚调治，补肾养血。书中记载：治肾虚耳聋，宜内服通肾丸（木香、巴戟天、川椒、石菖蒲、杜仲、乳香、当归），空心温酒送下，一料药完见效；外用花椒一斤，芒麻四两，艾叶一两作枕，昼夜枕之，尤妙。除此之外，龚居中记载了诸多治疗耳病的特色外治验方。譬如，治耳聋，用塞耳丸（巴豆、斑蝥、麝香研末，以甘草、甘遂熬膏为丸，如梧桐子大），以丝绵包裹，塞耳中。

余世用的《敬修堂医源经旨》指出，耳鸣耳聋当分新旧而治，旧属肾虚，宜补肾气益肾精。如久聋与其耳鸣不胜聋者，皆肾虚而致相火相冲，宜滋阴降火，知母、黄柏或六味丸、柱杖丸之类主之。治大病后耳聋宜四物汤加降火之剂。治肾虚耳聋等宜滋肾通耳汤。治耳鸣欲聋者宜大补丸，黄柏不拘多少，切片盐水浸，新瓦焙干，褐色为末，水丸如梧桐子大，每服百丸。气虚四君子汤；血虚四物汤。治诸般耳聋宜磁石羊肾丸。肾气不足则气血亏虚，风邪趁虚入耳，与耳相击则耳鸣。肾藏精，开窍于耳，肾精亏虚则髓海空虚发为耳鸣，甚则耳聋。除此之外，余世用认为，新病耳鸣耳聋多因痰火所致，痰火上升、壅塞清窍而致耳鸣耳聋，治宜散风热、开痰郁之剂。余世用将耳聋依据病位分为左耳聋、右耳聋及左右耳俱聋，并分经而治。左耳聋乃少阳火，龙荟丸主之；右耳聋太阳火也，六味丸之类主之；左右耳俱聋，阳明火也，通肾散、滚痰丸之类主之。并总结出妇人多左耳聋，以其多忿怒，男子多右耳聋，以其多色欲。若左右耳俱聋，出膏粱之家，以其肥甘故也，如治痰火上炎、耳鸣而聋等症，宜复聪汤；治风气壅上，头目不清，耳常重听，宜清神散。

清代医家叶风在《亟斋急应奇方》中提出，新病耳鸣多因痰火所致，痰火上升，壅塞清窍而致耳鸣，治宜散风热、开痰郁。如治痰火耳鸣，用半夏、陈皮、茯苓、甘草、黄芩、栀子、桔梗、枳壳、柴胡；若气闭，加石菖蒲、木通。可见，叶氏治新病耳鸣从痰火论，痰郁则化热，痰热郁结，循经上涌，耳窍被蒙则耳鸣不休，故清热化痰法效佳。对于耳聋，叶氏认为，肺主布津，津布以上可濡润耳窍，若肺敷布失职可致肺水上泛于耳，则耳窍积蓄痰饮发为耳聋。因此，叶氏治耳聋善用冲关散，以甘遂末吹左耳，甘草末吹入右耳。叶氏耳聋治肺，说明耳聋不仅可从肝胆治，亦可多途为治。本草十八反中甘草反甘遂，而叶氏在此左右耳分开用药，取甘遂泻下逐饮之用。

清末医家万潜斋辨治耳鸣耳聋，多从肾虚着手，认为耳鸣耳聋多因肾虚相火上冲所致，宜滋阴潜阳。譬如，治耳鸣及聋，亦治神水宽大渐散，昏如雾露中行，渐睹空中有黑花，睹物成二体，及内障神水淡绿色、淡白色，内服磁珠丸。方中磁石咸寒，质重沉降下行，归肝肾经，能收散失之神，吸肺金之气以归之于肾；神曲味甘辛温，制磁石咸寒之性，和胃以助消化，使金石之药不碍胃气，且有利于药力之运行；朱砂辛寒，入肝经，可清热明目，治青盲、内外障翳等眼病。全方共奏滋肝补肾，摄纳肾气，聪耳明目之效，只取三味药，制成丸剂，利于服用。

五、耳痛

葛洪《肘后备急方》中对耳鼻喉科急症的治疗有丰富的经验，葛氏治感受风寒，邪上攻，耳卒痛，以盐七升“甑蒸使热，以耳枕盐上，冷复易”；此法亦可治“卒得风，觉耳中恍恍者”，耳内不适感明显，属于熨敷之法。还可用腊月猪脂煎沸栝蒌根，再将其塞入耳中，疗此风邪上攻耳窍之疾。治耳痛剧烈，用石菖蒲、附子等分，碾末，和乌麻油炼，点耳中，立止痛，盖石菖蒲开耳窍，最善宣风寒闭阻，取其辛开温通、聪耳开窍之力，附子辛甘大热、散寒止痛之效神速；现代研究附子有镇痛之效，调和麻油，使药力稍缓而持久。

朱权治耳卒痛，及三十年聋不愈，取鼠胆汁滴入耳内，不过三次愈；或侧卧沥一胆尽，须臾，汁从下耳出，初出益聋，半日顷乃妙；或用巴豆十四粒，捣，鹅脂半两，火溶，入巴豆内，和丸如小豆，绵裹，内耳中，或以盐七升，甑蒸使热，以耳枕盐上蒸熨，冷复易之；或将瓜蒌根削，令可入耳，以蜡猪脂煎一二沸出，塞耳，日作三七次，立愈。又如，治耳痛、有汗出，熬杏仁，令赤黑，捣如膏，绵裹塞耳目，三次即瘥。再如，治耳肿、出脓水，用矾石烧末，以笔管吹耳内，日三四次，或绵裹塞耳，立效。

龚廷贤认为，耳为肾之窍，肾气通于耳，肾精充足，上输于耳，耳窍得养，则耳聪而诸疾不生。若肾经有风热，上犯于耳，耳窍失养，风热之邪侵犯耳窍，则两耳肿痛，甚则出脓。龚氏治两耳肿痛采用荆芥连翘汤（荆芥、连翘、防风、柴胡、栀子、白芍、当归、川芎、枳壳、黄芩、白芷、桔梗各等分 12g，甘草减半 6g，水煎服）。方中荆芥、连翘、防风清热散邪、解肾经热毒，柴胡疏散风热，白芷散邪逐风，黄芩、栀子清热解毒，当归、川芎、白芍养血散瘀，桔梗、枳壳升清降浊，理气通窍，使“邪风邪火，已有不治自散之机”。甘草解百毒，和诸药，全方共奏散风清热、消肿解毒之功。可见，龚氏辨治肾经风热耳痛，多予清热解毒之药，药物虽平淡无奇，然于平淡中彰显奇功。

对于耳痛，叶风认为，肝胆之气上通于耳，若感受风邪，引动肝胆火热上窜而致耳痛，治宜疏发胆气佐以祛风泻火。如治耳痛煎药方：荆芥、防风、蔓荆子、菊花、赤小豆、当归、木通、赤芍、川芎、羚羊角、石菖蒲、升麻、枳壳、玄参、蝉蜕、甘草、姜。方中荆芥、防风疏风散邪，蔓荆子、菊花、赤小豆清热解毒，当归、川芎、赤芍活血止痛，羚羊角、枳壳疏肝理气通窍，使“邪风邪火，已有不治自散之机”，加入石菖蒲作为引有助开窍，而玄参能退浮游之焰。此外，叶氏治耳中痛不可忍者，用铁刀磨浆滴耳中即愈；芭蕉根捣汁，滴之亦效。治耳内忽大痛，如有虫在内奔走，或有血水流出，或干痛不可忍者，宜蛇蜕皮烧存性，研细末，以鹅翎管吹入。可见，叶氏辨治耳痛，经验丰富，用药手法多样，解急救危，不失毫厘。

六、耳痛

邹岳辨治外科疾病首重经络脉学，强调“外科经络最关紧要”，认为“疮疡生于耳，肾经病也”。譬如，治耳痈（耳内疼痛，耳外红肿）属肾经虚火上炎者，内服加减镇阴煎（熟地黄、怀牛膝、泽泻、茯苓、沙苑子、牛蒡子、金银花、甘草），外用虎耳草汁，调白矾少许点之；属风热者，内服加减消毒散加牡丹皮。可见，邹氏治疗耳痈，辨阴阳虚实，风热实证以祛风散热解毒为主，肾经虚火以养阴祛热为主，并辅以外治法，内外结合，经验独到。

七、耳疔

邹岳辨治耳疔，善从肾经火毒上炎论治，治以清热解毒，祛腐生新。耳疔生于耳窍暗藏之处，由肾经火毒所发，亦有因服丹石热药积毒而成者。耳疔色黑根深，形如椒目，痛如锥刺引脑，破流血水，宜内服败毒散，外以白降丹点之。内服败毒散清解内热，外用白降丹速祛腐肉、生肌敛疮，腐肉毒解，正气复，新肉生，故顽疾速愈。可见，邹氏治疗耳疔，汤丹剂结合，内外并用，善用毒性药，并提出“药虽峻烈，然痂毒之深者非此不能解，故宜用之，但宜善用之耳”。

八、耳痔

邹岳擅治耳痔、耳蕈、耳挺，三病皆在耳内。耳痔，形如樱桃，亦有形如羊奶者；耳蕈，形类初生蘑菇，头大蒂小；耳挺，形若枣核，细条而长，胬出耳外。邹氏认为，三病俱由肝经怒火、肾经相火、胃经积火凝结而成，耳内微肿闷疼，痛引脑颠，皆宜内服栀子清肝汤（栀子、川芎、当归、柴胡、白芍、牡丹皮、生地黄、石膏、牛蒡子、黄芩、怀牛膝、甘草），外用白降丹点之，渐渐消化。方中柴胡疏肝解郁；栀子、牡丹皮清肝泻火；当归养血活血；白芍滋阴养肝；牛蒡子散热消肿；黄芩、石膏清泻胃火；生地黄滋阴降火；川芎引药上行；怀牛膝引药下行；甘草调和诸药。诸药合用，共奏清肝肾胃火之效。

第四节　口腔病

一、重舌腮肿

黎民寿善用锭剂，出奇制胜，书中记载，其治疗重舌腮肿用“硫黄（细研）、川芎、薄荷叶、腊茶、川乌（炮）、硝石、生地黄各等分，为末，生葱汁搜和为锭，每服先用新汲水灌漱，次嚼薄荷五七叶，却用药一锭同嚼极烂，以井花水咽下，甚者连服三服，即愈”。重舌腮肿，先服一锭，次以一锭安患处，使消。

喻嘉言认为舌乃心之外候，而手厥阴相火乃心之臣使，故治舌肿，宜阴阳相济而治之。譬如，治舌肿塞口，甘草煎浓，热嗽频吐，蒲黄频掺即愈。据记载：“宋度宗一夜忽舌胀满口，用蒲黄、干姜末干掺而愈，以蒲黄之凉血活血，干姜之引火外散，深得逆从兼济之妙用。然舌根胀痛，亦有属阴虚火旺者，误用前法，转伤津液，每致燥涩愈甚，不可不审。”治舌肿不消，以醋（米醋二三年者良）和釜底墨厚敷舌之上下，脱则再敷，须臾即消。可见，喻嘉言治疗舌肿，擅局部给药，直达病灶，须臾即效。

龚居中认为小儿重舌、木舌、重腭、重龈，多为脏腑积热、邪气上冲所致。治重舌、木舌，宜“用朴硝、紫雪、白盐同研，每半钱，竹沥井水调敷舌”；治重腭（口中上腭薄，皮肿起如囊盛水）和重龈（牙床肿起，如核），宜以针刺破去血，用蒲黄敷之。可见，龚氏治疗小儿口舌疾病，灵活运用散剂，直达病灶，并且不拘泥于方药，擅用针刺放血疗法，针药并用，使热毒速去。

二、牙痛牙宣

对于牙痛及咽喉肿痛伴失音者，席弘指出：“牙齿肿痛并喉痹，二间阳溪疾怎逃。”他认为牙痛咽痛多属火热所致，二间为手阳明经荥穴，荥主身热；阳溪为手阳明经之经穴，咽喉肿痛，喑哑取之经，两穴合用，共泄阳明经火热，可消肿止痛，利咽开音。辨治龋齿，常取少海、小海、阳谷、合谷、液门、二间、内庭、厉兑。他认为，龋齿多为风热之邪入阳明经所致。合谷，手阳明大肠经的原穴，为治头面五官诸病的常用穴，二间配合谷清阳明经风热；厉兑、内庭为胃经的井穴、荥穴，清胃降火，理气止痛；少海，手少阴心经合穴，配合谷、内庭清阳明邪热，故此治牙痛齿龋取效甚捷；阳谷、小海为小肠经的经穴、合穴，液门为手少阳三焦经荥穴，三穴合用，祛风散热，善治头面五官热性病证。席弘辨治牙痛，常取曲池、少海、阳谷、阳溪、二间、液门、颊车、内庭、吕细（内踝骨尖上）。颊车为近部取穴，内庭为远端取穴，二者合用可疏通足阳明经气血；二间、阳溪、曲池为手阳明经荥、经、合穴，属远道取穴，能疏通阳明经络而通络止痛，为治疗牙痛之效穴；少海、阳谷为心与小肠经表里经配穴，合液门可疏风清热止痛；吕细为经外奇穴，经气循肾经而行，有清热益气之功，可治阴虚性齿痛等五官病证。

陈自明认为：“夫牙齿疼痛，其证不一，有热痛者，有虚而痛者，有风蚛牙疼者，须仔细详证，方可服药。”陈氏治疗膈上有热，齿龈浮肿痛者，用甘露饮、龙脑饮煎服，次以升麻葛根汤煎水含漱；若大便秘小便赤者，用八正散、四顺饮、洗心散。若风蚛牙齿疼痛者，年轻体健者可用细辛散、赴筵散，止痛祛风，或用黑神圆、乳香圆、白龙圆，亦可用荆芥散、升麻葛根汤煎水含漱。若肾经虚惫，虚热上攻，或老弱齿痛者，可选黄芪圆、鹿茸圆、安肾圆、八味圆，亦可用冷水空腹吞服黑锡丹，一贴作两次服下，次以赴筵散揲齿，亦可用荆芥散、升麻葛根汤煎水含漱。

黎民寿善用玉池散清火止痛、养龈固齿，治疗牙痛牙宣等症。取地骨皮、白芷、升麻、防风、细辛、当归、川芎、槐花、藁本、甘草各等分，“上为末，每用一字许揩牙，或大段痛，即取二钱，水一盏半，黑豆半合、生姜三片，煎至一盏，稍温，漱，候冷吐之殊效，或用金沸草散熏漱，亦佳”。另有细辛散，《世医得效方》云：“草乌、白芷各二两，细辛、荆芥各一两，红椒、牙皂、鹤虱、荜拨、缩砂仁各半两。上为末。每用少许擦痛处，有涎吐出，不得咽，少时以温水漱口，频频擦用，立效。”

危亦林治牙宣，用郁金散、槐花散、揩嗽方等。方药中，常配伍枳壳、赤芍、当归、桔梗、甘草、郁金、细辛、香附、蒲黄、小蓟、槐花、升麻、紫苏、陈皮等调畅气血之品。危氏重视口腔局部用药取“涎”，如云：“秘方揩牙散治牙疼，遇吃冷热独甚。良姜、细辛、大椒、草乌尖，上为末，以指蘸少许揩牙上，噙少时，开口流出涎妙。”此时的“涎”作为病理产物，辨证多属脾胃不和，“涎为脾之液”，涎出而邪祛。除此之外，危氏常应用针灸疗法治疗口腔疾病，云：“治口齿蚀生疮者。承浆一穴，在颐前唇下宛宛中，可灸……治唇吻强，齿断痛。兑端一穴，在唇上端，针入二分，可灸三壮。”

朱权辨治牙疼多从风入手，云：“治风虫牙疼痛不可忍，此药神效。汉椒为末，以巴豆一粒，研成膏，饭丸如蛀孔大，绵裹安于蛀孔内，立愈。”又云：“治牙疼，用巴豆一粒，煨至黄熟，去壳，用蒜一瓣切片，一头作盖，剜去心中，可安巴豆在内，以盖合之，用绵裹，随患处左右，塞耳中。用经霜丝瓜蒂烧灰，擦患处亦可。治牙疼，鹤虱、细辛、白芷、甘松等分，研为末，少许擦牙，或煎汤漱亦可。一方，用藜芦末擦于牙缝中，勿咽汁，神效。一方，用巴豆七个去油，枣七枚，麝香五分，三味共为末，如缩砂大，阴干，牙疼噙化，吐痰立妙……治风牙疼，用茄子煎汤洗频，其风自散……治牙疼欲落，烧牛膝根灰，内牙间，妙。”朱氏亦记载一治虫牙痛不传之方，云：“用蛇泡叶搥烂取汁，令人仰卧，滴汁于两目内，须臾间，令明目人用针鼻，于眼眶四边，轻手刮出虫，用白盏盛水，放虫于内，即聚成块，取二次，虫尽痛愈。”由此可见，朱氏治疗牙疼，擅用汤剂、丸剂、散剂，直达病灶，解除患者病痛于须臾之间，疗效神速。

龚信分经论治牙痛，龚氏认为齿者，肾之标，骨之余也。足阳明胃经之脉上入齿中，络于上齿龈；手阳明大肠之脉下入齿中，络于下齿龈。譬如，治疗胃有实热齿痛，尤其是上牙龈疼痛剧烈者，用凉膈散，多次含服便可痊愈。辨证为足少阴肾经有虚热，上牙龈疼痛者，用细辛汤。另有牙龈疼痛，属阳明虚热有风者，温服白芷汤（防风、荆芥、连翘、白芷、薄荷、赤芍、石膏）。由此可见，龚氏治疗牙痛常分经论治，辨证精确，用药精准，临证经验可见一斑。

龚廷贤善以汤剂、丸剂、散剂结合治疗牙疼。譬如，令患者先噙水一口，将布包蒜扭汁滴鼻中，男左女右，弹上雄黄末一指甲许，患者提气一口，将药吸上，即吐水，牙疼速止；或用麝香、胡椒、甘松、雄黄共为细末，研匀，炼蜜为丸，如桐子大，用新绵裹一丸，安在患处咬定，立效。此外，治虫牙疼，用蟾酥、朱砂、雄黄研为细末，面糊为丸，如米粒大，每用一丸咬疼处，立止。可见，龚氏外治法治疗牙疼，擅用汤剂、丸剂、散剂，直达病灶，解除患者病痛于须臾之间，疗效神速。

吴文炳认为，牙床肿痛动摇，黑烂脱落，皆属大肠经、肝经、胃经有火，治宜清胃汤：栀子、连翘、牡丹皮、黄芩、石膏、生地黄、黄连、升麻、白芍、桔梗、藿香、甘草。方中，栀子、连翘、黄芩、石膏、黄连，清热泻火；牡丹皮、生地黄，滋阴凉血；白芍柔肝敛阴；藿香清化湿热；桔梗、升麻为引经药，同大队降药相伍，升降相宜，热得清，湿得化；甘草调和诸药，故牙床肿痛得除。如牙痛百药不效，宜用牙痛灸方，以麦粒大艾炷，灸两耳，当三壮立止。

龚居中认为，牙痛肿痛臭烂者，因肠胃有风邪，或湿热生虫所致；痛而动摇者，多为肾元亏虚所致。故制牙痛神方：花椒五分，麝香一分，红豆二个，巴豆二个（去油），为末，作丸如梧桐子大，将绵包卷放齿痛处，涎不宜吞，立效。并制擦牙散，用石膏一斤，香附十二两，甘松二两，共为末，擦牙固齿如神。他在临证时，遇上下牙齿疼痛不可忍，牵头脑，满面发热大痛者，认为此因过食辛热所致，治宜当归身、生地黄、黄连、牡丹皮各三钱，升麻一两，锉剂，水煎稍冷服。如痛甚加石膏二钱，细辛三分，黄芩五钱，细茶三钱，大黄一钱；肿加防风、荆芥各一钱。在《寿世仙丹》中，龚氏辨治牙根肿痛，多从风火论治，治以祛风或清火之剂。譬如，治风热牙根肿痛，内服独活散：独活、川芎、防风、荆芥、薄荷、生地黄、槐花、细辛、全蝎、白附子，方中独活、荆芥、防风，祛风解表；川芎、细辛祛风止痛；生地黄、槐花清热凉血；全蝎、白附子祛风解毒；薄荷疏散风热。龚氏亦记载一治牙痛通用方，清胃散：生地黄、黄柏、黄芩、山栀、葛根、赤芍、升麻、白苓、石膏，用于肠胃积热上烁口齿为病者。可见，龚氏擅治风火牙根肿痛，认为该病疏其上可宣风泄热，清其内可泻火止痛。治牙疼，常用独蒜、胡椒、轻粉各等分，捣丸如黄豆大，放掌后大指下高骨前窝内，左疼放右，右疼放左，以蚬壳之类盖之，以帛系一饭顷，痛止去药。

陈当务记载诸多治疗齿病的效验新方，云："荣准赠君曰：牙痛以乌梅、白芷、荆芥、细辛、升麻、柴胡、薄荷、槐花、元明粉，煎汤，热含冷吐，可止牙痛。又虫牙作痒者，以花椒、芫花末擦之，虫自化而成水。鬼牙、重牙欲去者，以凤仙花子、玉簪花根为末，点去之。又熟石膏、青盐、细辛、白芷为末，每日滃盥漱口擦牙，可以固齿。"可见，陈氏辨治齿病，深得辨证施治之精髓，临证用药经验丰富，擅以患处用药，直达病灶，解除患者病痛于须臾之间，疗效神速。

万潜斋辨治风火牙痛，推崇《黄帝内经》从治之法，法当从治，切不可骤用寒凉之药而正治之，以致真火遏郁不宣，中寒复生，病增势焉，更记录一案例，以醒众惑。医案如下："壬辰三月，余寓筱塘李戚处，见其工人汪某，牙关紧闭难开，颈结痰核，左喉紧疼，头痛，口流冷涎，医予银翘散消风清火，二服愈剧，口仅可容一指，乞诊于余。窥其舌，见淡白无苔，诊其脉，浮弦而紧，知其体寒，而挟风痰也。乃仿温风汤例……外擦细辛散，内服此方，一剂知，二剂愈。"观案例用药，不以寒凉之药正治，借从治之理，选药注重辛散郁火。万氏亦记载诸多治疗风火牙痛的外治特色验方。譬如，治风火牙痛，红肿而热，或口气臭秽者，宜加味如神散。风火牙痛验方："以粗碗一个，入潮脑二两，于两碗底内，上加苏薄荷五钱，细辛三钱，川椒三钱，甘松三钱，大黄三钱，白芷三钱，盖潮脑上，用绵纸糊碗口，放炭火上烧二炷香，开看，纸上升的潮脑，每用少许擦之。"又如，治虫牙痛方："凡一齿痛，他齿不痛，或痛齿落后，即移易他齿作痛，牙根空腐，或微动则肉痒者，此必虫蛀症也，好服糖食及酷嗜吸烟人多患之。以雄黄、蟾蜍、花椒、麝香等分为末，以枣肉捣成膏，拌药丸如黍米大，塞一粒于痛处，其虫皆化为水而出。"再如，治风火虫牙方："雄黄、元明粉、潮脑、硼砂各二钱，荜茇、川乌各一钱，共研极细末擦之。"可见，万氏治疗风火牙痛，经验独到，擅以散剂，结合塞法、搽法直达病灶，疗效甚佳。

李元馨的单方经验对于治疗胃火牙痛十分有效，用生石膏煮鸭蛋，可清热泻火、生津止渴。

三、口舌疮

黎民寿对口舌生疮等病注重消肿止痛、敛疮生肌，譬如，用密陀僧末醋调涂两足心，并用绢帛蘸生薄荷水拭口内，治小儿口疮不能吮乳，效妙。方中密陀僧燥湿祛腐、收敛生肌，薄荷疏散邪毒，两药合用，祛腐生肌。

危亦林辨治"酣饮喉舌生疮"，云："治连月饮酒，咽喉烂，舌生疮。右以水中螺蛳肉，用葱、豉、姜、椒煮汁饮，三盏差。治重舌，新蒲黄为细末，数敷之，吐去又敷，凡五七次愈。亦治舌肿满，口不能声，敷之立安。"辨治"失音"，肝肺有热，以嚼食槐花治之。辨治"口疮"，据因辨证，将其分为心脾有热、血热、郁热、虚热上壅、上膈壅毒、胃火上攻、毒热口疮及下虚邪热、满口疮烂、口唇边生疮等不同种类，分别处以洗心散、四顺清凉饮、甘露饮、鸡苏丸、黄连阿胶圆、秘传降气汤、碧雪、杏粉膏、远志散、茱萸散等二十余方。辨治"舌僵舌肿"，心脾虚热上攻用升麻柴胡汤；风寒客心脾用金沸草散；中风用正舌散；上焦壅毒用五福化毒丹；风寒夹湿用矾石散；血热用黑散子；热毒上攻用必胜散治之。除此之外，危氏还常用咽喉口腔患部吹药（喉药）特色治疗法，云："治上膈壅毒，口舌生疮，咽喉肿痛。少许掺患处，咽津。寒水石（煅）三两，辰砂（别研）二钱半，生脑子半字，上为末，日夜数次用。"

朱权认为，口疮多由蕴毒上攻所致，临证当以清热泻火解毒为主。譬如，治蕴毒上攻、口舌生疮，用细辛、黄连各等分，为末。先以布帛蘸水，揩净患处，掺药其上，涎出即愈。治口疮，用铜绿、麝香为末，干掺疮上。治满口生疮，用干姜、黄连入口中细嚼。治唇上生疮连年不瘥者，以八月蓝叶捣取汁，洗过三日。可见，朱氏常用外治法治疗口疮，灵活运用，直达病灶，延长患处给药时间，疗效卓然。

龚廷贤认为，口疮多为脏腑有热所致，善以清热泻火法为主、滋阴生津法为辅治之。譬如，治口舌生疮，用黄连、细辛共为末，干掺之，效。治口疮，黄连、干姜、甘草共为末，搽患处，良久漱吐涎出，再搽再吐涎，愈。治口臭、口干、口舌生疮，用硼砂丸，为极细末，熬甘草膏和丸，如梧桐子大，不拘时含一丸，咽津，妙。治鱼口疮，用子花煎，无灰黄酒半碗，水半碗，煎至半碗，空心热服，即愈；或用治鱼口疮方（大黄、僵蚕、穿山甲、五灵脂），共为细末，黄酒送下，即时吃二三服，脓血即退，效。

吴文炳辨治口疮，多从三焦积热论治。譬如，治三焦实热，口舌生疮，糜烂痛不可忍，用赴宴散：黄连、黄芩、黄柏、栀子、细辛、干姜各等分为末，先用米泔水漱口，后搽药于患处，或吐或咽皆效。方中，黄芩、黄连、黄柏，分泻上、中、下三焦之热，栀子通泻三焦之火；佐以细辛、干姜，一温散，一苦寒，相配甚妙。或以黄柏、青黛、密陀僧研末，擦患处，噙少时，吐出涎立愈。方中，黄柏、青黛，清热泻火；密陀僧，燥湿祛腐、收敛生肌。可见，吴氏治疗口疮，临证经验丰富，灵活运用散剂，直达病灶，延长患处给药时间，疗效甚佳。

喻嘉言认为，口疮多为脏腑有热所致，口苦是胆热，甘是脾热，酸是湿热，涩是风热，辛是燥热，咸是脾热，淡是胃热，麻是血虚，木强是风痰湿热。譬如，款冬花、黄连等分为细末，用唾津调成饼子，先以蛇床子煎汤漱口，以饼子敷之，少顷，其疮立消也。口疮连年不愈，天冬、麦冬并去心，玄参等分为末，蜜丸弹子大，每噙一丸。口疮臭烂，绿云散，黄柏，铜绿为末，掺之，漱去涎。梦漏口疮，经络中火邪，梦漏恍惚，口疮咽燥，冰片、黄柏为末，蜜丸梧子大，每麦冬汤下十丸。关于口疮，他还记载了其他验方，如"升麻一两，黄连三分，为末，绵裹含咽"。唇疮痛痒，"黄柏末，蔷薇根汁调涂"，重舌生疮，"蒲黄末敷之，不过三上，瘥"。舌上生疮，"羊胫骨中髓和胡粉涂之，妙"。可见，喻嘉言治疗口疮辨治灵活，善用汤剂漱噙法，佐以药汁散剂外涂患处。

龚居中认为，口舌糜烂生疮，或重舌木舌，其病因总不离七情烦扰、五味过伤。

龚氏在治疗口疮病方面，勤于临证，广集良方，治验如神。如，用绿袍散（黄柏、青黛），掺患处噙之，吐出涎即愈。或单生白矾口含，一二时出涎数次，如神。又用《古今医鉴》的赴宴散，先用米泔水漱口，后搽药于患处，吐咽不拘，神效。龚氏辨证审慎，认为用凉药不愈者，是中气虚，相火泛上无制所致，应用干姜、人参、白术煎服，从治之，甚者加附子，或用官桂末掺之，或用干姜、黄连等分为末掺之，涎出立效。可见口疮之病虽大多由实热所致，但临证时应详辨。龚居中的《内科百效全书》中记载，口疮多为脏腑有热所致，治宜清热泻火为主，滋阴生津为辅。如，治心热口苦或生疮，宜凉心散。治肝热口酸而苦者，并怒则口苦或胁胀发热，宜用小柴胡汤。治脾热口甘或臭，宜二黄汤。治肺热口辣，宜泻白散。治热而口咸，宜滋肾丸。治风热蕴于脾经，唇燥折裂，口舌生疮，宜泻黄饮子。治口舌生疮久不愈，宜黑参丸。治血少心火上炎之口生疮毒，宜滋肾养心丸。治热甚口舌生疮，宜杏连散。龚氏论及小儿口中生疮，经验俱富，注重外治法，外治法与内治法相比，更有助于顾护患者脾胃。《外科百效全书》云："小儿口中生疮，用薄荷、荆芥各一钱，柏叶三分半，甘草二分，共为末，入朴硝、青黛、硼砂各三分，和匀，以绢帛拭去口中白，将前药少许点舌，或蜜调搽。如泄泻，用乳调更妙。"《寿世仙丹》中提出，口疮多为心火上攻于口舌所致。譬如，治热甚口舌生疮，内服杏连散：杏仁、黄连、川黄柏、黄芩、升麻、地骨皮、石膏、栀子、大黄、甘草。方中，清心火与清相火药共用，共奏滋阴降火、引火归原之功，口疮可愈。若血少火炎口生疮毒，用滋肾养心丸（肉苁蓉、枸杞子、生地黄、白芍），每服七十丸，滚白汤送下；或用砂水散（寒水石、硼砂、朱砂、黄柏、儿茶、冰片），先将口舌洗净，搽口舌。方中以清热泻火药制成散剂搽口舌，延长患处给药时间，疗效卓著。治口唇生疮，用五仙散（山豆根、黄柏、儿茶、胡黄连、片脑），搽之立愈。可见，龚氏治疗口疮，辨治灵活，汤散剂结合。《新刻幼科百效全书》中还提出，小儿口疳疮皆由胎中受热，或恣食肥甘炙炉而成，治疗当先去积热，善用导赤散合清胃散、消毒饮治之。若乳母过食厚味七情不和致儿病者，用加味清胃散加漏芦，母子俱服。若疮生于口两角，开口则裂痛，为脾有积热，用当归散（当归、芍药、桔梗、黄芩、黄连、前胡、生地黄、栀子、薄荷）内服。又因涎满口出，浸渍口角生疮，宜桑根皮汁涂之。此外，龚氏还结合小儿推拿手法治疗口疮，如："治口内生走马疳，牙上有白泡（疱），退六腑、分阴阳各一百，水底捞月、清天河水各三十，凤凰展翅，先推，后用黄连、五倍子煎水，鸡毛口中洗，以末咽之亦可。"可见，龚氏在治疗小儿口疳疮时，多从胎热论治，推拿治疗结合家传水底捞月和凤凰展翅推拿手诀，顺小儿禀性而治，紧扣病因病机。

邹岳认为，口内生疮，糜烂疼痛，有虚火、实火之分。虚火者，色淡红，满口白斑微点，甚者陷露龟纹，脉虚不渴。此因思虑太过，多醒少睡，以致心肾不交，虚火上炎。宜用六味地黄汤加麦冬、石斛治之。如不应，少佐玉桂以为引导，从治之法也；外以玉桂、黄柏末搽之。实火者，色紫红，满口烂斑，甚者腮舌俱肿，脉实口干。此因过食膏粱厚味、醇酒炙炉，以致心脾火动，宜凉膈散治之，外搽柳花散，轻者只内服加味甘桔汤。

四、牙疳

龚廷贤善以散剂药末直接作用于患处治疗牙疳。譬如，“用栀子不拘多少，以水润，每个钻眼三五个，入明矾，小豆大填在眼内，以火烧烟微尽为末。先以水漱净，干擦之”，“用明矾五钱枯，鸡肫黄五个，烧存性，为末，擦之”，“枯白矾、五倍子，烧存性，共为末，擦患处”。治一切牙疳，“大栀子一个去穰，用生白矾末入栀壳内，烧矾熟，取出研末，先以米泔水漱口，后敷患处”。治走马牙疳，“杏仁、铜青、滑石各等分，上为末，擦患处立愈”。

龚居中亦记载了诸多齿病的外治验方。譬如，治牙缝出血，用草乌、青盐、皂角烧灰存性，擦之即止，盐水漱之亦妙。治齿间出血，以竹叶浓煮，加盐少许，噙漱吐之。治一切牙疳，宜七宝散（硼砂、白矾、青黛、轻粉、冰片、芦荟、雄黄，为末），候熟睡以竹管引药吹在牙疳处，或鸡毛敷之。治牙疳腐烂臭恶，宜人中散，搽上立愈。

邹岳辨治风热牙疳，多从三焦积热论治，治以清三焦之剂。风热牙疳，牙龈腐烂，时流臭涎，俗名天蛇吃口，邹氏指出，大人患此，宜内服甘露饮（生地黄、熟地黄、天冬、麦冬、枇杷叶、黄芩、枳壳、石斛、茵陈、甘草），外搽柳花散。甘露饮中的麦冬、天冬、生地黄、熟地黄、甘草、石斛可滋养肺肾之阴，解胃之虚热，泻而兼补，且可固护上、中、下三焦之阴虚；茵陈、黄芩苦寒，可清热祛湿；枳壳、枇杷叶均具有宣畅气机、宣肃肺气之效，有助于化解湿热，并具有抑制火热上行之效；甘草可调和诸药。小儿患此，必用胡黄连、芜荑、山楂、麦芽等专消积热之药，方能奏效。此外，针对癖积毒火，疹痘余毒上攻所致之走马牙疳，邹氏指出，此证牙根腐烂，随变紫黑，其秽难闻，甚则唇崩齿裂，纵有治法，百不一生，内服清疳解毒汤，外搽百枣丹，不过稍尽人事而已。可见，邹氏在治疗齿病上多从热毒论治，内清里热，外用散剂，直达病灶，内外结合，标本兼治。

五、唇裂

龚居中认为，唇裂多为风热蕴脾，发于唇上所致，治宜疏散脾经风热。譬如，治风热蕴脾唇裂者，内服泻黄散（半夏、白芷、枳壳、升麻、黄芩、石斛、防风、甘草、生姜）。方中升麻、黄芩、白芷祛风清热；防风疏散脾经伏火；半夏、枳壳行气宽中；石斛滋阴清热；甘草调和诸药，加生姜使药力缓和。全方清泻中配伍醒脾和中之品，使其泻脾火又防伤脾太过。可见，龚氏治疗唇裂，善从风热蕴脾论治，经验独到，诸药合用，降中有升，清中有散，有不可胜道者。

六、舌岩

邹岳认为，舌岩，即舌根腐烂如岩，乃思虑伤脾，心火上炎所致，或因杨梅结毒而来，其症最恶，难以调治。舌本属心，五脏皆络，今腐烂如岩，内络已伤，五脏受损，虽有治法，不过苟延岁月而已。思虑伤脾所致者，内服加味归脾汤（黄芪、党参、白术、当归、茯神、枣仁、远志、木香、炙甘草、龙眼肉、牡丹皮、栀子炭）。杨梅结毒而来者，内服搜风解毒汤，并用八宝珍珠散搽之。邹氏针对舌岩从脾论治，说明舌岩可多途为治，其辨证别具一格。可见，邹氏辨证圆滑，师古而不泥古，方随证定，效必旋踵。

第五节　眼病

一、目痛

龚信在《古今医鉴》中记载，大多数医者认为目痛病机是火热或血瘀，他认为，目病固然多由火热而致，但如果没有外寒闭郁，即使目病也不会导致剧烈疼痛。人感受风寒之邪，腠理闭密，火热得不到外泄，故火热上行导致目痛。用疏散风寒的方法可以使腠理开阖，火热得以清泄，疼痛自然消失，可选洗肝散之类治疗。譬如，治疗暴发赤眼，眼睛红肿，辨证属于风热壅实的，用拨云散（川芎、归尾、生地黄、连翘、赤芍、栀子、黄连、防风、黄芩、荆芥、白芷、羌活、枳壳、石膏、桔梗、大黄、甘草），方中既配伍了一部分清热解毒之品，如连翘、栀子、黄芩、黄连等，以泄热，又配伍了一组辛温解表之品，如防风、荆芥、羌活、白芷等，以散其外寒，使郁热有其出路。可见，龚氏辨治目痛，细辨诸因，切中病机，合理用药，疗效卓著。

龚廷贤辨治目病颇有心得，善以各种外用药结合洗、敷等用药手法，直接作用于患处，疗效卓著。譬如，治暴发眼赤肿痛，眵泪隐涩难开，黄连、薄荷为末，用鸡子清调和，隔纸涂眼上良久，干则以水润之，即效。或用“大黄末，新汲水调，涂两眉正上头两脑，水润之即愈”。治火眼赤眼暴发，肿痛不可忍者，用水煎黄连、黄柏、白矾、胶枣半钟，洗之即消；或用拜堂散（白矾、铜绿），泡水洗之，即愈。

龚居中治暴赤眼痛，以枸杞子汁点之，立效。治眼睛无故突出一二寸者，以新汲水灌渍睛中，数易水，睛自入。其书云："治一切暴发赤眼，怕日羞明，隐涩热泪，肿痛不可忍者。如左眼病，用手指按鼻右孔，令左鼻吸气上升。复按左鼻孔，令右鼻吸气上升。复按左鼻孔，令右鼻孔出气。如此四十九次止。后轻轻呵气三口。不可令耳闻心想。"

叶风辨治眼科急症颇有心得，其对该病多从风热、风火论治。譬如，"治目珠痛及眉棱骨压眼而痛"，用夏枯草、香附子、甘草为末，茶调下。又如，治白珠努胀，云："或纯白色，或水红色，状如鱼胞者，此方治之。若头痛泪热及内爆（疑为胞）面赤筋多者，亦宜急服，并后方洗。桑白皮、玄参、升麻、旋覆花、赤芍、杏仁、甘菊花、防风、甜葶苈、黄芩、枳壳、甘草炙，各四分，姜二片，水煎，食后服。"治白睛努胀或赤磣疼痛，云："用青皮、桑皮、葳蕤各二钱，大黄、玄参、栀子、青盐各一钱，竹叶一撮，将药煎熟，下青盐化开，滤过淋洗，冷则再热，应手而愈。"

陈当务在《证治要义》中指出，治疗眼病不拘于一法，往往能有数法可取，譬如，引用耕心道人所述："《经》云，邪气客于阳跻之络，令人目痛，有风者治风，有寒者治寒，暑热燥湿，各因其证而治之。此外感法也，俱宜蝉花散加减用之，外点灵光丹即愈。"引用云岐子所述："目黄赤者多热气，青白者少热气，淡紫而隐痛者为虚，鲜红而肿痛者为实。治黄赤者，宜明目细辛汤，治青白者，宜还睛固本丸，虚则频服阳和血汤……若瞳仁散大，淡白偏斜，是肾气虚极也，肾中之阴虚者，宜滋阴地黄丸，肾中之阳虚者，宜十全大补汤。"

二、目昏

龚信认为目得血而能视，血少则目昏矣。如果是因为血虚导致的目昏，可以用滋阴地黄丸、养肝丸之类治疗。书中记载，治妇人血虚目疾，肝经不足，眼目昏花或生眵多泪，久视无力，用养肝丸，做成梧桐子大小的蜜丸，饭后每次用白开水服用七十丸。可见龚氏多从肝经不足治疗目昏，治疗上以养血柔肝为主，善用丸剂，丸者缓也，补益取效。

龚廷贤治雀目昏暗，用干菊花、黄连、夜明砂，为末，井花水为丸，桐子大，每服五七丸，盐汤送下。治眼暴发肿痛，青布一块，水浸洗令干，另用生姜汁、白矾末，将布蘸搭眼胞上，闭目须臾，泪出而痛止。

龚居中治眼生扳睛努肉并不能远视，"用生熟地黄各一斤，酒炒，洗去泥，好川椒半斤，去子，净，炙脆为末。同前二味石臼捣烂，和为丸，梧桐子大，或酒或白滚汤，不拘时送下六七十丸。如此一月，百病俱除"。治眼昏暗或流冷泪，"用夜间不语唾沫洗眼，每醒即洗，久则自明”。可见，龚氏外治法治疗目病，用药简便，善外点内洗，操作简易，颇具效验。

三、风眼赤烂

朱权认为，风眼赤烂多由风热上攻所致，宜局部外点祛风清热之药，云：“治赤眼，用地钱草，研水点之，立愈。一方，黄连，驴奶浸汁点，妙。治风赤眼，用赤前草，不拘多少，洗净，擂烂，涂眼上，妙。一方，用生鸡蛋一个，打破，倾清于磁器内，去黄，以黄连、白芷、焰硝三味，各等分，入于壳内，仍以清浸药一宿，用铜钱蘸点。七日后，再将前药，取于小磁器内盛之，勿令近火，候干，碾为细末，点诸般眼皆可。”

龚廷贤治风眼赤烂，云：“黄连、黄芩、黄柏、荆芥、防风、薄荷各等分。先将各味共切，有半碗，洗净晒，略带湿入碗；加朝脑五六钱，散在上。以一碗合，着纸数重糊严，慢火，在碗下三钉支，烘升灵药，些少点眼。”治红烂眼，云：“铜绿五钱，玛瑙一钱。上为极细末，用秋时熟天茄不拘多少，换水五七次，绞取汁，丸如桐子大，每用一丸，乳汁化开，搽患处，勿着睛，三日好”。

喻嘉言认为，风则散之，热则清之，气结则调顺之。譬如，风眼烂弦，“铜青，水调涂碗底，以艾熏干，刮下，涂烂处”。或“以真麻油浸蚕砂二三宿，研细，以篦子涂患处，不问新旧，隔宿即愈”。或“胆矾三钱烧，研，泡汤，日洗”。或“明净皮硝一盏，水二碗煎化，露一夜，滤净澄清，朝夕洗目。三日其红即消，虽半世者亦愈也”。或“用覆盆叶咀嚼取汁，入筒中，以皂纱蒙眼，滴汁浸上下弦。转盼间，虫从纱上出而愈”。亦有张三峰真人碧云膏，此方以“腊月取羯羊胆十余枚，以蜜装满，纸套笼住，悬檐下，待霜出扫下。点之，神效也”。若为时行赤目，“黄檗去粗皮，为末，湿纸包裹，黄泥固，煨干。每用一弹子大，纱帕包之，浸水一盏，饭上蒸熟，乘热熏洗，极效”。目赤肿痛，“决明子炒研，茶调敷两太阳穴，干则易之，一夜即愈”。赤眼肿痛，“芙蓉叶末水和，贴太阳穴，名清凉膏”。或以“用鲤鱼胆十枚，腻粉一钱，和匀瓶收，日点”。肝开窍于目，而胆汁升发积为神膏，涵养瞳神，故喻嘉言治疗风眼多用胆、人乳（女性乳房属肝）外点之，以补脏。

龚居中治眼弦赤烂，用杏仁一粒，去皮尖，研如泥，铜绿如绿豆大，一块为末，入乳调匀，重汤煮之，擦眼。治风烂眼，用铜绿不拘多少，以生姜一大块切作两片，剜孔，将铜绿纳在孔内，仍前合定，以线扎住，湿纸包三重，炭火内煨一二时，取出去姜，出火毒，研细，先用温盐汤洗眼净，敷之，效。

陈当务广集古方，譬如：“蜜调铜绿，涂于碗内，艾火熏焦，取之以点烂弦风眼，即时止痒收泪。又，麻雀屎，浸取清汁，可洗白膜遮睛。又，白茅柴烧灰，取灰浸汁，洗赤膜遮睛皆效。又，五倍子熬膏，入铜绿、轻粉少许，治目中诸疾，有泪者干点之，无泪者化水频洗之，皆有应验。”

四、火眼

朱权认为，火眼多由火毒上攻眼睛，气机不畅，郁而为病，治宜清火散毒，佐以凉血。譬如，治火眼，“用艾烧令烟起，以碗盖之，候烟上碗成煤，取下用水调化，洗或点，更入黄连尤妙”。火眼赤痛，“穿山甲一片为末，铺白纸上，卷作绳，烧烟熏之”。治暴赤火眼，“用白矾一钱，滚水泡溶，将粉草二寸许，捶碎，一头于矾水中，搅令黄为度，用绢帛蘸水于眼上，极妙”。治火眼烂眼，风湿痒痛之疾，“用地龙粪一块，如弹子大，密陀僧研末，半钱，以砂糖和作饼子，贴于眼角尾穴边，妙”。朱氏治疗火眼，组方用药精辟，并结合点、洗、贴敷外治法，直达病灶，疗效卓著。

龚居中辨治眼病颇有心得，认为“善医目者，一句可了，治火而已”，擅用清热降火之剂。譬如，治风火眼及暴赤昏翳等症，用祛风清火饮。治目赤暴发、云翳赤肿痛不可忍，用四物三黄汤。治久患两目不见光明、远年近日内外气障、风热上攻、拳毛倒睫及一切眼疾，用石膏羌活散。治肥人风热眼痛，用防风清热饮。治火炎目先眵而渐红肿痛，服洗心洗肝、发散清浮之剂不效者，用金花明目丸。可见，龚氏多从风热论治风火眼，其辨证精确，经验独到，且善以各种外用药结合点、洗、吹等用药手法，直接作用于患处，疗效迅捷。譬如，治火眼，将黄连、白矾置生姜孔中，纸包，水湿煨过，取出黄连置小杯内，用生地黄汁同蒸滤过，点眼，立效。眼昏暗，用桑白皮烧灰，淋洗澄清，一月洗二三次，必明。龚氏辨治眼病遵从《黄帝内经》急则治标、缓则治本之旨，内外并重，擅用推拿治之，正如其所云：“心经积热火眼攻，推之即好真秘诀。”治火眼，他多推“总筋”“天河水”以清热降火。治小儿落地，眼红撮口捏拳，头偏左右，哭不出声，即月家惊，认为乃因母吃煎炒过多，推三关一百，推肺经一百，运八卦五十，推四横纹五十，双龙摆尾五十，揉脐五十。治新生儿“眼目赤肿”，从胎热论治，认为：“不可医求速效，当令乳母忌鸡鱼煎炒辛辣之物，又服调气养血清解之药，酿乳哺之。儿服犀角解毒汤合导赤散，随证加减，通用大连翘饮。”

陈当务用先师庸庸道人创始方：以牙硝塞入苦瓜内，吊悬空处，瓜外沥汁，凝结如霜，以霜点火眼甚效，并搽一切湿热诸疮，皆效。

万潜斋辨治眼病颇有心得，认为：“风火眼疾，倘医治法不善，或一味辛散，火得风益炽，或一味寒凉，血得冷则凝，往往有致人瞎目者，殊可浩叹。”譬如，治风热上攻，火眼赤痛，骤生云翳，外障遮睛，宜洗刀散内服。万氏赞其曰：“此散药味虽杂，凉剂虽所，决不闭遏，妙在表里双解，投之乃能效如桴鼓也。”又如，风火时眼，目赤肿胀，头目昏痛，畏光，泪流盈颊，偏于风寒而热不重者，消风养血汤一二剂可愈。若赤肿翳多，隐涩难开，宜用蝉花散。口渴，小便短赤，大便闭结，风火上攻，红肿痛甚，偏于热重者，洗刀散，或龙胆泻肝汤加味。除此之外，万氏还善以各种特色外用药结合外敷、外点等用药手法治疗眼病，直达患处，疗效神速。譬如，敷火眼及风热眼方，“生南星五钱，红饭豆五钱，共为末，取生姜自然汁，调作二饼，贴两太阳穴。又敷火眼痛极，用大红枣取肉五六枚，葱三四根，共捣如泥”，闭目贴之，令其发散自愈，盖眼无风寒，必不疼痛，以此疏散，立时见效。万氏经验性总结道：“昧者以为火眼，必用凉药敷点，而用芩、柏之类，不知遏抑其寒邪，不能外出，若非真属火症，必变眼珠疼痛，久不能愈，慎之。”再如治诸般眼疾，云：“羊脑炉甘石一两，童便浸，春五、夏三、秋七、冬十日取出打碎，放新瓦上火煅二次，漂净焙干；山东黄丹一两，水飞过，焙干；辰朱砂四钱，研细，水飞过；真麝香三分，研；真乳香四钱，熨去油；真没药四钱，熨去油；白硼砂二钱，研极细，水飞过；海螵蛸一两，去衣，研细，水浸漂净，焙干；破大珍珠五分，制见前。上药九味，研极细末直研至无声为度，将药调成膏子，用瓷罐盛，熔蜡封口，愈陈愈佳，点一切眼疾神效。”

五、翳障

朱权辨治眼翳颇有心得，善以各种外用药结合外点、熏蒸等用药手法，使药直接作用于患处，疗效神速。譬如，治目中一切浮翳，将乌贼鱼骨研细，和蜜点之，又可治眼中泪。治赤目胬肉，坐卧痛者，用石胡荽（鹅不食草）内鼻中，亦治目中翳膜。治害眼生翳，用五倍子煎汤，以厚纸中剪一大孔如眼，覆汤盏上，以眼就孔，令汤气蒸眼，冷则再热，蒸数遍。治眼有翳，取芒硝一两，置铜器中，急火上炼，放冷后研极细，临卧点眼角中；或用枸杞子捣汁洗之，日五七次。治眼翳盲及胬肉，用矾石最白者，内一黍米大于翳上及胬肉上，即令泪出，以帛拭之，令恶泪出尽，日点一次，其疾日减。治翳膜重者，用猪胆白皮，日干，搓作小绳，如钗股大，烧灰为末，以灰点翳上，不过三五度，即安。

吴文炳治疗眼病颇有心得，如内服羌活石膏散，治远年近日内外翳障，风热昏暗，拳毛倒睫，一切眼疾，此方又兼治头风。内服拨云散，治男妇风毒上攻，眼目昏暗，翳膜遮睛，畏光热泪，涩痒痛烂。内服还睛散，治肝肺一切风热翳膜及肾风热，或睛忽痛如针刺，或小儿疳眼初起涩痛，久则生疮翳肿，泪出难开，一切肝风及泻痢后，虚热上冲，不可点药者，此方为眼科通用之药。吴氏亦擅点眼外用手法，使药物直接作用于患处，疗效神速。譬如，点诸般眼疾，宜八宝丹，“炉甘石一两，煅，用童便浸七次，七煅为灰，擂细，水飞，净；黄丹一两，乳过水飞；明矾一两，生用为末；乳香三钱，用灯草同乳为末；麝香三钱；珍珠五钱，用蚌蛤盛之，以铁线缚合，火中煅过，为末；朱砂五钱，二钱半入药内，二钱半为衣，乳极细末，水飞过；片脑三钱。用真蜜一两半，以铜锅熬去膜，丝绵滤过。先下砂、麝、珠、矾、丹，次下脑、石俱完"，临用以井水磨化点眼，神效。

龚居中治翳障，用青木香、青橄榄核二味磨水，入炒盐许，点翳上。云翳障膜，用白矾与米醋煮过，为极细末，久点自除。

陈当务善辨翳障，认为："目中翳障，亦浊气也，浊在气分，则白睛生翳，浊在血分，则黑睛生翳，气血两病，则满眼生翳……翳色黄者是实热，翳色白者是虚寒，风轮赤晕，泪出而痛，此肝气热也，眼胞燥涩，多泪黏稠，此肝气虚也。"并提出，世有善用刀针者，谓能割去胬肉，剔去翳障，然是外感六淫之邪则可，若是内伤，则转割转剔而转失明者，究与外治何涉？

六、眼丹

邹岳辨治眼病颇有心得，认为眼丹生于眼胞，上下红肿疼痛，由脾胃湿热、受风而成。浮肿者，偏于风盛也，易消；肿硬者，偏于热生也，难消。初起宜内服加减消毒散，外用乌龙膏，溃后用乌云散盖膏。若因过食五辛炙煿所致者，宜加减消毒散加大黄治之。

七、眼胞痰核

邹岳认为，眼胞痰核为痰结于上下眼胞，皮里肉外，其形大者如枣，小者如豆，推之移动，皮色如常，硬肿不疼。宜内服加味平胃散（苍术、厚朴、陈皮、甘草、茯苓、半夏、香附、荷叶），外用醋磨生南星涂，日数浅者即消；若日数深，核于结实，宜用白降点去白脓浆，再用乌石散收功。方中，苍术使湿去而脾运有权；厚朴行气消满，与苍术相伍，燥湿以健脾，行气以化湿；陈皮、香附理气和胃；半夏温化痰湿；茯苓、荷叶健脾利湿，甘缓和中；甘草调和诸药。诸药合用，使湿痰尽去，气机调畅，疗效显著。

八、漏睛疮

邹岳认为，漏睛疮生于目大眦，由肝热风湿所致，此处属太阳膀胱经睛明穴处，但睛明乃藏泪之所，疮势虽小，根源甚深。有红肿疼痛者，为阳证，其脓口在目大眦外，初起宜内服疏风清肝汤（当归尾、赤芍、荆芥、防风、川芎、菊花、栀子、薄荷、柴胡、连翘、金银花、甘草、灯心草），外用乌龙膏刷，溃后用红升盖膏。若无疼痛，为阴证，其脓口出于目大眦肉，脓水清稀，宜内服托里散，外用乌金膏做小丸如麻，纳入孔内，方能脱出腐管，上药更加肿痛为吉兆，后用八宝丹合红升收功。若溃断眼边弦者，不治。可见，邹氏多从肝热风湿论治漏睛疮，其辨证精确，对疾病预后有独到见解。

九、青盲、失明

喻嘉言辨治眼病颇有心得，擅以各种外用药结合洗、敷等用药手法，直接作用于患处，疗效卓著。譬如，青盲洗法：昔武胜军宋仲孚，患此二十年，用此法二年，目明如故。摘青桑叶晒干，逐月按日就地上烧存性，每以一合于瓷器内煎减二分，倾出澄清，温热洗目，至百度，屡试有验。逐月洗眼：芒消六钱，水一盏六分，澄清。依法洗目，至一年，眼如童子也。青盲眼障，但瞳子不坏者，十得九愈，蔓菁子六升，蒸之气遍，合甑取下，以釜中热汤淋之，曝干，还淋如是三遍即收，杵为末，食后清酒服方寸匕，日再服。青盲雀目，苍术四两，泔浸一夜，切、焙、研末，每服三钱，猪肝三两批开，掺药在内，扎定，入粟米一合，水一碗，砂锅煮熟，熏眼，临卧食肝饮汁，不拘大人小儿皆治。疳积眼盲，白芙蓉花二钱，肉果一枚，胡黄连五分为末，竹刀片生鸡肝掺入三末，酒煮熟，空心作二次食，效。三十年失明，补肝散，蒺藜子七月七日收，阴干，捣，食后水服方寸匕，日二。决明子二升为末，每食后粥汤服方寸匕。病后失明，羊胆点之，日二次。一人病目不睹，思食胡芦巴频频不缺，不周岁，目中微痛，如虫行人眦，渐明而愈。此益命门之功，所谓益火之源以消阴翳也。可见，喻嘉言治疗眼病，用药简便，擅外敷内洗，颇具效验。

后 记

盱江医学作为中医学的重要流派之一，源远流长，承载着丰富的医学理论和临床实践经验。谢强，作为当代中医五官科学的杰出代表，不仅继承了盱江医学的精髓，更在其基础上进行了创新与发展，为盱江医学的传承与现代应用作出了卓越贡献。他不仅在医学理论上有所建树，还在临床实践、学术传承、人才培养及盱江医学的传播与推广方面作出了杰出贡献。

一、谢强对盱江医学的研究与贡献

谢强在盱江医学史料搜集与整理的基础上，对盱江医学流派进行了系统的梳理与界定。他指出，盱江医学流派起源于西汉，兴于宋元，盛于明清，是中医学的重要组成部分。盱江医学流派以道医文化为背景，融合了儒、道、释等多种文化元素，形成了独特的医学理论。谢强的研究为盱江医学流派的学术地位和历史地位奠定了坚实的基础。

谢强对盱江医派的医学名家与医学著作进行了深入的考证与研究。他通过查阅大量历史文献和实地考察，揭示了盱江医学流派中众多名医的生平事迹和学术成就。同时，他对盱江医学流派的医籍进行了系统的整理与分析，揭示了盱江医学不仅在中医基础理论、临床实践方面有着深厚的积累，还在药材炮制、方剂配伍等方面具有独到之处，为后人继续研究盱江医学流派的学术传承及其发展脉络提供了重要的参考。

谢强在盱江医学研究领域，尤其重视对其学术理念的深入挖掘与详细阐释。他指出，盱江医学流派以道医文化为背景，注重天人合一的整体观念和阴阳平衡的生命哲学。在诊疗思路上，盱江医学强调辨证施治和综合治疗，注重针灸、中药、按摩等多种疗法的综合运用。谢强在盱江医学的学术成就方面进行了深入研究，总结了盱江医学在基础理论、临床诊疗、药材炮制、方剂学等方面的突出贡献，为现代中医临床提供了宝贵的理论指导和实践经验。

1. 基础理论

盱江医学在中医基础理论方面有着深厚的积淀，尤其注重阴阳五行学说、脏腑经络理论及气血津液理论的应用。谢强通过对盱江医学古籍的整理与研究，深刻揭示了这些基础理论在盱江医学中的应用规律，为现代中医理论的发展提供了宝贵的历史借鉴。

2. 临床诊疗

盱江医学在临床实践上独具特色，尤其擅长针灸、中药内服外用及手法治疗。谢强通过对盱江医家医案的分析，总结了盱江医学在临床中的独特经验和技法，如针刺手法的精妙运用、方剂配伍的灵活多变等。他还将这些经验与现代医学理论相结合，创新性地提出了多种疗法，如“针刺治疗急性创伤性喉炎”“针刀刺营微创治疗急性扁桃体炎”等，这些技术在临床实践中取得了显著疗效。

3. 药材炮制与方剂学

盱江医学在药材炮制和方剂应用方面有着悠久的历史和丰富的经验。谢强通过对盱江医籍的深入挖掘，整理了大量药材炮制方法和方剂配伍规律。他特别指出，盱江医学在药材炮制上注重保持药材的天然药性，通过独特的炮制工艺提高药材的疗效；在方剂配伍上则强调君臣佐使的合理搭配，以达到最佳的治疗效果。

4. 盱江医学五官科诊疗体系的完善与拓展

谢强在盱江医学五官科领域取得了显著的成就。他结合现代医学的解剖学和生理学知识，对盱江医学五官科的诊疗体系进行了完善与拓展，提出了多种新的诊疗方法和技术手段，如“五官飞针术”“针刺治疗嗓音病技术”等，这些新技术不仅提高了五官科疾病的诊疗水平，还为中医五官科学的发展开辟了新的方向。

二、盱江医学的传承与发展

谢强在盱江医学的传承与发展方面作出了重要贡献。他通过多年的研究和实践，总结了一套完整的盱江医学传承体系，包括学术传承、人才培养、临床实践及学术交流等多个方面。

1. 学术传承

谢强深知教育是传承和发展中医事业的关键，因此，他积极投身于盱江医学教育体系的建立与推广工作。他通过收集整理盱江医学的历史资料、名家医案和方剂学著作，为后人提供宝贵的学习资源。他还通过开设学术讲座、编写教材等方式传授盱江医学的理论知识和临床经验，培养了一大批盱江医学的传承者。

2. 人才培养

谢强在人才培养方面有着丰富的经验和方法。他注重因材施教，根据学生的兴趣和特长制定个性化的培养方案，同时他鼓励学生积极参与临床实践和科研活动，通过实际操作和科学研究加深对盱江医学的理解和掌握。自 1974 年起，谢强便在江西中医学院（现江西中医药大学）开设中医五官科学课程，并亲自授课四十余年。他还先后担任了南京中医药大学和江西中医药大学博士研究生导师，培养了一大批中医五官科学领域的高层次人才。此外，谢强还多次举办国家级继续教育项目培训班，为全国各地的医务工作者传授盱江医学的核心理念和诊疗技术。在他的指导下，许多学生成了盱江医学领域的专家和学者。

3. 临床实践

谢强将盱江医学的理论知识与实践经验相结合，并将其广泛应用于临床实践中。他擅长运用针灸、中药内服外用及手法治疗等多种方法治疗各种疑难杂症，尤其擅长治疗五官科疾病和肿瘤等。他的临床治疗效果显著，赢得了广大患者的信赖和好评。

4. 学术交流

谢强注重学术交流与合作，他积极参加国内外各种学术会议和研讨会，与同行分享盱江医学的研究成果和经验，同时他与国内外多家医疗机构建立合作关系，共同开展科研项目和临床实践工作。通过学术交流与合作，盱江医学的知名度和影响力不断扩大。

三、谢强对盱江医学的贡献

谢强对盱江医学的贡献是多方面的：

一是界定了盱江流域及盱江医学的分布区域，盱江（抚河）的干支流主要流经16个县市，因此盱江医学分布于这16个县市。

二是考证了盱江医学起源于公元前的西汉。

三是考证了盱江流域自西汉至民国时期有医药人物2027人、医药书籍821种。

四是考证了发源于樟树市阁皂山山下的清丰山河属盱江的第一支流，证实了著名的樟树帮与建昌帮一样属于盱江流域区域，将樟树帮归属于盱江医学范畴。

五是证实了盱江流域是我国中医喉科的最早发祥地，元代盱江流域就出现了我国最早的喉科医家范叔清、危亦林；盱江喉科最早将声病从局限于“嘶”与“哑”的辨识，发展为声怯、声弱、声喑、声涩等16种声病的精确辨识，开声病系统辨识之先河。

六是发掘了明代盱江医家李梴“上补下泻”针法和家传“上补下泻”针法，揭示了针灸起效的奥秘，研创了符合现代神经反射学说的“转移兴奋灶针灸法”，用于治疗炎症、组织异常增生、肿瘤、神经功能及内分泌功能紊乱等病症，尤其适宜治疗内、外、妇、儿及五官科疾病，疗效显著。

七是发表了《盱江医派志略》等系列研究论文，系统研究了盱江流域的历史、地理、文化等地域特点，整理和确定了盱江医学的八大地域医学特点，认为“盱江医学”

形成了鲜明的地域医学流派特征，由此提出来“盱江医派”观点，经国家有关部门批准于2024年成立了全国首个地域医学流派学术团体——中国中医药信息学会盱江医派研究分会，由谢强担任首届会长。

谢强不仅深入研究了盱江医学的历史渊源和学术成就，还通过传承与发展工作推动了盱江医学的现代化进程。他的研究成果为现代中医理论的发展提供了宝贵的历史借鉴；他的临床经验和治疗方法为广大患者带来了福音；他的学术传承和人才培养工作为盱江医学的持续发展注入了新的活力。

此外，谢强还积极推广盱江医学文化，通过多种渠道向公众普及盱江医学的知识和理念。他希望通过自己的努力让更多人了解并接受盱江医学这一宝贵的文化遗产，为中医药事业的繁荣发展贡献自己的力量。

总之，谢强对盱江医学的研究工作具有深远的意义和价值。他的研究成果不仅丰富了现代中医理论的内容和方法，还为中医药事业的传承与发展提供了新的思路和方向。我们有理由相信，在谢强等学者的共同努力下，盱江医学这一宝贵的文化遗产将得到更好的传承与发展，为人类的健康事业作出更大的贡献。

主要参考文献

［1］谢强.盱江医学的区域属性及地域分布研究［J］.江西中医药大学学报，2014，26（1）：7–11.

［2］谢强.盱江支流清丰山溪考——兼论清江丰城的盱江医学地域属性［J］.江西中医药大学学报，2014，26（3）：5–9.

［3］谢强.盱江喉科流派医家时空分布规律探析［J］.中华中医药杂志，2015，30（11）：3915–3917.

［4］谢强，周思平.盱江医家医籍及地域分布略考［J］.江西中医药，2013，44（3）：3–7.

［5］谢强，周思平.盱江医家医籍及地域分布略考（续一）［J］.江西中医药，2013，44（4）：3–8.

［6］谢强，周思平.盱江医家医籍及地域分布略考（续二）［J］.江西中医药，2013，44（5）：3–8.

［7］谢强，袁莉蓉，黄冰林.盱江55位医药历史名人传略［J］.江西中医药，2019，50（3）：3–5.

［8］谢强，李芳，黄冰林.盱江55位医药名人传略（续一）［J］.江西中医药，2019，50（4）：3–5.

［9］谢强，胡启煜，黄冰林.盱江55位医药历史名人传略（续二）［J］.江西中医药，2019，50（5）：3–5.

［10］谢强，孙思涵，黄冰林.盱江55位医药历史名人传略（续三）［J］.江西中医药，2019，50（6）：3–5.

［11］谢强，彭睿芳，黄冰林.盱江55位医药历史名人传略（续四）［J］.江西中医药，2019，50（7）：3–5+24.

［12］谢强，章德林，黄冰林.盱江医派志略［J］.江西中医药，2019，50（8）：3–8+37.

［13］谢强，章德林，黄冰林.盱江医派志略（续一）［J］.江西中医药，2019，50（9）：3–12.

［14］谢强，章德林，黄冰林.盱江医派志略（续二）［J］.江西中医药，2019，50（10）：3–10.

［15］谢强，章德林，黄冰林.盱江医派志略（续三）［J］.江西中医药，2019，50（11）：3–7.

［16］谢强，章德林，黄冰林.江医派志略（续四）［J］.江西中医药，2019，50（12）：3–9.

[17] 谢强，章德林，黄冰林. 盱江医派志略（续五）[J]. 江西中医药，2020，51（1）：3–9.

[18] 谢强，章德林，黄冰林. 盱江医派志略（续六）[J]. 江西中医药，2020，51（2）：3–8.

[19] 谢强，章德林，谢萌，等. 盱江医派志略（续七）[J]. 江西中医药，2020，51（3）：3–12.

[20] 谢强，章德林，谢萌，等. 盱江医派志略（续八）[J]. 江西中医药，2020，51（4）：3–14.

[21] 谢强，章德林，谢萌，等. 江医派志略（续九）[J]. 江西中医药，2020，51（5）：3–18.

[22] 谢强，章德林，谢萌，等. 盱江医派志略（续十）[J]. 江西中医药，2020，51（6）：3–6.

[23] 谢强，章德林，谢萌，等. 盱江医派志略（续十一）[J]. 江西中医药，2020，51（7）：3–5.

[24] 谢强. 源远流长的盱江医学——盱江医学发展探寻 [J]. 江西中医药大学学报，2014，26（2）：1–4.

[25] 谢强. 盱江医学史考（先秦—汉晋）[J]. 江西中医药，2016，47(1)：3–5+11.

[26] 谢强. 盱江医学史考（南北朝—五代）[J]. 江西中医药，2016，47（2）：3–7.

[27] 谢强. 盱江医学史考（宋代・上）[J]. 江西中医药，2016，47（3）：3–6.

[28] 谢强. 盱江医学史考（宋代・下）[J]. 江西中医药，2016，47（4）：3–8.

[29] 谢强. 盱江医学史考（元代・上）[J]. 江西中医药，2016，47(5)：3–5+24.

[30] 谢强. 盱江医学史考（元代・下）[J]. 江西中医药，2016，47（7）：3–8.

[31] 谢强. 盱江医学史考（明代・上）[J]. 江西中医药，2016，47（9）：9–14.

[32] 谢强，卢娜环. 盱江喉科流派传衍探析 [J]. 江西中医药大学学报，2014，26（1）：11–15.

[33] 谢强，卢娜环. 葛洪在盱江流域创教行医及对耳鼻咽喉科急症的贡献 [J]. 江西中医药大学学报，2014，26（6）：1–3+14.

[34] 卢娜环，谢强. 盱江名医危亦林喉科学术特点初探 [J]. 江西中医药大学学报，2014，26（2）：8–11.

[35] 黄纪彬，谢强. 南宋盱江名医黎民寿耳鼻喉科辨治特色 [J]. 江西中医药，2015，46（10）：3–5.

[36] 谢强，魏小明. 我国最早的喉科医生——盱江医家范叔清、危亦林考 [J]. 江西中医药，2012，43（11）：10–12.

[37] 方晓颖，谢强，曾敏华. 盱江名医陈自明喉科学术思想探讨 [J]. 江西中医药，2015，46（7）：3–4+15.

[38] 任伊梅，谢强. 盱江名医沙图穆苏《瑞竹堂经验方》耳鼻咽喉科特色初探 [J]. 江西中医药，2015，46（9）：5–6+69.

[39] 黄纪彬，谢强. 盱江席弘针派耳鼻喉科学术特点初探 [J]. 江西中医药，2014，45（11）：3–4+11.

［40］谢强，宋济，黄冰林．盱江名医聂尚恒《医学汇函》辨治鼻病经验［J］．江西中医药，2018，49（7）：3-4.

［41］李思宏，谢强．盱江名医聂尚恒辨治喉症经验初探［J］．江西中医药，2014，45（8）：5-6+26.

［42］谢强，李思宏．盱江名医龚信喉病论治特色［J］．江西中医药大学学报，2015，27（5）：1-3+10.

［43］李思宏，谢强．盱江名医龚廷贤《寿世保元》喉痹论治思想初探［J］．江西中医药大学学报，2014，26（3）：13-15.

［44］亢婷婷，杨淑荣，谢强．盱江名医龚廷贤《万病回春》对耳鼻喉科的贡献［J］．江西中医药，2015，46（4）：3-5.

［45］谢强，宋济，黄冰林．盱江名著《鲁府禁方》辨治五官疾病特色探微［J］．实用中西医结合临床，2016，16（7）：50-51+66.

［46］陶波，曾冰沁，谢强，等．盱江名著《种杏仙方》耳鼻咽喉科应用初探［J］．中国中医基础医学杂志，2018，24（11）：1509-1510+1513.

［47］曾冰沁，陶波，谢强．盱江名著《云林神彀》耳鼻咽喉科应用初探［J］．江西中医药，2018，49（2）：3-5.

［48］谢强，宋济，黄冰林．盱江名著《内科百效全书》辨治五官疾病特色探析［J］．实用中西医结合临床，2017，17（6）：120-122.

［49］宋济，黄冰林，谢强．盱江名著《新刻幼科百效全书》辨治五官疾病特色［J］．江西中医药，2016，47（11）：3-4+10.

［50］范旭钢，杨淑荣，谢强．盱江名著《古今医鉴》五官科特色应用初探［J］．江西中医药，2019，50（9）：13-14.

［51］黄纪彬，谢强．盱江名医龚居中《红炉点雪》喉科学术特点［J］．江西中医药大学学报，2014，26（5）：4-6+10.

［52］谢强，宋济，黄冰林．盱江名著《寿世仙丹》辨治五官疾病特色探微［J］．江西中医药，2017，48（2）：3-5+59.

［53］杨淑荣，郑东海，谢强．江名医龚居中《外科百效全书》五官证治特色探析［J］．江西中医药，2019，50（1）：3-5.

［54］宋济，谢强．余世用《敬修堂医源经旨》耳鼻咽喉科特色探析［J］．中国中医基础医学杂志，2017，23（5）：609-610+613.

［55］谢强，黄纪彬，李克巡．盱江名医李梴《医学入门》耳鼻咽喉科学术特色［J］．江西中医药大学学报，2015，27（6）：1-3+20.

［56］李思宏，谢强．盱江名医涂绅《百代医宗》喉病辨治思想初探［J］．江西中医药，2015，46（6）：3-5.

［57］任伊梅，谢强．盱江名医喻昌耳鼻咽喉科学术特点初探［J］．江西中医药，2015，46（1）：3-5.

［58］谢强，彭睿芳，黄冰林．盱江名著《喻选古方试验》辨治五官疾病特色［J］．江西中医药，2017，48（3）：3-5.

［59］谢强，宋济，黄冰林．盱江名著《延寿神方》辨治五官疾病特色探析［J］．

江西中医药，2016，47（12）：5-8.

［60］谢强，宋济，黄冰林．盱江名著《医家赤帜益辨全书》辨治五官疾病特色［J］．江西中医药，2018，49（6）：3-4+60.

［61］谢强，李思宏．盱江名医王文谟《济世碎金方》辨治喉病特色探析［J］．江西中医药，2015，46（9）：3-4+10.

［62］李思宏，谢强．清代盱江名医谢星焕辨治喉症经验探析［J］．中国中医基础医学杂志，2016，22（4）：458-459+471.

［63］谢强，宋济，黄冰林．盱江名著《证治要义》辨治五官疾病思想撷要［J］．江西中医药，2018，49（5）：3-5.

［64］谢强，宋济，黄冰林．盱江名著《外科真诠》辨治五官疾病特色探析［J］．江西中医药，2017，48（11）：3-5.

［65］宋济，黄冰林，谢强．盱江名著《亟斋急应奇方》五官科急症特色探微［J］．江西中医药，2016，47（12）：3-4+8.

［66］李思宏，谢强．盱江名医黄官绣喉症辨治思想探讨［J］．江西中医药大学学报，2015，27（1）：5-7+11.

［67］盛威，谢强，刘文杰．盱江名医梅启照论治喉症经验探析［J］．江西中医药大学学报，2015，27（4）：4-6.

［68］黄纪彬，谢强．盱江名医李元馨耳鼻喉科临证特色探析［J］．江西中医药大学学报，2015，27（3）：1-3.

［69］杨淑荣，谢强，陈小瑞，等．谢强五官科特色针灸疗法［J］．中国针灸，2011，31（1）：65-67.

［70］袁莉蓉，黄冰林，谢强．谢强刺营法治疗咽喉病虚寒证经验探析［J］．江西中医药大学学报，2023，35（3）：35-36+41.

［71］陶波，曾友，谢强．近5年盱医针刀刺营法治疗咽部疾病研究进展［J］．江西中医药大学学报，2022，34（5）：115-117+124.

［72］谢强，何兴伟，黄冰林，等．喉痹从刺营论治探讨［J］．中国针灸，2009，29（10）：847-849.

［73］袁莉蓉，黄冰林，谢强，等．盱江“上补下泻”针法治疗五官疾病机理探析［J］．中国中医基础医学杂志，2020，26（8）：1127-1129.

［74］李芳，黄冰林，谢强．谢强应用李梴“上补下泻”针法治疗聚星障急症经验［J］．中医药导报，2020，26（9）：193-194.

［75］黄冰林，谢强，李汝杰．谢强应用“上补下泻”针法治疗白涩症虚热型经验［J］．江西中医药大学学报，2020，32（4）：30-32.

［76］袁莉蓉，黄冰林，谢强，等．盱江“上补下泻”针法治疗风起㖞偏急症特色［J］．中华中医药杂志，2020，35（8）：3947-3949.

［77］袁莉蓉，黄冰林，谢强．盱江谢氏“上补下泻”针法治疗过敏性鼻炎的临床特色［J］．江西中医药大学学报，2019，31（4）：18-20.

［78］谢强．盱派上补下泻转移兴奋灶针刺法［J］．江西中医药，2023，54（12）：8-10+14.